高等医药院校课程改革新形态教材

供高等职业教育预防医学、临床医学、护理、医学检验技术、
康复治疗技术、药学等医药卫生类专业使用

# 医学统计学

（第 2 版）

**主　编**　张玉领　陈玲玲
**副主编**　于　梅　史沁红　左　莉
**编　者**　（按姓氏汉语拼音排序）
陈玲玲　山东中医药高等专科学校
刘　毅　江苏护理职业学院
史沁红　重庆医药高等专科学校
王锦霞　山东药品食品职业学院
于　梅　山东医学高等专科学校
袁焕章　东莞职业技术学院
张庆远　南阳医学高等专科学校
张玉领　江苏护理职业学院
左　莉　成都职业技术学院

科 学 出 版 社
北 京

# 内 容 简 介

本书根据临床医学、医学检验技术等医药卫生类国家专业教学标准要求确定编写内容，全书共 12 章，包括绪论、SPSS 统计软件概述、定量资料的统计描述、定性资料的统计描述、统计图表、参数估计与假设检验、$t$ 检验、方差分析、率的 $Z$ 检验与 $\chi^2$ 检验、秩和检验、线性相关与回归和医学研究设计等内容。本书通过实例讲解医学统计学的概念、原理和方法，结合统计软件的应用，帮助学生熟悉统计推断的方法与工作程序、运用统计学思维方法探索生命科学领域的基本规律，为国家培养医药卫生类高素质技能人才。

本书可供高等职业教育预防医学、临床医学、护理、医学检验技术、康复治疗技术、药学等医药卫生类专业使用。

**图书在版编目（CIP）数据**

医学统计学 / 张玉领，陈玲玲主编. —2 版. —北京：科学出版社，2024.1
高等医药院校课程改革新形态教材
ISBN 978-7-03-077222-0

Ⅰ.①医… Ⅱ.①张… ②陈… Ⅲ.①医学统计–统计学–高等职业教育–教材 Ⅳ.①R195.1

中国国家版本馆 CIP 数据核字（2023）第 243328 号

责任编辑：段婷婷 / 责任校对：周思梦
责任印制：赵 博 / 封面设计：涿州锦晖



科学出版社 出版
北京东黄城根北街 16 号
邮政编码：100717
http：//www.sciencep.com
北京市金木堂数码科技有限公司印刷
科学出版社发行 各地新华书店经销
*
2018 年 1 月第 一 版 开本：850×1168 1/16
2024 年 1 月第 二 版 印张：11 3/4
2025 年 9 月第十八次印刷 字数：357 000
**定价：45.00 元**
（如有印装质量问题，我社负责调换）

# 前　言

党的二十大报告指出："人民健康是民族昌盛和国家强盛的重要标志。把保障人民健康放在优先发展的战略位置，完善人民健康促进政策。"贯彻落实党的二十大决策部署，积极推动健康事业发展，离不开人才队伍建设。党的二十大报告指出："培养造就大批德才兼备的高素质人才，是国家和民族长远发展大计。"教材是教学内容的重要载体，是教学的重要依据、培养人才的重要保障。本次教材修订旨在贯彻党的二十大精神和党的教育方针，落实立德树人根本任务，坚持为党育人、为国育才。

医学统计学不仅是医学教育中的一门重要课程，也是进行医学科学研究必备的工具，在医学教育和医学科学研究中具有重要的作用。它是应用概率论和数理统计的基本原理和方法，结合医学实际，研究医学及其相关领域中数据的收集、整理、分析与推断的一门应用性学科。

本教材以统计工作的步骤为主线，按照先定量后定性、先单变量后双变量、先参数后非参数的顺序，结合统计学科最新的专著、学术观点和发展动态进行编写。本教材重点介绍了统计工作的基本步骤、定量资料的统计描述、定性资料的统计描述、常用统计表和统计图、参数估计与假设检验、$t$ 检验、方差分析、非参数检验、相关分析与回归分析和医学研究设计等。本教材还将统计分析方法与统计软件应用有机结合，围绕学生数据收集、数据整理、数据分析能力的提升，设置了 6 个 SPSS 实践训练，进一步强化知识的应用和统计软件使用的训练；每章节均设置了明确的三维学习目标，便于学生掌握重点和难点。将课程思政案例、专业案例、知识拓展等以知识链接形式融入教材，同时每章还配备了 1～2 个关键知识点的微课资源和配套的 PPT，体现了教材的数字化和立体化。

本教材的特色在于更加注重统计学软件的使用和医学统计学知识的应用，更好地结合了学生毕业设计和毕业论文撰写的需求，增加了常用的 SPSS 统计软件应用的内容，基于每章统计学方法的典型医学案例，阐述数据分析的一般思路和 SPSS 统计软件的操作实践，循序渐进地引导读者利用 SPSS 软件实现数据的组织、整理，描述和建模分析，深入浅出地讲解统计学方法，加强学生对统计学原理、方法和应用的理解。

本教材是编写团队根据高职高专学生的特点，在总结医学统计学教学经验的基础上编写而成的，充分体现了医学统计学在医学实践和科研中的应用。在编写过程中，为确保本教材质量，全体编者始终秉持严谨认真的态度，多次讨论，反复修改，但由于时间有限，教材中若存在不足之处，敬请专家和读者批评指正。

张玉领

2023 年 11 月

## 配套资源

欢迎登录“中科云教育”平台，**免费**数字化课程等你来！

本系列教材配有数字化资源，持续更新，欢迎选用！

**“中科云教育”平台数字化课程登录路径**

### 电脑端

- 第一步：打开网址 http://www.coursegate.cn/short/OV645.action
- 第二步：注册、登录
- 第三步：点击上方导航栏“课程”，在右侧搜索栏搜索对应课程，开始学习

### 手机端

- 第一步：打开微信“扫一扫”，扫描下方二维码
- 第二步：注册、登录
- 第三步：用微信扫描上方二维码，进入课程，开始学习

**PPT 课件，请在数字化课程里下载！**

# 目　录

# 第1章 绪论

**学习目标**

1. 素质目标　培养科学严谨、实事求是的工作态度。重视医学数据的完整性、准确性、及时性和真实性，不能伪造或篡改。培养善于探索、奉献社会的品质。

2. 知识目标　掌握医学统计学的基本概念；掌握医学统计资料的类型；熟悉医学统计工作的基本步骤。

3. 能力目标　能够树立统计学思维。能理解变异是客观存在的，抽样误差是不可避免的。

在医学实践中，经常会遇到在相同条件下进行同一试验或观察同一现象，其结果总是不完全一样，如同性别、同年龄、同民族的健康人，他们的体重却不完全一样，这种现象称为随机现象。随机现象有两个特征：一是条件相同，结果不确定；二是虽然结果不确定，但却有很强的统计规律性。统计学就是探索这种规律性的学科，是研究数据的科学，通过收集、整理和分析数据等，达到推断研究对象的本质，甚至预测研究对象未来趋势的一门综合学科，是认识世界的重要手段之一。

医学统计学（medical statistics）是用统计学的原理和方法，结合医学实际，研究数据的收集、整理、分析与推断的一门应用性学科。医学统计学研究的对象主要是人体及与人的健康有关的各种因素。医学统计学方法已成为医学科学研究的重要前提和手段。

**【例 1-1】**　国家基本公共卫生服务的重点项目之一就是建立居民健康档案。小王是某社区卫生服务中心的工作人员，现欲为社区居民建立健康档案，首先要了解辖区居民的身高、体重、空腹血糖等基本健康信息。

**问题：**要完成小王的工作任务，需要学习哪些知识？

**链　接**　医学统计学在中国的发展

医学统计学是统计学在生物医学领域中的一个分支。统计学作为一门学科在我国的发展已有一百多年的历史。早期著名统计学家郁达夫、孟森、许宝騄等为统计学在我国的传播与发展做出了重要贡献。作为统计学的一个分支，中国的医学统计学自 20 世纪 20 年代后开始逐渐发展。1948 年，第一部医学统计学教材《医学与生物统计方法》出版。中华人民共和国成立后，随着医学的发展和科研工作的深入，医学统计学得到了快速发展。郭祖超、许世瑾、李光荫等为医学统计学在中国的发展做出了卓越的贡献。

## 第 1 节　医学统计学中的基本概念

### 一、同质与变异

**1. 同质**（homogeneity）　是指观察单位（研究个体）间被研究指标的主要影响因素相同或相近。例如，研究 2022 年某地 3 岁正常男童的身高，该总体的同质基础是同一地区、同一年份、同一年龄的正常男童；又例如，研究贫血患者用某药治疗后的疗效，该总体的同质基础是同为贫血患者、同用某药治疗。同质是医学研究的前提和基础，没有同质性就不能构成一个总体。

**2. 变异** 由于个体差异存在的绝对性，同质的变量值或观察值，其大小可能不同。如测定一组同年龄、同性别儿童的身高，每个儿童的身高各不相同。这种同质的个体间各种指标存在的差异在统计学上称为变异（variation）。变异是绝对的，没有变异就没有统计学。

统计学的任务就是在同质的基础上，对个体变异进行分析研究，揭示由变异所掩盖的同质事物内在的本质和规律。

## 二、总体与样本

**1. 总体** 根据研究目的确定的同质观察单位某种变量值的集合（全体），称为总体（population）。例如，研究 2022 年某地 3 岁正常男童的身高，则观察对象是该地 2022 年全体 3 岁正常男童，观察单位是每个男童，变量值或观察值是测得的每位男童的身高值，该地 2022 年所有 3 岁男童的身高值就构成本次研究的总体。这里的总体只包括（确定的时间、空间范围内）有限的观察单位，称为有限总体。有时总体是没有时间和空间范围限制的，如研究贫血患者用某药治疗后的疗效，观察单位数无限，称为无限总体。

**2. 样本** 从总体中随机抽取的有代表性的部分观察单位变量值的集合称为样本（sample）。在医学研究中经常会遇到无限总体或有限总体的观察单位数较多的情况。实际上不可能对总体中的每一个观察单位进行研究，只能从总体中随机抽取一部分观察单位组成样本，对样本进行研究，样本所包含的观察单位数称为样本含量。例如，从某地 2022 年 3 岁正常男童中随机抽取 150 名男童，逐个进行身高测量，得到 150 名 3 岁男童的身高测量值，就构成本次研究的样本，其样本含量 $n$ 为 150。

## 三、参数与统计量

**1. 参数** 根据分布特征而计算的总体指标，称为参数（parameter）。常用希腊字母表示，如总体均数（$\mu$）、总体率（$\pi$）、总体相关系数（$\rho$）、总体标准差（$\sigma$）等。

**2. 统计量** 由总体中随机抽取的样本所计算的样本指标，称为统计量（statistic）。常用英文字母表示，如样本均数（$\bar{X}$）、样本率（$p$）、样本相关系数（$r$）、样本标准差（$S$）等。

抽样研究的目的就是用样本统计量来推断总体参数。

## 四、误　　差

误差（error）是指测量值与真实值之差，或样本指标（统计量）与总体指标（参数）之差。误差主要有下列两种。

**1. 系统误差** 是由某种固定因素所造成的测定结果呈倾向性偏大或偏小，这种误差称为系统误差（systematic error）。产生系统误差的原因有方法上、操作上、试剂上、主观因素等多方面，如仪器不准、标准试剂未校正、医生掌握疗效的标准偏高或偏低等。其误差特点是单向性，找到原因可消除。

**2. 随机误差** 是一类不恒定的、随机变化的误差，往往使测量值无方向性地围绕着某一数值左右波动。随机误差主要分为以下两种。

（1）随机测量误差　在消除了系统误差的前提下，由于一些暂时无法控制的偶然因素造成对同一对象多次测定结果的不完全一致，称为随机测量误差（random measurement error）。例如，测量同一个体的身高，在不同的时间、不同的地点或使用不同的工具、或不同的测量者进行测定，其测量结果是不尽相同的。统计学处理时，常将多次测定结果取平均值以减小随机测量误差。

（2）抽样误差　抽样研究中，由于个体差异造成的样本统计量与总体参数之间的差异及各样本统计量之间的差异称为抽样误差（sampling error）。例如，随机抽取 2022 年某市 120 名 8 岁正常男童，测量其身高值并计算其样本均数为 $\bar{X}$，由于个体差异的存在，$\bar{X}$一般不会恰好等于该地全体 8 岁正常男童身高的总体均数 $\mu$，这种因为存在个体差异，由抽样所致的样本统计量与总体参数的差异称为抽样误差。

一般认为，样本含量越大，抽样误差就越小。

随机误差的特点是双向性、随机性、有统计规律性（如正态分布规律），抽样误差不可消除，但可控制在一定范围。必要时可通过统计学处理减小抽样误差，如对同一样本多次测定后取平均值，抽样时作分层处理后按比例随机抽样等。

### 五、概率与小概率事件

在一定条件下可能出现也可能不出现的事件，称为随机事件（random event）。例如，新生儿可能是男婴，也可能是女婴；投掷硬币后可能是正面朝上，也可能是背面朝上；患者用某种药物治疗的预后有治愈、好转、无效、死亡四种结果等，这里每一个可能结果都是随机事件。

概率（probability）是描述随机事件发生可能性大小的度量值，用符号 $P$ 表示。概率的取值范围为 0～1，即 $0 \leqslant P \leqslant 1$，常用小数或百分数表示。$P$ 越接近 0，表示某事件发生的可能性越小；$P$ 越接近 1，表示某事件发生的可能性越大。在一定条件下必然出现的事件称为必然事件，其概率为 1。在一定条件必然不出现的事件称为不可能事件，其概率为 0。这两类事件具有特定性，不是随机事件，但可视为随机事件的特例。统计分析中的许多结论都是基于一定可信度下的概率推断，习惯上将 $P \leqslant 0.05$ 或 $P \leqslant 0.01$ 的事件称为小概率事件，表示在一次实验或观察中该事件发生的可能性很小，可视为不会发生，这就是小概率事件原理，是统计推断的理论依据之一。

**考点：**同质与变异、总体与样本、参数与统计量、抽样误差、概率

## 第 2 节　医学统计资料的类型

医学统计学所面对的对象是数据，不同的数据类型和数据特征需要采用不同的方法进行描述和分析。医学资料（数据）是医学指标检测结果的汇总，这些医学指标在统计学中称为随机变量（random variable）。

医学研究绝大多数属于随机实验，其特征为：①可以在相同的条件下重复进行；②每次实验的结果可能不止一个，并且能事先预测实验的所有可能结果；③进行实验之前不能确定哪一个结果会出现。例如，评价某种药物治疗高血压的疗效，可能的结果包括有效和无效两种，但治疗开始时并不知道会出现哪种结果。随机实验结果的所有可能取值称为随机变量或变量（variable），常用 $X$ 表示。可以说医学研究的观测指标都属于随机变量。例如，药物治疗高血压的疗效，正常成年女性的红细胞数、身高、体重等。检测不同个体获得的观测结果为随机变量 $X$ 的取值，称为变量值，记作 $X_1$，$X_2$，…，$X_n$。由多个变量值汇总即构成资料。按变量取值的特性，可将变量分为定量变量和定性变量，因此统计资料主要分为定量资料和定性资料两大类。

### 一、定 量 资 料

定量资料（quantitative data），又称为计量资料或数值变量资料（numerical data），通常是使用仪器或某种尺度进行测定或衡量所取得的数据。主要是用来说明事物的数字特征，观察指标为定量变量，表现为数值大小，一般有度量衡单位，如身高（cm）、体重（kg）、血压（kPa）、脉搏（次/分）等数值变量组成的资料。

### 二、定 性 资 料

定性资料（qualitative data），又称为分类变量资料（categorical data），是将观察单位按某种属性或类别分组，清点各组的观察单位数所得的资料，观察指标为分类变量，其变量值是离散的、定性的，表现为互不相容，一般无度量衡单位，可分为无序分类变量资料和有序分类变量资料。

**1. 无序分类变量资料** 是指变量值为某种属性，其取值无次序关系，相互独立。分为二项分类变量资料和多项分类变量资料。

（1）二项分类变量资料 将观察结果按两种属性分类，如性别（男/女）、皮试反应（阳性/阴性）、治疗效果（有效/无效）等组成的资料。

（2）多项分类变量资料 将观察结果分为互不相容的多类，如血型（O、A、B、AB）、职业（工、农、商、学、兵）等组成的资料。

**2. 有序分类变量资料** 又称等级资料（ranked data），表现为变量的不同取值间有大小、强弱、优劣等程度之别，给人以“半定量”的概念，观察指标是有序变量，如尿蛋白检查结果分类，可以有−、±、+、++；疗效分类可以分为痊愈、显效、有效、无效等。

常见医学数据的定义、记录及统计术语见表 1-1。

**表 1-1 常见医学数据的定义、记录及统计术语**

| 编号 | 数据定义 | | | 数据记录 | | | 统计术语 |
|---|---|---|---|---|---|---|---|
| | 性别 | 体重（kg） | 血清反应 | $x$ | $y$ | $z$ | ←变量（名） |
| 01 | 男=1 | 55 | −=0 | 1 | 55 | 0 | |
| 02 | 女=0 | 50 | +=1 | 0 | 50 | 1 | |
| 03 | 女=0 | 60 | ++=2 | 0 | 60 | 2 | ←变量值 |
| 04 | 男=1 | 65 | +++=3 | 1 | 65 | 3 | |
| … | | | | | | | |
| | | | | 定性变量 | 定量变量 | 等级变量 | ←变量类别 |

实际上，变量类型的划分是根据研究目的确定的。根据分析需要，各类变量之间可以相互转化，如以人为观察单位观察某人群成年男子的血红蛋白量（g/L），属数值变量；若按血红蛋白正常与异常分两类，可按二项分类变量处理；若按血红蛋白量的多少分为五个等级：重度贫血、中度贫血、轻度贫血、正常、血红蛋白有增加，可按等级变量处理。有时亦可将分类变量数量化，如将有序分类的疗效转化为评分，分别用 0、1、2、3 等表示，可按数值变量处理。因此，统计分析时应根据资料的不同类型选择不同的统计分析方法。

**考点：统计资料的类型**

## 第 3 节 医学统计工作的基本步骤

医学统计是对医学实践中观察到的原始数据资料进行加工、解释并进行科学判断的全过程。这个过程包括四个基本步骤：统计设计、收集资料、整理资料、分析资料。

### 一、统 计 设 计

统计设计是根据研究目的，从统计学角度对收集资料、整理资料和分析资料提出周密的计划和要求，作为统计全过程实施的依据，以便能用尽可能少的人力、物力和时间获得准确可靠的结论。统计设计分为调查设计和实验设计，后者又可分为实验研究和临床试验两类。实验设计必须遵循“随机、重复、对照”三大原则。设计之前，先要明确研究目的，确定观察对象和观察指标，以及需要收集哪些原始资料，并在现有的客观条件下决定用什么方式和方法来获取，进而对取得的资料如何作进一步的整理汇总，计算什么样的统计指标，如何控制误差，预期会得到什么结果，需要多少经费，时间和人员的分工等。以上问题都要结合实际进行周密考虑和妥善安排，统计设计是后续步骤的依据，是医学统计工作最关键的一环，详见本书第 12 章。

## 二、收 集 资 料

收集资料是按设计的要求，获取完整、准确、可靠资料的过程。其特点是要求收集的资料完整、准确、及时，这是保证统计分析准确、可靠的基础。完整是指收集资料的项目不能遗漏；准确是指观察、测量准确，记录、计算无误，数据真实可靠；及时是指经常性资料的收集应在规定时间内完成。医学统计资料的来源主要有经常性资料与一时性资料两种，经常性资料包括从日常医疗卫生工作原始记录（如病历等）、专门报告卡（如出生、死亡报告卡等）、统计报表（如疫情月报表、年报表等）等中收集到的资料；一时性资料是指由专门组织的现场调查或实验研究中收集的资料，资料的收集者对数据的记录应在观察、测量的同时完成，不得以“回忆”方式记录数据。

## 三、整 理 资 料

整理资料即把收集到的原始资料进行反复核对和认真检查，纠正错误，进行适当的分组，把性质相同的资料归纳汇总，用表格或图形的方式展示出来，以反映研究对象的规律性。其任务是净化原始数据，使其系统化、条理化，便于进一步计算和分析。整理资料的过程中要核对原始资料的准确性、完整性和可靠性，从事该工作需要有耐心和细心，特别是当数据较多时必须反复检查与核对，一定要在修正错误、去伪存真后再开始按要求分析和分组汇总资料。

## 四、分 析 资 料

分析资料又称统计分析，即通过计算有关指标来反映数据的综合特征（亦称综合指标），阐明事物的内在联系和规律。统计分析包括统计描述和统计推断。

统计描述（descriptive statistics）指用统计指标、统计表、统计图等对资料的数量特征及其分布规律进行测定和描述，不涉及由样本推断总体的问题。

统计推断（inferential statistics）指如何在一定的可信度下由样本信息推断总体特征，包括参数估计和假设检验。参数估计是指如何用样本统计指标（统计量）来推断总体相应指标（参数）；假设检验是指如何用样本差异来推断总体之间是否存在差异。

医学统计工作的 4 个步骤（图 1-1）是紧密联系且不可分割的，某一环节发生问题，都将影响最终的统计分析结果。

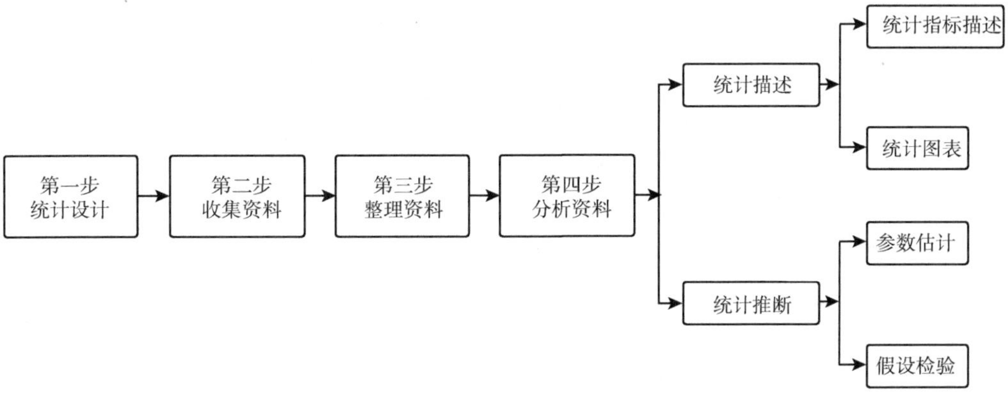


**图 1-1** 医学统计工作的基本步骤

**考点：**统计工作的四个步骤

## 自 测 题

### 一、单项选择题

1. 下面的变量中，属于数值变量的是（　　）
   A. 性别　　B. 血型
   C. 身高　　D. 职业
   E. 民族
2. 下面的变量中，属于分类变量的是（　　）
   A. 血红蛋白　B. 肺活量
   C. 职业　　D. 血压
   E. 红细胞计数
3. 下列观测结果属于有序分类变量资料的是（　　）
   A. 收缩压测量值　B. 住院天数
   C. 四种血型　　D. 病情程度
   E. 民族
4. 用样本推论总体，具有代表性的样本指的是（　　）
   A. 总体中最容易获得的部分个体
   B. 在总体中随意抽取的任意个体
   C. 挑选总体中有代表性的部分个体变量值的全体
   D. 依照随机原则抽取总体中的部分个体变量值的全体
   E. 总体中信息明确的部分个体
5. 统计量是指（　　）
   A. 统计总体数据得到的量
   B. 反映总体统计特征的量
   C. 根据总体中的全部数据计算出的统计指标
   D. 用参数估计出来的量
   E. 由样本数据计算出来的统计指标
6. 减少抽样误差的有效途径是（　　）
   A. 避免系统误差
   B. 增大样本含量
   C. 控制随机测量误差
   D. 减少样本含量
   E. 以上都不对
7. 统计推断的两个方面为（　　）
   A. 点估计与区间估计
   B. 参数估计与假设检验
   C. 统计图表与假设检验
   D. 统计图表与参数估计
   E. 统计预测与统计控制
8. 小概率事件在统计学上的含义是（　　）
   A. 指发生概率 $P \leqslant 0.5$ 的随机事件
   B. 指一次实验或观察中绝对不可能发生的事件
   C. 指一次实验或观察中发生的可能性很小的事件，一般指 $P \leqslant 0.05$
   D. 指发生概率 $P \leqslant 0.1$ 的随机事件
   E. 以上都不正确
9. 呈倾向性偏大或偏小的误差是（　　）
   A. 系统误差　　B. 随机测量误差
   C. 抽样误差　　D. 偶然误差
   E. 以上都不正确

### 二、简答题

1. 统计工作的基本步骤是什么？
2. 举例说明统计资料的类型。
3. 简述同质与变异、总体与样本、参数与统计量之间的概念。

（于　梅　张玉领）

# 第2章 SPSS统计软件概述

**学习目标**

1. 素质目标　培养学生解决各种统计问题的基本意识和技能，具有在工作岗位上运用统计学知识解决实际问题和软件操作的能力。

2. 知识目标　了解 SPSS 统计软件及其发展历史；熟悉 SPSS 统计软件的基本功能；掌握 SPSS 软件基本操作。

3. 能力目标　能够构建 SPSS 数据库，并能正确建立 SPSS 数据文件。

医学数据的处理需要选用统计学方法，涉及数据的管理、计算及相关图表的绘制等内容，在准确理解和掌握了各种统计学方法的原理之后，再用相应的统计软件进行实际操作，会起到事半功倍的效果。常用的统计工具和软件有很多，本章主要介绍 SPSS 统计软件。之后章节的统计实践都是结合 SPSS 软件进行介绍，便于大家的实际应用。

## 第1节　概　　述

SPSS 是世界上著名的统计分析软件之一，由美国斯坦福大学的三位学生于 20 世纪 60 年代末研制，是一种集成化的计算机数据统计应用软件。SPSS 是 Statistics Package for Social Sciences 首字母的缩写，意为“社会科学统计软件包”。随着应用领域的不断扩大，SPSS 更名为 Statistical Product and Service Solutions，即统计产品与服务解决方案，仍简称 SPSS。经过 50 多年的发展历史，SPSS 软件已经广泛应用于商业、金融、医疗卫生、市场研究、体育、农林业、科研、教育等多个行业，应用范围遍及了自然科学、技术科学及社会科学的各个领域。

SPSS 软件与 SAS 软件、SYSTAT 软件并称为国际上最有影响的三大优秀统计软件。相比而言，SPSS 软件具有操作简便、易学易用、分析结果清晰直观的特点，是非统计学专业人员的首选，是教学和科研人员必备的统计学工具。

SPSS for Windows 具有以下特点。

**1. 操作简便**　自从 1995 年 SPSS 公司与微软公司合作开发 SPSS 软件后，SPSS 界面越来越友好，操作方法也更为简单。SPSS for Windows 界面实现了功能的全面菜单化，绝大多数的操作通过菜单命令、选择相关选项和相应的对话框等即可完成。

**2. 语言编程**　SPSS 软件具有第四代语言的特点，对于常见的统计方法，不仅可通过菜单，还可以通过编写命令语句、调用子命令来完成分析，以满足个性化的要求。菜单操作可以直接转换成语言命令，大大减少了操作过程的记忆。

**3. 功能强大**　SPSS 软件集数据录入、数据编辑、数据管理、统计分析、报表制作、图形绘制于一体。不仅仅包括常用的统计学方法，如相关分析、回归分析、方差分析、$Z$ 检验、$t$ 检验和非参数检验等，也包括一些多因素统计分析技术，如多元回归分析、聚类分析、判别分析、主成分分析、因子分析、非线性回归和 Logistic 回归等方法。SPSS 软件绘制图形能力强且效果较佳，操作简单易行，可制作如正态分布图、直方图、散点图等。

**4. 数据对接便捷** SPSS 软件可以读取及输出多种格式的文件。由 FoxPro、FoxBase 等产生的*.dbf 文件，文本编辑器软件生成的 ASCII 数据文件，Excel 的*.xlsx 文件等均可转换成可供分析的 SPSS 数据文件，而由 SPSS 软件生成的数据文件也可以方便地转化为其他数据文件。

**5. 应用面广** 除应用于社会科学外，SPSS 软件还可应用于经济学、生物学、心理学、医疗卫生、农业、商业金融等领域。

# 第 2 节　SPSS 软件的统计功能

本书以 SPSS 22.0 版本为基础，介绍 SPSS 软件的基本界面和功能。

## 一、SPSS 软件的显示窗口

通过程序的桌面快捷方式或“开始”菜单的“运行”命令等方式启动 SPSS 软件后，展现在我们面前的界面如图 2-1 所示。

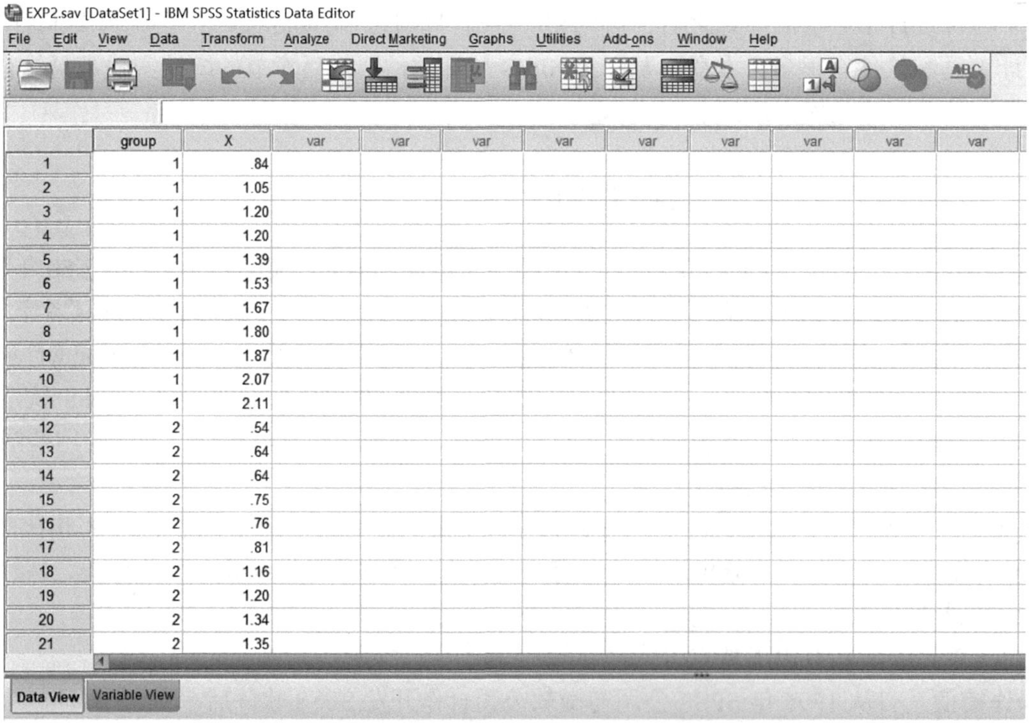


**图 2-1**　Data Editor（数据编辑）窗口

SPSS 软件主要有三个窗口，Data Editor（数据编辑）窗口、Syntax Editor（程序编辑）窗口和 Viewer（结果输出）窗口，常用的窗口是 Data Editor 窗口和 Viewer 窗口，如图 2-1 和图 2-2 所示。

### （一）SPSS Data Editor 窗口

SPSS 软件默认显示 Data Editor（数据编辑）窗口为主窗口。在此窗口中，可以建立数据文件，对数据文件进行一般性操作，包括剪切、复制、粘贴、修改、插入、删除、保存等。Data Editor 窗口由 Data View（数据视图）和 Variable View（变量视图）组成。Data View 窗口用于录入、编辑、显示数据；Variable View 窗口用于显示数据集中所有的变量名，允许用户编辑变量名、定义和修改变量标签和属性，两个窗口可以相互切换。使用 SPSS 22.0 版本，可以同时打开多个 Data Editor 窗口，对多个数据文件分别进行分析或操作。数据文件的扩展名为. sav。

### （二）SPSS Syntax Editor 窗口

SPSS 的 Syntax Editor（程序编辑）窗口，主要功能是编写 SPSS 语言，通过运行全部或部分命令实现统计分析。

### （三）SPSS Viewer 窗口

SPSS 的 Viewer（结果输出）窗口，用于显示程序运行后的统计分析结果，会在分析后自动打开，如图 2-2 所示。所有数据文件的分析结果将显示在同一个结果输出窗口中。双击某部分的结果还可以对其显示样式进行编辑。显示结果均可以文件形式加以保存，其扩展名为. spv。

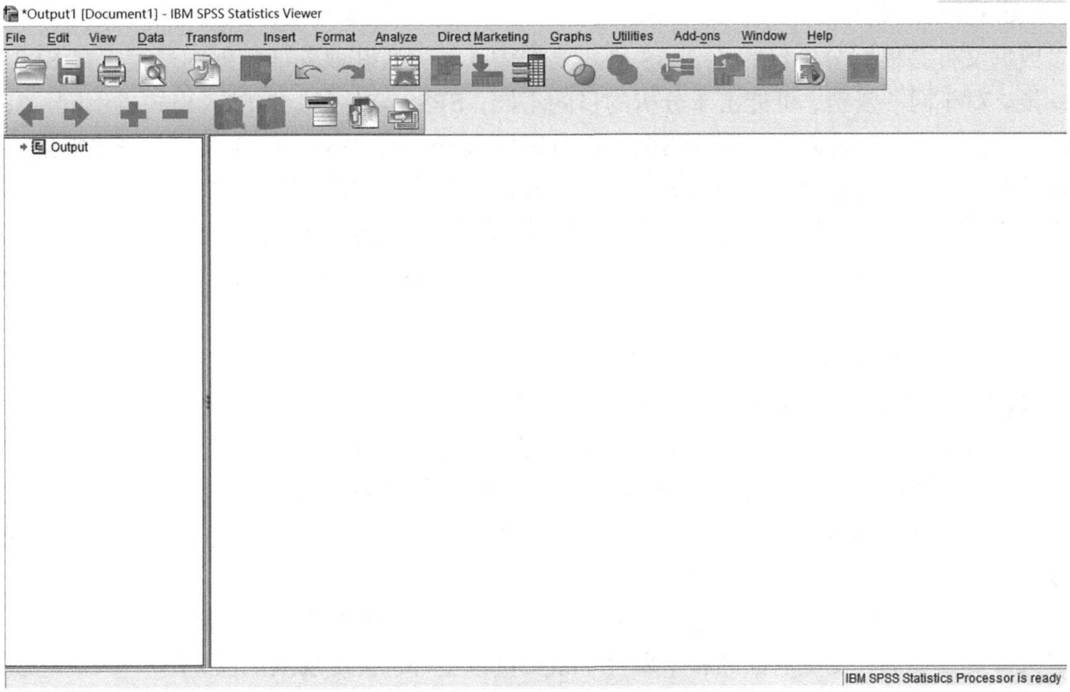


**图 2-2**　Viewer（结果输出）窗口

在 Data Editor 窗口，有菜单栏、工具栏。工具栏下方的是数据栏，数据栏下方是数据管理窗口的主界面。该界面和 Excel 较为相似，由若干行和列组成，每行对应了一条记录，每列对应了一个变量，主菜单项的组成见表 2-1。

**表 2-1　SPSS 主界面主菜单项的组成**

| 菜单项 | 含义 |
|---|---|
| File（F） | 文件操作 |
| Edit（E） | 文本编辑 |
| View（V） | 状态栏、工具条或标签等的显示开关 |
| Data（D） | 数据文件的建立和编辑 |
| Transform（T） | 数据转换实用程序 |
| Analyze（A） | 统计分析 |
| Graphs（G） | 统计图的建立与编辑 |
| Utilities（U） | 实用程序 |
| Window（W） | 窗口信息与控制 |
| Help | 帮助 |

**链 接** 标题栏的标题显示

标题栏位于 Data Editor 窗口的上边框。新打开数据编辑窗口，标题栏会显示 Untitled-IBM SPSS Statistics Data Editor，尚无标题，如果打开的是已经储存的文件，将显示被定义的文件名，如 Exp2-1.sav。

## 二、SPSS 软件统计分析的步骤

SPSS 软件统计分析主要有以下三个步骤。

### （一）建立数据文件

建立数据文件是根据分析目的及 SPSS 格式要求输入数据或获取外部数据的过程，是 SPSS 统计分析的第一步。对于同一资料，可能由于分析的目的不同，SPSS 软件的数据输入格式也不同。SPSS 软件采用类似 Excel 表格的方式输入与管理数据，也可以导入 Excel、Text、SAS、Stata 等数据集。SPSS 软件创建新数据集时，通过选择 File→New→Data 打开数据编辑窗口后创建。

**1. 定义变量** 为了数据录入方便，先切换到变量视图，双击第一行的空白单元格，即可定义 Name（变量名）、Type（类型）、Width（宽度）、Decimals（小数位数）、Label（变量标签）、Values（变量值标签）等。

变量名由用户根据变量的内容自己命名，命名应遵循以下原则。

（1）SPSS for Windows 中的变量名长度可达 64 个字符。

（2）必须以字母或汉字为首字符，其后可为字母、汉字、数字、下划线等。

（3）不能把下划线“_”、句号“。”和圆点“.”用作变量名的最后一个字符。

（4）变量名不能使用 SPSS 的保留字，如 ALL、AND、BY、EQ、GE、GT、LE、LT、NE、TO、OR、NOT、WITH 等。

（5）变量名是唯一的，不区分大小写字符，即 ABC 和 abc 看作是同一变量名。

在定义好变量名后，变量后面的各个属性（除变量标签外）会出现默认值，用户可根据变量的具体性质进行修改。单击要修改的单元格后，若单元格后出现“...”，表明系统提供了备选项，如变量类型中单击“...”后，会弹出对话框，显示 SPSS 软件提供的 8 种变量类型：Numeric（标准数值型）、Comma（逗号数值型）、Dot（加点数值型）、Scientific notation（科学计数）、Date（日期型）、Dollar（带美元符号的数值型）、Custom currency（自定义）、String（字符型）。最常用的是标准数值型、日期型、字符型，系统默认为标准数值型。每种类型的变量都由系统给出默认 Width（变量宽度）、Decimals（小数位数）和 Columns（变量显示宽度）。

变量宽度（Width）是指变量的显示宽度，即该变量所占字节长度，如果是数值型变量，总长度应包含小数点或其他分界符及小数位数；如果变量为数值型，根据情况选择小数位数（Decimals），默认为两位；变量标签（Label）是对变量名含义的说明，也可以不定义；变量值标签（Values）则是对变量值的含义进行说明，尤其用不同的数值来代表分组时，有必要用变量值标签解释其取值含义。变量标签与变量值标签的定义可以帮助使用数据集的人对数据集有更好的了解，也为日后使用数据集提供了方便。

Measure（计量尺度）分为 Nominal Measurement（定类或名义尺度）、Ordinal Measurement（定序尺度）、Scale Measurement（定比尺度）三种，定类尺度是对事物的属性或类别的一种测度，按照事物的某种属性对其进行分类或分组，各类之间没有顺序或等级；定序尺度是对事物之间等级或顺序差别的一种测度，可以比较优劣或排序；定比尺度是指变量取值是连续的区间，具有一定的间距或比例，如重量、年龄、温度等。

**2. 输入数据** 变量定义完毕后，单击 Data View（数据视图）按钮，切换到数据浏览子窗，这样就形成了一个数据文件的二维表格，然后录入数据。SPSS 软件数据视图窗口类似于 Excel 界面，是由按行和列形成的单元格组成。此时，可以发现各列的列名已经变成了刚才定义好的变量名。输入数据时，既可按变量（列）输入，也可按观察序号（行）输入，还可移动鼠标选定相应单元格输入等。

另外，数据集的录入格式与采集的原始数据和拟采用的统计分析方法之间也有一定的关系，具体要求将在后面各章结合具体问题进行介绍。在录入时要特别注意数据的完整、准确。

**3. 保存数据**　录入完成后，选择菜单 File→Save 按钮，若该数据从来没有被保存过，将弹出 Save as（另存为）对话框，可保存为 SPSS 所提供的多种格式的数据文件。单击保存类型列表框，可以看到 SPSS 所支持的各种数据类型，有*.sav、*.sys、*.dat、*.xlsx 等，这里仍然将其存为 SPSS 自己的数据格式（*.sav 文件）。

**4. 数据的处理**　数据文件建立后，为了满足统计分析的需要，有时需要产生秩次、合并数据、筛选分析的记录、产生新变量、重新编码、加权或转置等，Data（数据）和 Transform（转换）菜单可以满足用户以上要求。

考点：SPSS 数据文件的建立

**链　接**　变量列和记录行

在 SPSS 软件主窗口中，系统默认显示的窗口是 Data View 标签状态下的窗口。在变量列中，变量未加定义时，系统默认以 VAR 作为默认变量名，第 1 个变量为 VAR00001，第 2 个变量为 VAR00002，以此类推。在记录行中，SPSS 软件自动生成行号 1，2，3…。有数据的行，以激活色——黑色显示行号；没有数据的行，以非激活色——灰色显示行号。

下面通过一个例子详细介绍数据文件的建立过程。

**【例 2-1】**　12 例慢性病患者的编号、性别、体重（kg）、身高（cm）、血型等原始数据如表 2-2 所示。

**表 2-2　12 例慢性病患者的编号、性别、体重、身高、血型等数据**

| 编号 | 性别 | 体重（kg） | 身高（cm） | 血型 |
|---|---|---|---|---|
| 1 | 男 | 83 | 164 | B |
| 2 | 女 | 63 | 156 | A |
| 3 | 女 | 56 | 154 | B |
| 4 | 男 | 87 | 182 | O |
| 5 | 女 | 66 | 158 | O |
| 6 | 男 | 64 | 158 | AB |
| 7 | 男 | 52 | 167 | A |
| 8 | 男 | 78 | 162 | O |
| 9 | 女 | 56 | 165 | AB |
| 10 | 男 | 77 | 169 | B |
| 11 | 男 | 79 | 166 | O |
| 12 | 女 | 47 | 150 | A |

**1. 定义变量**　运行 SPSS 22.0 软件，在数据浏览窗口中单击 Variable View（变量视图）按钮，切换到变量视图窗口，如图 2-3 所示。

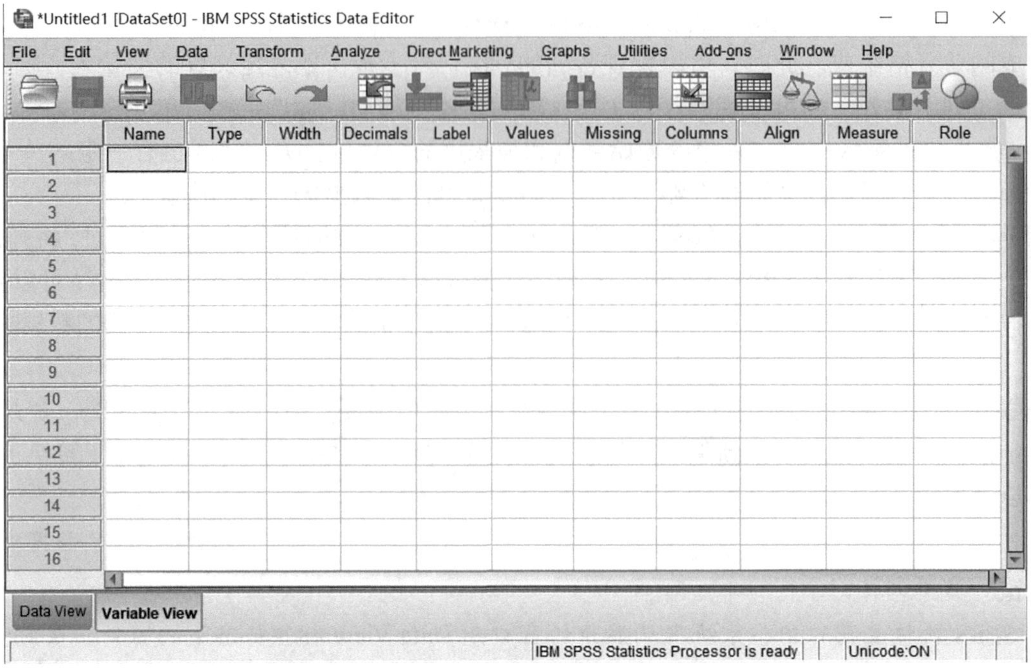

**图 2-3　变量视图窗口**

（1）定义编号变量　首先定义变量名：在 Variable View（变量视图）下单击进入第一行，在变量名称 Name 栏上，输入“编号”作为该变量的变量名称。小数位数 Decimals 栏，将“2”修改为“0”。其他属性为系统默认值。

（2）定义性别变量（图 2-4）

1）在 Name 栏中输入 gender 为性别变量名称。

2）变量类型 Type 设置为 Numeric（数值型），在统计分析时，数值型数据较字符型数据更方便使用。

3）小数位数 Decimals 设置为 0 位小数。

4）变量标签 Label 栏，输入“性别”，说明 gender 为“性别”变量，对变量名的解释。若变量名称一目了然，变量标签无须设置。

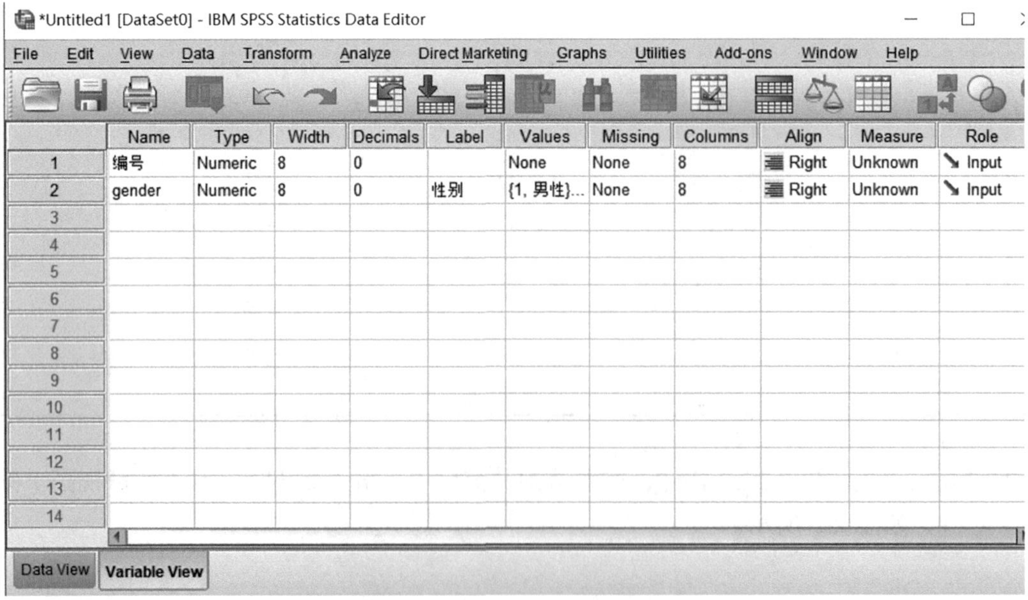

**图 2-4　变量视图中定义新变量**

5）变量值标签 Values，标识变量值。单击该变量值标签后的“…”，弹出二级对话框，在 Value 栏分别输入变量值，相应的 Label 中输入变量值标签。首先在 Value 栏输入“1”，在 Label 中输入“男性”，单击添加按钮 Add，即完成了一条变量值标签的定义；再次在 Value 栏输入“2”，在 Label 中输入“女性”，单击添加按钮 Add，如图 2-5 所示。全部定义完成后，单击 OK 按钮。

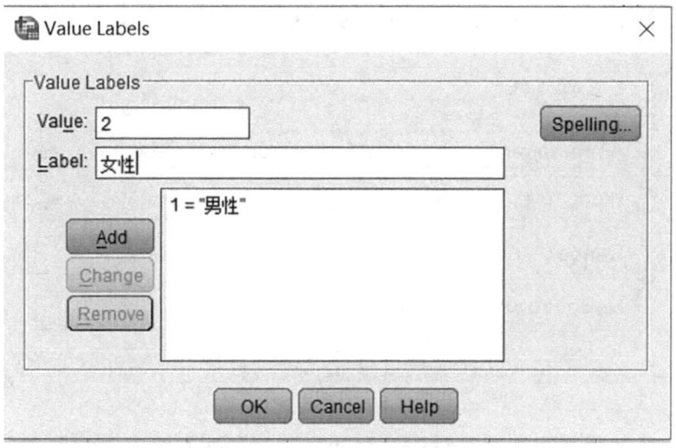


图 2-5　变量值标签

6）其他属性均可为系统默认。

（3）其余变量的定义　分别定义为 height（身高）、weight（体重）、“血型”变量，小数位数均为“0”，前两个变量的其他属性均可为系统默认，“血型”变量的属性类似“性别”变量，需要设置变量值标签。

**2. 录入数据**　变量定义完毕后，单击 Data View（数据视图）按钮，切换到数据浏览子窗口，将本例原始数据录入。

**3. 保存数据**　数据录入完毕后，选择 File 菜单中的 Save 或 Save As 命令，打开对话框，定义文件名称为“12 名慢性病患者的基本资料”，保存类型为系统默认的*.sav 格式，数据文件建立完毕，可以看到数据管理窗口左上角由 Untitled1 变为 12 名慢性病患者的基本资料. sav，即为数据集的名称，如图 2-6 所示。

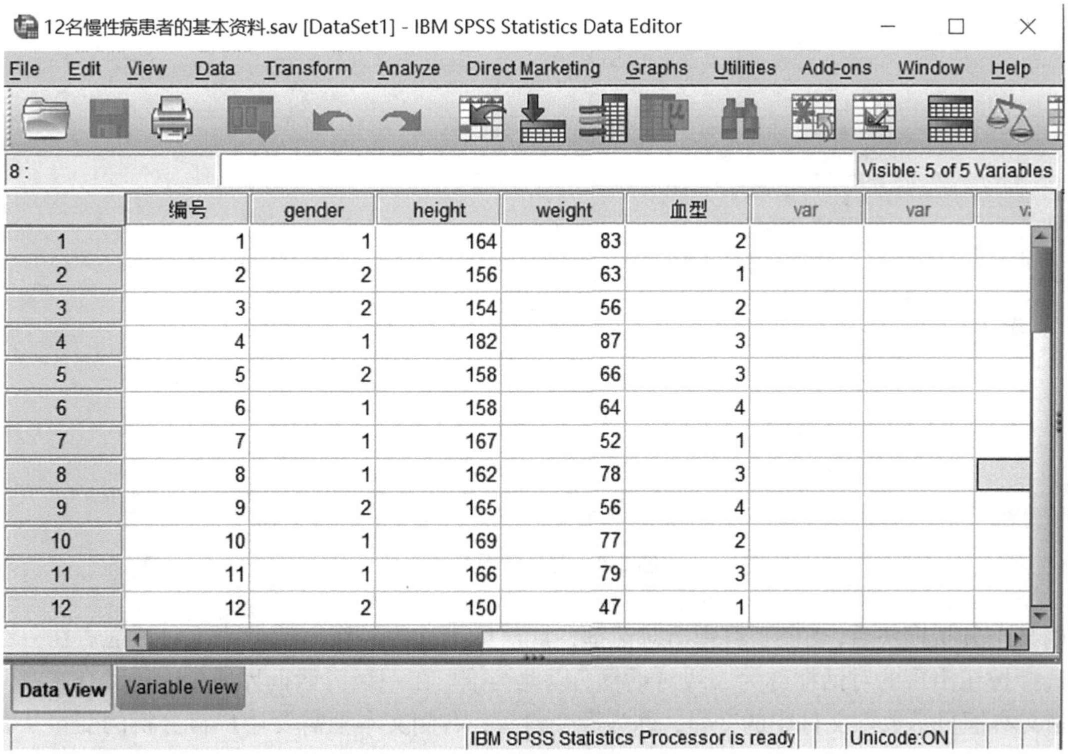


| | 编号 | gender | height | weight | 血型 |
|---|---|---|---|---|---|
| 1 | 1 | 1 | 164 | 83 | 2 |
| 2 | 2 | 2 | 156 | 63 | 1 |
| 3 | 3 | 2 | 154 | 56 | 2 |
| 4 | 4 | 1 | 182 | 87 | 3 |
| 5 | 5 | 2 | 158 | 66 | 3 |
| 6 | 6 | 1 | 158 | 64 | 4 |
| 7 | 7 | 1 | 167 | 52 | 1 |
| 8 | 8 | 1 | 162 | 78 | 3 |
| 9 | 9 | 2 | 165 | 56 | 4 |
| 10 | 10 | 1 | 169 | 77 | 2 |
| 11 | 11 | 1 | 166 | 79 | 3 |
| 12 | 12 | 2 | 150 | 47 | 1 |

图 2-6　数据视图录入数据

SPSS 软件除了可以打开 SPSS 数据文件外，还可以打开其他格式的数据，如 Excel（*.xlsx）表格文件，纯文本（*.txt）数据文件，Lotus（*.w*）数据文件，Systat 数据文件（*.sys），DBASE 数据库文件（*.dbf），Stata 数据文件（*.dta），SAS 不同版本的数据文件“*.sas7bdat”、“*.sd7”等。

现主要介绍 Excel 数据文件的读取方法。首先运行 SPSS 程序，打开 SPSS 主窗口，即“SPSS Data Editor”窗口。选择 File→Open→Data 按钮，弹出 Open Data 对话框。找到 Excel 文件所在的位置（路径）；在“文件类型（File of Type）”中选择 Excel（*.xlsx）选项；单击 Excel 文件，执行“打开”，或双击 Excel 文件；弹出 Opening Excel Data Source 对话框，选择 Read variable names from the first row of data 项（系统默认选项），意指将 Excel 数据文件中第一行数据作为 SPSS 数据文件的变量名；其他设置为数据区域的定义；单击 OK 按钮，如图 2-7 所示。此时，Excel 数据文件被读入 SPSS 系统中，成功转换为 SPSS 格式数据，用户可以保存该 SPSS 数据文件。

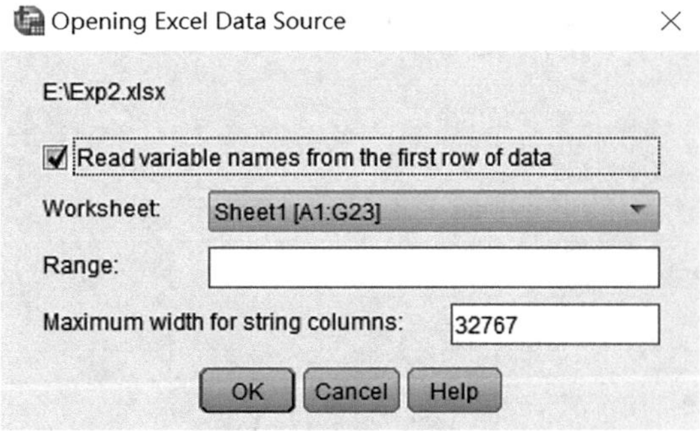


**图 2-7　SPSS 打开 Excel 数据来源对话框**

### （二）选择并运行合适的分析过程

数据建立后，分析过程包括数据分析、图形制作等。一般分析过程主要是指 SPSS 主窗口的菜单中 Analyze，即数据分析，从中选择适合分析目的和数据的过程。SPSS 提供了所有常用的、较为成熟的统计过程，大部分统计方法都在 Analyze 菜单中列出，完全可以满足非统计学专业研究的统计分析需要，如图 2-8 所示。

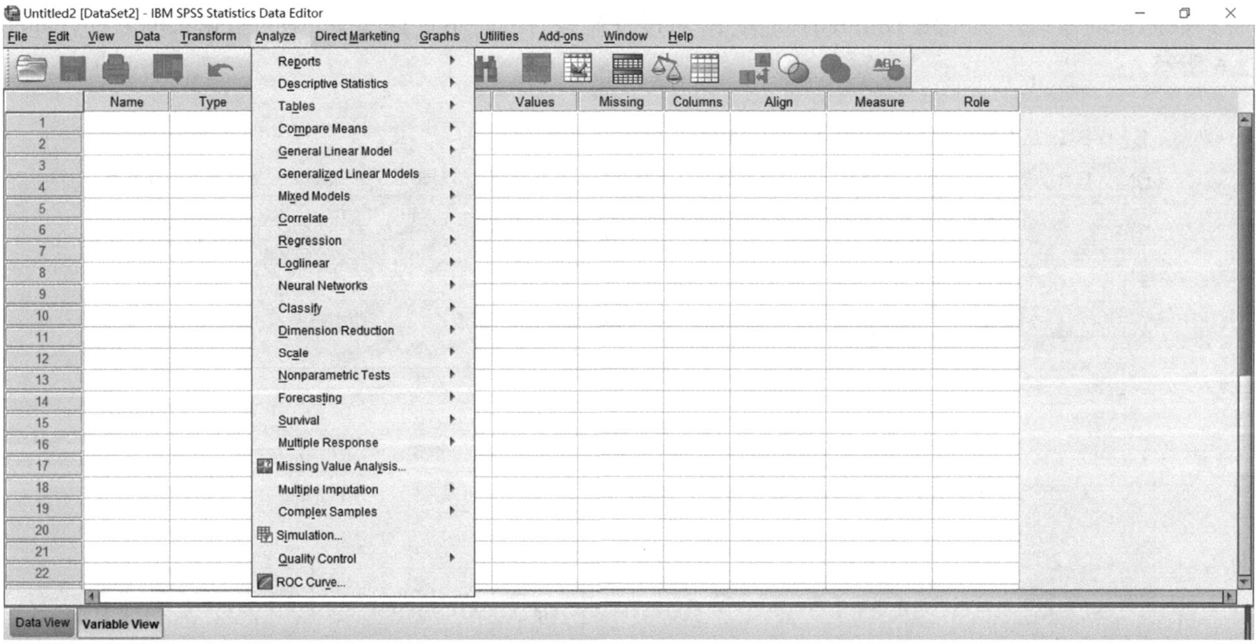


**图 2-8　统计分析对话框**

调用某个分析模块后，SPSS 将弹出对话框，此对话框称为一级对话框或主对话框。在一级对话框中通过选择按钮出现的对话框称为二级对话框，以此类推。在一级对话框界面中，一般有左右两个文本框，左侧文本框显示数据文件中的变量，称为源变量框，右侧文本框需要用户将分析的变量从源变量中选入，称为待分析变量框。对话框中设有多个功能按钮，如 Paste 为“粘贴”按钮、OK 为“确定”按钮、Reset 为“重置”按钮、Cancel 为“取消”按钮、Help 为“帮助”按钮以及其他对话框或选项。

常用的统计过程将在各个章节的统计学方法讲解之后进行详细介绍，此处不再赘述。

### （三）保存和导出分析结果

完成对分析变量的定义及分析内容的选择后，在主对话框中单击 OK 按钮，在结果输出窗口得到统计分析结果。

**1. 保存结果文件**　为方便调用，需要对结果进行保存。在结果浏览窗口中选择菜单 File→Save，按提示完成保存，文件类型为*.spv，如图 2-9 所示。

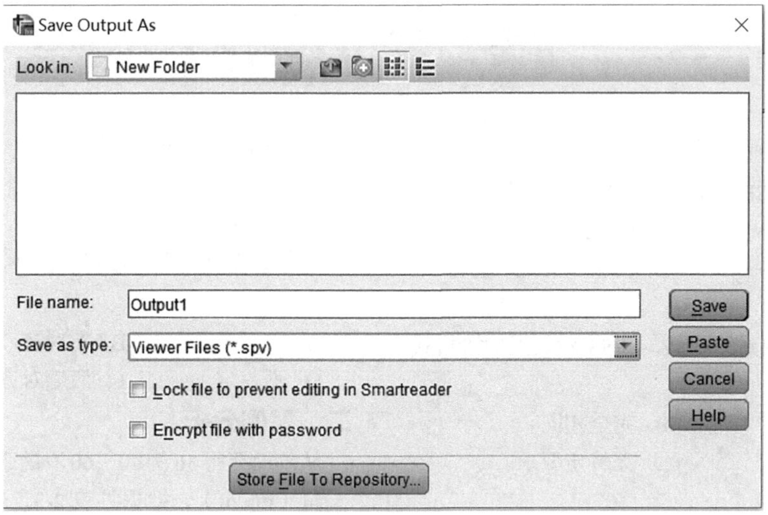


**图 2-9**　数据结果保存

**2. 导出分析结果**　常用的 Word 等文字处理软件，不能直接读取 spv 格式的文件。在调用时，SPSS 提供了将结果导出为纯文本格式或网页格式的功能，在结果浏览窗口中选择菜单 File→Export，系统会弹出 Export Output 对话框，如图 2-10 所示。分析结果可导出多种格式，如 word、pdf、html、ppt 等格式。

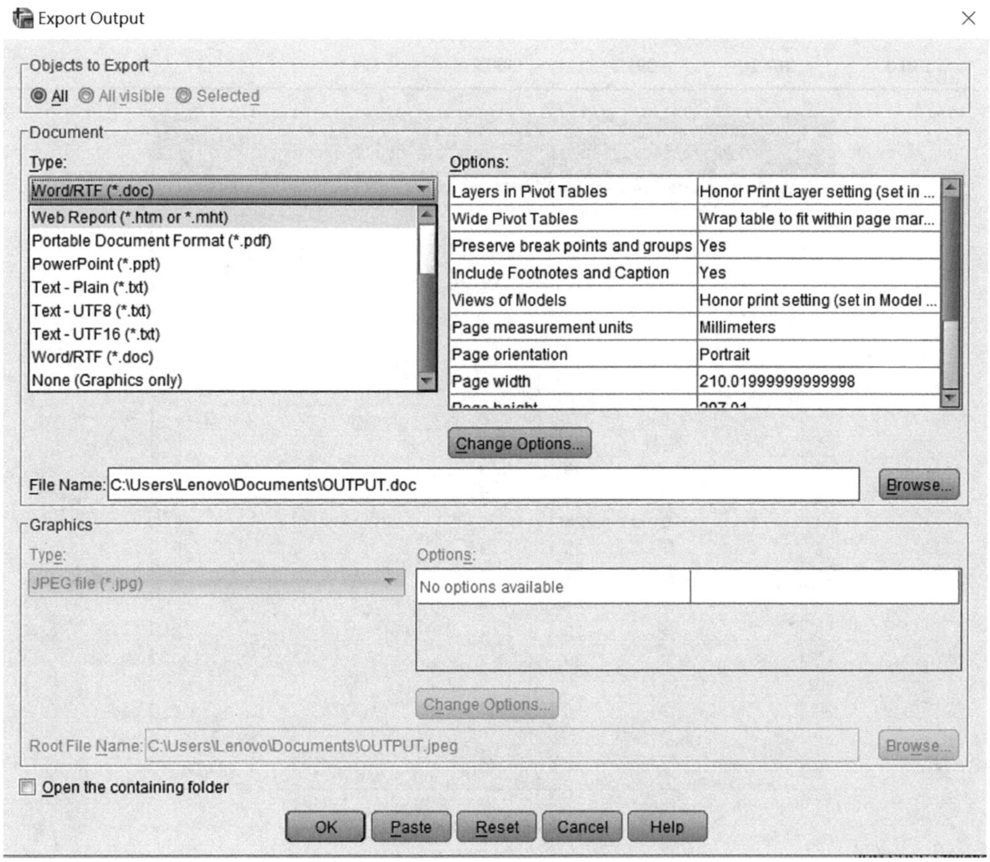


**图 2-10**　结果导出对话框

导出对象、输出文档类型和选项等内容，根据需要进行选择，在一切按所需选择完毕后单击 OK 按钮，则结果文件就会输出为合适的类型。

## 自 测 题

### 一、单项选择题

1. 打开 SPSS 软件时，SPSS 默认显示的主窗口是（　　）
   A. SPSS Syntax Editor 窗口　B. SPSS Data Editor 窗口
   C. Help 窗口　D. SPSS Viewer 窗口
   E. SPSS Script 窗口
2. 针对不同的设计收集到的数据，SPSS 对数据输入格式的要求是（　　）
   A. 有特定要求　B. 完全相同
   C. 完全不同　D. 无特定要求
   E. 以上都不对
3. 对于数据文件的建立以下说法正确的是（　　）
   A. 变量名应为英文
   B. 变量值应为数值型
   C. 变量名应为中文
   D. 变量宽度应大于设置的小数位数
   E. 以上都正确
4. 当变量类型为字符型时，SPSS 默认的数据对齐方式为（　　）
   A. 左对齐　B. 右对齐　C. 居中
   D. 不一定　E. 两端对齐

### 二、案例分析

1. 从某地测得 36 例 40～60 岁健康女性的血清甘油三酯含量（mg/dl），数据见表 2-3。试建立 SPSS 数据文件，并命名文件为血清甘油三酯含量.sav。
2. 已有“Exp2-1.xlsx”文件，见图 2-11，通过 SPSS 打开该文件。

**表 2-3　某地 36 名健康女性血清甘油三酯测定值**（单位：mg/dl）

| | | | | | | | | |
|---|---|---|---|---|---|---|---|---|
| 12.5 | 19.2 | 13.5 | 18.3 | 29.5 | 56.4 | 89.0 | 223.1 | 320.1 |
| 302.5 | 290.5 | 280.1 | 195.3 | 162.0 | 145.2 | 152.7 | 77.7 | 45.6 |
| 55.2 | 59.2 | 66.3 | 49.2 | 50.0 | 55.7 | 62.3 | 46.2 | 44.2 |
| 245.2 | 230.6 | 267.2 | 295.2 | 300.2 | 19.5 | 39.5 | 47.9 | 57.5 |

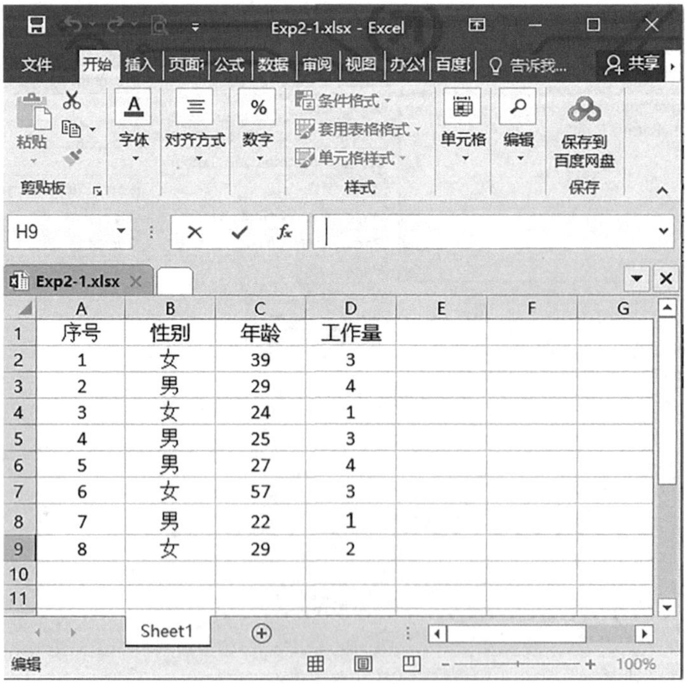


**图 2-11**　Exp2-1.xlsx 数据文件

（于　梅　张玉领）

# 第3章
# 定量资料的统计描述

**学习目标**

1. 素质目标　激发学习兴趣，培养科研热情，遵循学术规范，树立正确的人生观和价值观、职业观和道德观。

2. 知识目标　熟悉频数表的编制和应用；掌握描述定量资料集中趋势、离散趋势常用指标及其适用的条件和范围；理解各指标的简单计算方法，了解各指标的特性；掌握正态分布的概念、特征，医学参考值范围的制订方法。

3. 能力目标　能够选用适宜的统计指标对不同类型的定量资料进行描述，具备医学统计分析前期的统计描述能力。

在医学实践中通过调查或实验收集的原始数据包含大量的信息，然而拥有资料和数据不等于获得了信息，需要对资料进行统计分析。统计分析包括统计描述和统计推断两个方面。

统计描述就是通过对数据进行分组整理、编制频数分布表、绘制频数分布图等来表示其整理结果，以便更清晰地表示定量资料的分布规律和类型，并根据分布类型选用适当的统计指标来描述其统计特征。统计描述是统计推断的基础。本章主要介绍定量资料的统计描述。

**【例 3-1】**　某医生用随机抽样的方法完成了 120 名正常成年男性健康体检的数据收集，部分内容如下（表 3-1）。

**表 3-1　120 名正常成年男性健康体检数据**

| 姓名 | 年龄（岁） | 身高（cm） | 体重（kg） | 血压（mmHg） | 红细胞数（$\times10^{12}$/L） |
|---|---|---|---|---|---|
| 李× | 27 | 175 | 69 | 135/78 | 5.26 |
| 刘× | 32 | 180 | 87 | 126/84 | 4.97 |
| 王× | 48 | 168 | 65 | 147/86 | 4.63 |
| … | … | … | … | … | … |
| 朱× | 51 | 172 | 65 | 160/90 | 4.83 |
| 徐× | 39 | 176 | 78 | 142/78 | 5.27 |

**问题：**该如何描述上述资料？

## 第 1 节　频 数 分 布

### 一、频数分布表

从医学实践中收集到的大量资料，如果只是简单地进行数据罗列，不容易发现其中蕴涵的信息和规律，所以需要进行分组整理，以便能简明扼要反映资料的特点。分组整理就是根据研究的目的，将数据按照某种标准（观察指标）划分成不同的组别，统计不同组别内的观察值个数。不同组别的指标数值出现的次数称为频数（frequency），表示观察值在各组出现的频繁程度。将观察指标的可能取值区间和各区间相应的频数列表，即为频数分布表，简称频数表（frequency table）。不同类型的定量资料可以制作不同分组形式的频数表。

### （一）离散型定量资料的频数表

**【例 3-2】** 临床常用格拉斯哥昏迷评分（Glasgow coma score，GCS）来综合评价患者意识障碍，将刺激所引起的睁眼、语言和运动三方面的反应结果分值相加，总分最高为 15 分，最低为 3 分，分值越低说明意识障碍越严重，GCS 处于 13～15 分者为轻型、9～12 分者为中型、6～8 分者为重型、3～5 分者为特重型。某急救中心用 GCS 对 160 名道路交通事故伤员的意识状态进行了评价，根据该资料制作频数表（表 3-2、表 3-3）。

**表 3-2　某地 160 名交通事故伤员 GCS（单位：分）**

| | | | | | | | | | | | | | | | |
|---|---|---|---|---|---|---|---|---|---|---|---|---|---|---|---|
| 13 | 5 | 15 | 9 | 12 | 7 | 11 | 10 | 14 | 4 | 8 | 13 | 9 | 8 | 12 | 11 |
| 14 | 11 | 14 | 9 | 11 | 8 | 7 | 3 | 8 | 15 | 8 | 13 | 11 | 9 | 15 | 14 |
| 12 | 7 | 15 | 7 | 12 | 3 | 9 | 10 | 12 | 12 | 7 | 12 | 11 | 8 | 14 | 10 |
| 13 | 12 | 9 | 8 | 10 | 13 | 12 | 15 | 13 | 15 | 14 | 10 | 11 | 10 | 11 | 3 |
| 8 | 13 | 7 | 11 | 12 | 10 | 9 | 14 | 15 | 7 | 9 | 12 | 14 | 7 | 14 | 10 |
| 9 | 15 | 12 | 3 | 15 | 12 | 13 | 3 | 13 | 10 | 8 | 11 | 14 | 7 | 12 | 15 |
| 11 | 12 | 3 | 6 | 3 | 11 | 8 | 15 | 12 | 10 | 12 | 14 | 5 | 11 | 13 | 9 |
| 7 | 4 | 8 | 7 | 15 | 5 | 4 | 9 | 3 | 10 | 14 | 5 | 14 | 11 | 14 | 11 |
| 12 | 8 | 9 | 7 | 8 | 10 | 9 | 12 | 13 | 5 | 15 | 6 | 14 | 12 | 13 | 9 |
| 4 | 9 | 3 | 8 | 15 | 9 | 9 | 13 | 15 | 5 | 9 | 8 | 4 | 10 | 14 | 10 |

本调查资料中 GCS 是离散型定量数据，需要按资料的取值（分数）为单位分组，再列出各组的频数，如表 3-3 的第（1）、（2）栏，就能得到相应的频数表。将各组的频数除以总频数为频率，见第（3）栏。某组的累积频数是该组与前面各组频数之和，见第（4）栏。显然，第一组的累积频数等于其频数，最后一组的累积频数等于总例数；累积频数除以总频数即为累积频率，见第（5）栏。

**表 3-3　某地 160 名交通事故伤员 GCS 的频数分布表**

| GCS（分）<br>（1） | 频数（$f$）<br>（2） | 频率（%）<br>（3） | 累积频数<br>（4） | 累积频率（%）<br>（5） |
|---|---|---|---|---|
| 3 | 9 | 5.62 | 9 | 5.63 |
| 4 | 5 | 3.12 | 14 | 8.75 |
| 5 | 6 | 3.75 | 20 | 12.50 |
| 6 | 2 | 1.25 | 22 | 13.75 |
| 7 | 12 | 7.50 | 34 | 21.25 |
| 8 | 15 | 9.38 | 49 | 30.63 |
| 9 | 18 | 11.25 | 67 | 41.88 |
| 10 | 14 | 8.75 | 81 | 50.63 |
| 11 | 15 | 9.37 | 96 | 60.00 |
| 12 | 20 | 12.50 | 116 | 72.50 |
| 13 | 13 | 8.13 | 129 | 80.63 |

续表

| GCS（分）<br>（1） | 频数（$f$）<br>（2） | 频率（%）<br>（3） | 累积频数<br>（4） | 累积频率（%）<br>（5） |
|---|---|---|---|---|
| 14 | 16 | 10.00 | 145 | 90.63 |
| 15 | 15 | 9.38 | 160 | 100.00 |
| 合计 | 160 | 100.00 | — | — |

由表 3-3 可见，轻型意识障碍者占 27.50%，中型意识障碍者占 41.87%，重型意识障碍者占 18.13%，特重型意识障碍者占 12.50%。

### （二）连续型定量资料的频数表

**【例 3-3】** 表 3-4 是【例 3-1】中该医生随机抽取的 120 名正常成年男性红细胞计数的原始数据，根据该资料制作频数表。

**表 3-4 某地 120 名正常成年男性红细胞计数**（单位：$\times 10^{12}$/L）

| | | | | | | | | | | | |
|---|---|---|---|---|---|---|---|---|---|---|---|
| 4.36 | 4.63 | 4.51 | 4.78 | 4.28 | 4.55 | 4.81 | 4.70 | 4.58 | 4.77 | 4.73 | 4.62 |
| 4.48 | 5.15 | 5.04 | 4.16 | 4.05 | 5.21 | 4.58 | 4.08 | 3.97 | 4.61 | 4.88 | 4.76 |
| 4.65 | 5.17 | 4.80 | 4.68 | 5.33 | 4.83 | 4.72 | 4.60 | 4.87 | 5.02 | 4.64 | 4.52 |
| 4.79 | 5.05 | 4.94 | 4.82 | 4.71 | 4.60 | 5.24 | 4.37 | 5.01 | 4.14 | 5.09 | 5.05 |
| 4.93 | 4.82 | 5.08 | 4.59 | 4.85 | 5.12 | 4.62 | 4.89 | 4.01 | 3.81 | 4.59 | 4.81 |
| 5.07 | 4.58 | 5.22 | 5.49 | 5.37 | 4.50 | 4.77 | 4.65 | 5.30 | 4.80 | 5.07 | 4.95 |
| 4.46 | 5.60 | 4.99 | 4.87 | 4.38 | 4.26 | 4.91 | 4.79 | 5.44 | 4.56 | 4.83 | 5.00 |
| 4.98 | 5.24 | 5.51 | 4.63 | 4.49 | 4.78 | 5.05 | 4.94 | 4.44 | 4.71 | 4.97 | 5.24 |
| 4.88 | 4.77 | 5.05 | 4.92 | 5.18 | 4.31 | 4.57 | 4.46 | 5.96 | 5.61 | 5.26 | 4.76 |
| 5.50 | 4.63 | 5.27 | 4.40 | 5.04 | 4.93 | 4.81 | 4.70 | 5.34 | 4.47 | 4.73 | 4.33 |

本调查资料中“红细胞计数”是连续型定量数据，需要按变量的取值范围划分成几个区间，每个区间称为一个组段，用各组段与对应的频数列表，即得到频数表。

编制连续型定量数据频数分布表的步骤如下。

**1. 计算极差** 极差又称全距，是全部数据中最大值与最小值之差，用符号 $R$ 表示，公式为

$$R = X_{\max} - X_{\min} \tag{3-1}$$

本例全距 $R = 5.96 - 3.81 = 2.15(\times 10^{12}/\text{L})$。

**2. 确定组数与组距** 组数与组距的确定没有固定的标准，常常需要一个尝试和选择的过程。将数据分组时，组数应力求合适，以便能较好地反映数据分布规律。分组过少可能会导致信息损失较大，丢失重要的细节信息；分组过多，则数据的分布过于分散，可能使数据分布的规律不能明显地表示出来，并有可能出现某些组频数为 0 的情况。组数太多或者太少，都会影响我们了解数据分布的判断。

确定组数（$k$）：通常情况下组数选择在 8～15 之间，一般样本例数越大，分组越多，以能反映出分布规律为原则。

确定组距（$i$）：组距指各组段上限值（$U$）与下限值（$L$）之差。组距可分为相等与不等两种，实际应用时一般采用等距分组。等距分组时，组距 $i = \dfrac{\text{极差}R}{\text{组数}k}$；组距也可取 $i = \dfrac{R}{10}$ 为参考，然后确定一个方便分组和计算的数字为组距。组距的选择应符合专业习惯，得到参考组距后可再结合实际情况作适当

调整。

例如，表 3-4 数据中的全距为 2.15，拟分 10 个组，参考组距为$i=\frac{R}{10}=\frac{2.15}{10}=0.215$，为了方便计算，通常习惯含有 0.20 或 0.25 个单位倍数的区间宽度，因此可以在 0.20 和 0.25 两种组距中选择。若选择 0.20 作为组距，组数$k=\frac{R}{i}=\frac{2.15}{0.2}=10.75$，则共分 11 个区间；若选择 0.25 作为组距，组数$k=\frac{极差R}{组距i}=\frac{2.15}{0.25}=8.6$，则共分 9 个区间，权衡后选择组距为 0.20 比较合适。

**3. 划分组段** 分组时，应遵循"不重不漏"的原则，以保证每一个观察值都有组可归且只能归属于某一组。第一组段应包括全部观察值中的最小值，起点可比最小值略小；最末组段应包括全部观察值中的最大值。除了最末组段为闭区间，其余组段均为"左闭右开"区间，即每一组段的取值均包括下限值，不包括上限值。例如，本例"4.20～"含义为 $4.20\leqslant x<4.40$。

**4. 列表归组** 采用手工划记法（数"正"字）或用计算机汇总，统计各组段频数，将各组段与相应频数列表，即得【例 3-3】的频数分布表，如表 3-5 所示。

**表 3-5 某地 120 名正常成年男性红细胞计数频数分布表**

| 组段<br>（1） | 组中值<br>（2） | 频数（$f$）<br>（3） | 频率（%）<br>（4） | 累积频数<br>（5） | 累积频率（%）<br>（6） |
|---|---|---|---|---|---|
| 3.80～ | 3.9 | 2 | 1.67 | 2 | 1.67 |
| 4.00～ | 4.1 | 5 | 4.17 | 7 | 5.83 |
| 4.20～ | 4.3 | 7 | 5.83 | 14 | 11.67 |
| 4.40～ | 4.5 | 18 | 15.00 | 32 | 26.67 |
| 4.60～ | 4.7 | 28 | 23.33 | 60 | 50.00 |
| 4.80～ | 4.9 | 25 | 20.83 | 85 | 70.83 |
| 5.00～ | 5.1 | 17 | 14.17 | 102 | 85.00 |
| 5.20～ | 5.3 | 11 | 9.17 | 113 | 94.17 |
| 5.40～ | 5.5 | 4 | 3.33 | 117 | 97.50 |
| 5.60～ | 5.7 | 2 | 1.67 | 119 | 99.17 |
| 5.80～6.00 | 5.9 | 1 | 0.83 | 120 | 100.00 |
| 合计 | | 120 | 100.00 | — | — |

上面的分组是组距相等的等距分组，主要在数据的变量值变动均匀时选用。但某些情况下，采用不等距分组更能反映现象的本质和特点。例如，对人口年龄的分组，可根据人口成长的生理特点，分为 14 岁以下（少儿人口）、15～59 岁（劳动年龄人口）、60 岁以上（老年人口）的不等距分组。或者有些资料数据中有特大或特小的数值也可以采用不等组距，如某些食物中毒的潜伏期，大部分患者在短时间内出现症状，只有极少部分人经过较长的时间后才有反应，这种情况可将后面的一些组段作适当合并，并将最后一个组段以"大于最后一个组段下限"表示，以避免出现有组段频数为零的情况。

## 二、频数分布图

由频数分布表绘制相应的频数分布图可以更加直观、形象地反映出频数分布的类型与特征，并与频数分布表互为补充。离散型定量资料的频数分布图又称为条形图（bar chart），根据表 3-6 的数据绘制的频数分布图如图 3-1 所示。连续型定量资料的频数表绘制的频数分布图称为直方图（histogram），一般情况下，绘图时以横轴表示观察变量（组距），以纵轴表示频数。由表 3-5 绘制的直方图如图 3-2 所示。

**表 3-6　某年某市 120 名 1 岁女童乳牙数频数分布表**

| 乳牙数<br>(1) | 频数（$f$）<br>(2) | 频率（%）<br>(3) | 累积频数<br>(4) | 累积频率（%）<br>(5) |
|---|---|---|---|---|
| 0 | 2 | 1.67 | 2 | 1.67 |
| 1 | 4 | 3.33 | 6 | 5.00 |
| 2 | 7 | 5.83 | 13 | 10.83 |
| 3 | 9 | 7.50 | 22 | 18.33 |
| 4 | 14 | 11.67 | 36 | 30.00 |
| 5 | 21 | 17.50 | 57 | 47.50 |
| 6 | 28 | 23.33 | 85 | 70.83 |
| 7 | 24 | 20.00 | 109 | 90.83 |
| 8 | 11 | 9.17 | 120 | 100.00 |
| 合计 | 120 | 100.00 | — | — |

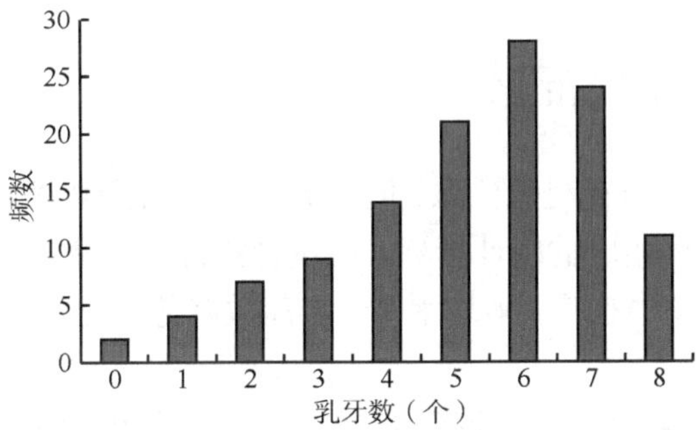


**图 3-1**　某年某市 120 名 1 岁女童乳牙数频数分布图

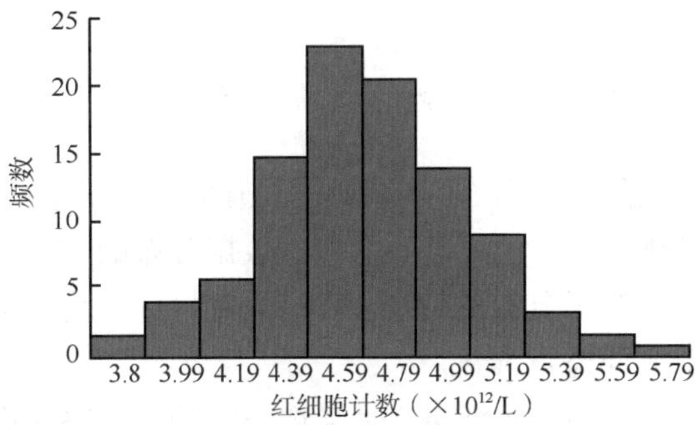


**图 3-2**　某地 120 名正常成年男性红细胞计数频数分布图

## 三、频数分布表与频数分布图的用途

### （一）揭示频数分布的特征

从频数分布表和频数分布图可以看出频数分布的两个重要特征：集中趋势（central tendency）和离散趋势（dispersion tendency）。集中趋势是指一组数据向某一个位置聚集或集中的倾向，离散趋势则反映一组数据的分散性或变异度，即各个数据离开集中位置的程度。如从表 3-5 和图 3-2 可见 120 名成年男性红细胞数大多集中在中央部分，即中等者居多，此为集中趋势；从中央部分到两侧的频数分布逐渐减少，此为离散趋势。

### （二）描述频数分布的类型

根据频数分布的特征可以将资料的分布分为对称分布和偏态分布两种类型。

**1. 对称分布**　集中位置（高峰）处于中央，左右两侧的频数分布逐渐减少，大致对称，如图 3-3A 所示。正态分布是对称分布的特例。

**2. 偏态分布**　集中位置偏向某一侧，左右两侧频数不一。偏态分布又根据中心点偏向位置不同分为正偏态分布和负偏态分布。正偏态分布的集中位置偏向数值比较小的一侧，向右侧拖尾，又称为右偏态，如图 3-3B 所示；负偏态分布的集中位置偏向数值比较大的一侧，向左侧拖尾，又称为左偏态，如图 3-3C 所示。

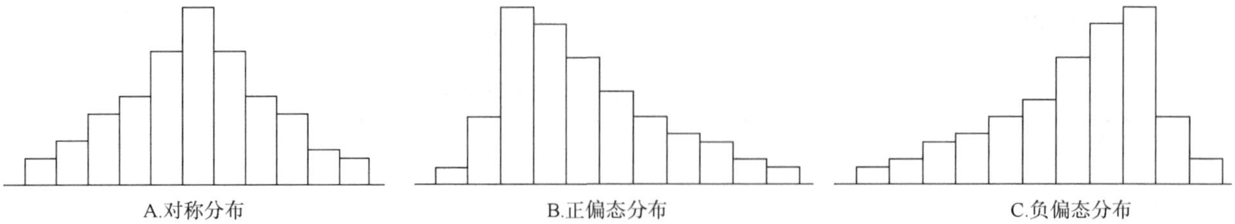


**图 3-3** 不同类型资料的频数分布图

用频数分布表和频数分布图揭示频数分布的类型和特征，便于选用合适的统计描述指标及分析方法。

### （三）异常值的识别

频数表有助于发现某些极小或极大的异常值。如在频数表的一端或两端连续出现几个组段的频数为0后，又出现了一些频数，应怀疑这些数据的准确性，需对这些数据进一步检查和核对，若发现错误，及时改正，这是原始数据不易发现的。

### （四）便于进行统计处理和计算相应统计指标

不同分布类型的资料，采用的统计描述指标及统计推断方法各有不同。基于频数表反映出的数据分布类型与特征，便于进一步对资料进行统计描述与分析。

# 第 2 节　集中趋势的描述

利用频数分布表和频数分布图，可以对数据的分布有一个直观的认识，但是无法从中得到数据特征的准确信息。为了进一步掌握数据分布的规律，还需要计算相应的统计指标，用统计指标从数量上准确地反映数据分布的特征。对定量资料进行统计描述，常从集中趋势（平均水平）与离散趋势（变异程度）两个方面进行描述。

平均数（average）是描述一组同质观察值的集中趋势或平均水平的指标。它反映了一组资料的“一般”“大多数”“平常”等情况，对于连续型定量变量，是应用最广泛、最重要的一个指标体系。平均数是一类统计指标的统称，在医学领域中常用的平均数有算术平均数、几何均数和中位数。

## 一、算术平均数

算术平均数（arithmetic mean）简称均数（mean），用于描述一组同质定量资料的平均水平，适用于对称分布资料，特别是正态或近似正态分布的定量资料。统计学中常用希腊字母 $\mu$ 表示总体均数，用 $\bar{X}$ 表示样本均数。其计算方法有直接法和加权法。

### （一）样本均数的计算

**1. 直接法**　将所有的原始观察值直接相加后，再除以观察值的个数 $n$，即

$$\bar{X}=\frac{X_1+X_2+\cdots+X_n}{n}=\frac{1}{n}\sum_{i=1}^{n}X_i \tag{3-2}$$

式中，$\bar{X}$ 为样本均数，$X_1$，$X_2$，…，$X_n$ 为各变量值；$\sum$为求和符号；$n$ 为样本含量。

**【例 3-4】**　用直接法计算表 3-4 中数据的均数。

$$\bar{X}=\frac{\sum X_i}{n}=\frac{4.36+4.63+\cdots+4.33}{120}=\frac{576.77}{120}\approx 4.81(\times 10^{12}/\mathrm{L})$$

**2. 加权法**　当样本例数较大，资料中相同观察值较多时，将各相同观察值的个数（即频数 $f$）与该观察值 $X$ 相乘相加，以代替原始观察值相加，再除以观察值的总个数，即

$$\bar{X}=\frac{f_1X_1+f_2X_2+\cdots+f_kX_k}{f_1+f_2+\cdots+f_k}=\frac{\sum fX}{n} \tag{3-3}$$

在式（3-3）中，如果某个观察值的频数越大，则该观察值对 $\bar{X}$ 的影响越大，因此频数又称为权数，计算出来的均数又称加权均数。如果只有频数表数据，因为不知道组段内的每个实际观察值，可以用组中值作为该组段观察值的代表值，再用加权法求均数，组中值=（下限+上限）/2。

**【例 3-5】**　用加权法计算表 3-5（频数表）中数据的均数。

$$\bar{X}=\frac{\sum fX}{n}=\frac{3.9\times2+4.1\times5+\cdots+5.9\times1}{120}=\frac{577.8}{120}=4.815\ (\times10^{12}\ /\ \mathrm{L})$$

结果与直接法计算结果很接近。频数表资料使用组中值代替实际观察值的条件是假定各组数据在组内是均匀取值的，如不符合此条件，其误差会较大。

### （二）均数的性质

1. 各观察值与均数的差值（简称离均差）的总和等于 0。即 $\sum(X_i-\bar{X})=0$。

2. 各观察值与其均数的差值平方和小于各观察值与任意其他数值的差值平方和，即离均差平方和最小，$\sum(X_i-\bar{X})^2<\sum(X_i-a)^2\ (a\neq\bar{X})$。

3. 均数对变量的每一个观察值都加以利用，有充分利用原始资料信息的优点，但易受到极端值的影响，故不适用于描述偏态分布资料的集中趋势，这时需要采用几何均数或中位数。

4. 一端或两端无确切值的开口资料无法计算其均数。

**考点：**均数的计算及适用条件

## 二、几 何 均 数

有些资料的观察值之间呈倍数关系或近似倍数关系，如抗体滴度、血清凝集效价等；或者观察值中存在少数偏大的极端值，呈正偏态分布，但经过对数变换后呈正态分布，如某些污染物在大气中的浓度、食物中的农药残留量、正常人体内某些微量元素的含量、某些疾病的康复时间、细菌计数等，此时算术平均数不能正确描述其集中趋势，宜采用几何均数（geometric mean）。

### （一）几何均数的计算

几何均数用 $G$ 表示，适用于各观察值之间成倍数变化（等比关系）的数据，或频数分布呈偏态分布，但变量经对数变换后呈正态分布或者近似正态分布的资料。计算方法有直接法和加权法。

**1. 直接法**　适用于给出原始数据且样本含量较少时。公式为

$$G=\sqrt[n]{X_1X_2\cdots X_n} \tag{3-4}$$

为方便应用，利用对数运算的性质，可表达为原始观察值对数值的算术均数，再取反对数，公式变换为

$$G=\lg^{-1}\left(\frac{\lg X_1+\lg X_2+\cdots+\lg X_n}{n}\right)=\lg^{-1}\left(\frac{\sum\lg X}{n}\right) \tag{3-5}$$

式中，$\lg^{-1}$ 为求反对数的符号，lg 为常用对数，对数值应保留 4 位以上的小数，否则误差较大。

**【例 3-6】**　现有 10 份血清，测得血清某抗体滴度的倒数分别为 2、2、4、4、8、8、8、8、32、32，求平均滴度。

按公式（3-4）计算几何均数：

$$G=\sqrt[10]{2\times2\times4\times4\times8\times8\times8\times8\times32\times32}\approx6.96$$

如果计算均数，$\bar{X}=10.8$。显然在这里均数不能代表其平均水平，选择几何均数较为合适。故 10 份血清抗体滴度的平均水平为 1∶7。

【例 3-7】 某疾控中心欲测定该地区某工厂车间空气中总粉尘浓度（单位：$mg/m^3$），共设 26 个采样点，采样位置选择在接近操作岗位的呼吸带高度，排序后的资料如表 3-7 所示，试求其平均浓度。

**表 3-7　26 个采样点的粉尘浓度**

| | | | | | | |
|---|---|---|---|---|---|---|
| 1.1 | 1.2 | 1.3 | 1.3 | 1.4 | 2.3 | 2.5 |
| 2.5 | 2.8 | 2.8 | 3.0 | 3.0 | 3.0 | 3.3 |
| 3.3 | 3.4 | 3.5 | 4.3 | 5.1 | 6.3 | 7.1 |
| 8.3 | 10.4 | 12.0 | 13.7 | 15.8 | | |

本资料的大多数观察值集中在较小的数值一端，呈正偏态分布，不宜计算均数。对这些观察值进行对数变换整理成频数分布表或频数分布图后，可发现其对数值近似单峰对称分布（读者可自行验证），故采用几何均数描述其集中趋势。按公式（3-5）计算几何均数

$$G=\lg^{-1}\left(\frac{\lg 1.1+\lg 1.2+\cdots+\lg 15.8}{26}\right)=\lg^{-1}\left(\frac{14.4328}{26}\right)=3.6\ (\mathrm{mg/m^3})$$

**2. 加权法**　适用于给出频数表资料或样本含量较大时。公式为

$$G=\lg^{-1}\left(\frac{\sum f\lg X}{\sum f}\right)=\lg^{-1}\left(\frac{\sum f\lg X}{n}\right) \tag{3-6}$$

式中，$\lg X$ 为对数值组段的组中值；$f$ 为频数。

【例 3-8】 某医院用火焰原子吸收光谱法测定了 102 名男性脑卒中患者头发中微量元素铜（Cu）的含量（单位：μg/g），对头发中铜元素含量观察值进行对数变换整理成频数表后（表 3-8），呈单峰对称分布，按公式（3-6）计算平均含量。

**表 3-8　102 名男性脑卒中患者头发中铜元素含量几何均数计算表**

| 对数值组段 | $\lg X$ | $F$ | $f\lg X$ |
|---|---|---|---|
| 0.35～ | 0.40 | 1 | 0.40 |
| 0.45～ | 0.50 | 2 | 1.00 |
| 0.55～ | 0.60 | 4 | 2.40 |
| 0.65～ | 0.70 | 3 | 2.10 |
| 0.75～ | 0.80 | 18 | 14.40 |
| 0.85～ | 0.90 | 36 | 32.40 |
| 0.95～ | 1.00 | 22 | 22.00 |
| 1.05～ | 1.10 | 6 | 6.60 |
| 1.15～ | 1.20 | 3 | 3.60 |
| 1.25～ | 1.30 | 3 | 3.90 |
| 1.35～1.45 | 1.40 | 4 | 5.60 |
| 合计 | — | 102 | 94.40 |

$$G=\lg^{-1}\left(\frac{94.40}{102}\right)=8.42(\mu\mathrm{g/g})$$

在免疫学和血清流行病学研究进行血清抗体滴度的计算时，血清的稀释常用 2 的等比倍数，形成 1∶2、1∶4、1∶8、1∶16、1∶32⋯，稀释度可表示为 $2^k$，所以取以 2 为底的对数计算最为方便，如稀释度是以其他自然数为底的幂，则取常用对数或自然对数计算。

【例 3-9】　某医院对 75 名儿童进行免疫接种，1 个月后测定其抗体滴度如表 3-9 所示，试求其平均滴度。

表 3-9　75 名儿童的平均抗体滴度计算表

| 抗体滴度 | 滴度倒数 $X$ | $\log_2 X$ | 频数 $f$ | $f\log_2 X$ |
|---|---|---|---|---|
| 1∶4 | 4 | 2 | 4 | 8 |
| 1∶8 | 8 | 3 | 9 | 27 |
| 1∶16 | 16 | 4 | 21 | 84 |
| 1∶32 | 32 | 5 | 20 | 100 |
| 1∶64 | 64 | 6 | 12 | 72 |
| 1∶128 | 128 | 7 | 5 | 35 |
| 1∶256 | 256 | 8 | 4 | 32 |
| 合计 | — | — | 75 | 358 |

$$G=\log_2^{-1}\left(\frac{358}{75}\right)=2^{4.7733}=27.35$$

75 名儿童进行流脑疫苗免疫接种 1 个月后，平均抗体滴度为 1∶27.35。

### （二）几何均数的应用

1. 适用于观察值间呈倍数或近似倍数关系的资料。
2. 适用于变量呈正偏态分布，经过对数变换后呈正态分布或近似正态分布的资料。
3. 负偏态资料不宜用几何均数，宜用中位数。

**考点：**几何均数的计算及适用条件

## 三、中　位　数

中位数（median）是一个位置指标，它是将一组观察值按顺序排列后，位置居中的变量值（$n$ 为奇数）或位置居中的两个变量值的均数（$n$ 为偶数）。因此在全部观察值中，大于和小于中位数的观察值个数相等。中位数用 $M$ 表示。

百分位数（percentile）用符号 $P_x$ 表示，$x$ 表示特定的百分位，百分位数 $P_x$ 指在一组数据中找到这样一个值，它使得 $x$%的数据项小于或等于这个值，其余（100–$x$）%的数据项大于或等于这个值，故百分位数是一个分隔值。如 $P_{25}$ 表示资料在 $P_{25}$ 位置左侧的累积频数占总数的 25%，右侧占 75%；$P_{50}$ 实际就是中位数 $M$。

### （一）中位数的计算

**1. 直接法**

$$\text{当 } n \text{ 为奇数时，} M=X_{\left(\frac{n+1}{2}\right)} \tag{3-7}$$

$$\text{当 } n \text{ 为偶数时，} M=\left[X_{\left(\frac{n}{2}\right)}+X_{\left(\frac{n}{2}+1\right)}\right]\Big/2 \tag{3-8}$$

式中，$X_{\left(\frac{n+1}{2}\right)}$、$X_{\left(\frac{n}{2}\right)}$、$X_{\left(\frac{n}{2}+1\right)}$ 为有序数列中相应位次上的观察值。

【例 3-10】　某地有 11 例某传染病患者，其潜伏期（单位：天）分别为 2、2、4、3、5、6、3、8、9、11、15，求其平均潜伏期。

先将变量值按从小到大的顺序排列：2、2、3、3、4、5、6、8、9、11、15。

本例，$n$=11，为奇数，按公式（3-7）计算中位数

$$M = X_{\left(\frac{n+1}{2}\right)} = X_{\left(\frac{11+1}{2}\right)} = X_6 = 5\text{（天）}$$

即有序数列中，第 6 位上的变量值为 5，故其平均潜伏期为 5 天。

【例 3-11】 如上例资料在第 21 天又出现 1 例该传染病患者，其平均潜伏期又为多少？

先将变量值按从小到大的顺序排列：2、2、3、3、4、5、6、8、9、11、15、21。

本例，$n$=12，为偶数，按公式（3-8）计算中位数

$$M = \frac{X_{\left(\frac{n}{2}\right)} + X_{\left(\frac{n}{2}+1\right)}}{2} = \frac{X_6 + X_7}{2} = \frac{5+6}{2} = 5.5\text{（天）}$$

即有序数列中，第 6 位和第 7 位所对应的变量值 5 和 6 的均数为 5.5，故其平均潜伏期为 5.5 天。

**2. 频数表法** 当观察值较多时，应先编制频数表，再根据频数表按公式（3-9）计算中位数及百分位数。

$$P_x = L + \frac{i}{f_x}\left(n \times x\% - \sum f_L\right) \quad (3\text{-}9)$$

式中，$P_x$ 为第 $x$ 百分位数；$L$ 为 $P_x$ 所在组的下限值；$i$ 为 $P_x$ 所在组段的组距；$f_x$ 为 $P_x$ 所在组的频数；$n$ 为总频数；$\sum f_L$ 为小于 $L$ 所在组段的累积频数。

【例 3-12】 对某地 630 名 50～60 岁的正常女性检查血清甘油三酯含量（单位：mmol/L），资料如表 3-10 所示，试计算其中位数及百分位数 $P_{25}$、$P_{75}$、$P_{90}$。

**表 3-10 某地 630 名正常女性血清甘油三酯含量频数分布表**

| 甘油三酯含量（mmol/L）<br>（1） | 频数（$f$）<br>（2） | 频率（%）<br>（3） | 累积频数<br>（4） | 累积频率（%）<br>（5） |
|---|---|---|---|---|
| 0.10～ | 27 | 4.29 | 27 | 4.29 |
| 0.40～ | 169 | 26.83 | 196 | 31.11 |
| 0.70～ | 167 | 26.51 | 363 | 57.62 |
| 1.00～ | 94 | 14.92 | 457 | 72.54 |
| 1.30～ | 81 | 12.86 | 538 | 85.40 |
| 1.60～ | 42 | 6.66 | 580 | 92.06 |
| 1.90～ | 28 | 4.44 | 608 | 96.51 |
| 2.20～ | 14 | 2.22 | 622 | 98.73 |
| 2.50～ | 4 | 0.64 | 626 | 99.37 |
| 2.80～ | 3 | 0.47 | 629 | 99.84 |
| 3.10～ | 1 | 0.16 | 630 | 100.00 |
| 合计 | 630 | 100.00 | — | — |

$M$ 的累积频率应为 50%，由表 3-10 第（5）栏可知，“0.70～”组段的累积频率已经超过 50%，故 $M$ 位于该组段内（图 3-4）。

$$M = P_{50} = 0.70 + \frac{0.3}{167}(630 \times 0.5 - 196) = 0.914\ \text{（mmol/L）}$$

$$P_{25} = 0.40 + \frac{0.3}{169}(630 \times 0.25 - 27) = 0.632\ \text{（mmol/L）}$$

$$P_{75}=1.30+\frac{0.3}{81}(630\times0.75-457)=1.357\ (\text{mmol/L})$$

$$P_{90}=1.60+\frac{0.3}{42}(630\times0.90-538)=1.807\ (\text{mmol/L})$$

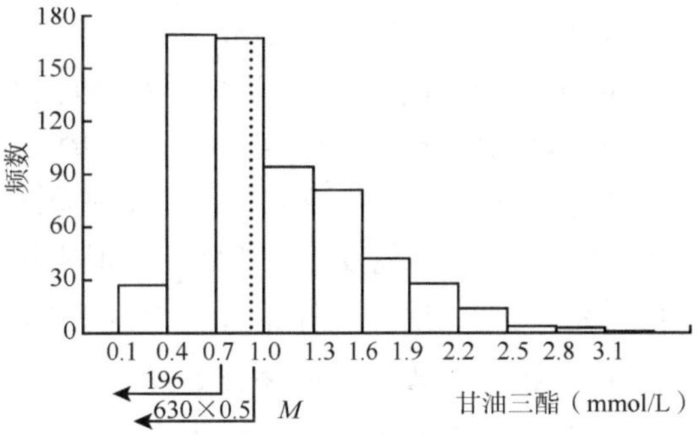


**图 3-4　中位数计算方法示意图**

### （二）中位数的应用

1. 中位数不受极端值的影响，常用于偏态分布类型的资料及一端或两端无确切值的开口资料或分布类型不明确的资料。

2. 中位数与均数、几何均数的作用相同，都能用来反映一组数据的集中趋势或平均水平。由于中位数的确定仅取决于它在数据序列中的位置，而不是由全部观察值计算得出，因此不受少数特别大或特别小的极端值影响，在这一点上它优于均数。一般来说，在频数分布呈明显偏态或频数分布的两端无确定数值时，使用中位数描述集中趋势或平均水平较为合理。当变量呈对称分布时，理论上中位数和均数相同，但对于样本资料，由于计算均数时利用了所有的观察值，所以较中位数更稳定。但是，中位数有一个很大的缺点，即不便于作统计运算，如根据两组资料的不同中位数无法计算出合并的中位数。因此在统计分析中，中位数不如均数应用广泛。

3. 百分位数可以用来描述资料的观察值序列在某百分位置的水平，中位数是其中的一个特例。多个百分位数结合使用常可以用来说明某一特定的问题，如用 $P_{25}$～$P_{75}$ 描述资料的分散程度，用 $P_{2.5}$ 和 $P_{97.5}$ 制订医学 95%的医学参考值范围；在研究青少年生长发育时用百分位数划分等级等。百分位数可用于任何频数分布的资料，尤其是明显呈偏态分布的资料，但靠近两端的百分位数仅在样本例数较大时才比较稳定（如 $n>100$）。

**考点：**中位数的计算及适用条件

## 第 3 节　离散程度的描述

**【例 3-13】**　在健康体检时，某医生测得三组同年龄、同性别儿童的身高值（单位：cm）数据如下。

甲：90、95、100、105、110　$\overline{X}_{甲}=100\text{cm}$

乙：95、98、100、102、105　$\overline{X}_{乙}=100\text{cm}$

丙：96、99、100、101、104　$\overline{X}_{丙}=100\text{cm}$

三组的例数都是 5 例，均数和中位数都是 100，是否这三组之间的身高就没有什么差异呢？我们发现三组的分布特征不尽相同。

**问题：**应当如何对这三组身高数据作出评价？

集中趋势只反映了分布的一个特征，各观察值之间的变异程度如何也必须了解，只有将两者结合起来才能全面反映资料的分布规律。变异指标又称离散指标，用以描述一组同质变量值之间参差不齐的程度，即离散程度。描述离散程度的常用指标有极差、方差、标准差、四分位数间距和变异系数。

### 一、极　差

极差（range）也称全距，即观察值中最大值和最小值之差，用符号 $R$ 表示。极差大，说明变异程度大；反之，说明变异程度小。

**【例 3-14】**　计算例 3-13 中测得的三组儿童身高的极差。

甲组　$R=110-90=20\text{cm}$

乙组　$R=105-95=10\text{cm}$

丙组　$R = 104 - 96 = 8\text{cm}$

丙组数据的离散程度最小，甲组数据的离散程度最大，乙组居中。

极差是最简单但又较粗略的变异指标，可用于各种分布的资料，但它只涉及两个极端值，没有利用全部数据的信息，不能反映组内其他观察值的变异。同时由于样本含量较大时抽到极大值或极小值的可能性较大，$R$ 也可能较大，故极差一般常用于描述单峰对称分布小样本资料的离散程度，或用于初步了解资料的变异程度；当样本含量相差较大时，不宜用极差来比较资料的离散程度。

**链　接**　赛事评分的统计处理

很多赛事普遍采用“去掉一个最高分，去掉一个最低分，再计算平均分”的评分方法。这样做能尽量消除评委个人偏好的极端影响，计算得到的最后得分对运动员真实水平的代表性较好。

社会学家做统计研究，有时候也要考虑怎么处理这种极端情况，因为一两个偶然的结论数据就会导致一项研究的整个结论被改写。但如果研究人员直接“剔除”这些极端数据，是在人为地修饰数据，并不会被学术界所接受。所以最好的办法不是把极端数据去除，而是尽可能地增加样本数量，毕竟一位评委对最后平均成绩的影响，等于他的个人影响除以总的评委人数。只要评委人数足够多，一两个人就左右不了大局。出于同样的原因，搞研究通常不允许使用剔除数据的做法，但是在各种比赛中，由于评委本来就少，“去掉一个最高分，去掉一个最低分”不失为一个替代的好办法。

## 二、方　　差

对于单峰对称分布资料，为了全面反映一组资料中每个观察值的变异情况，需要先寻找一个可供比较的标准，由于均数具有的优良性质，所以选择均数作为一组单峰对称分布观察值的代表值，然后衡量每个观察值相对于均数的偏差，计算出综合描述资料离散程度的指标。

以离均差 $(X-\mu)$ 表示总体中各观察值的变异，因为 $\sum(X-\mu)=0$，不能达到反映总离散程度的目的。考虑到避免正负抵消的问题，所以采用离均差平方和（sum of square，SS）即 $\sum(X-\mu)^2$ 表示总变异程度，如果数据相对于 $\mu$ 较集中，则 $\sum(X-\mu)^2$ 较小；如果数据相对于 $\mu$ 较分散，则 $\sum(X-\mu)^2$ 较大。显然，观察值越多，$\sum(X-\mu)^2$ 可能越大，为消除观察值个数的影响，对离均差平方和求平均数即得到方差（variance）。总体方差用 $\sigma^2$ 表示，公式为

$$\sigma^2 = \frac{\sum_{i=1}^{N}(X_i-\mu)^2}{N} \tag{3-10}$$

若方差较大，说明总体中观察值变异程度较大；反之，说明总体中观察值变异程度较小。在实际工作中往往采用抽样研究，得到的是样本资料，总体均数 $\mu$ 未知，可用样本均数 $\bar{X}$ 作为 $\mu$ 的估计值，样本例数 $n$ 代替总体例数 $N$。样本方差用 $S^2$ 表示，公式为

$$S^2 = \frac{\sum_{i=1}^{n}(X_i-\bar{X})^2}{n-1} \tag{3-11}$$

由于用样本数据计算的方差常常小于用总体数据计算的方差，因此统计学家提出用 $n-1$ 代替 $n$ 来校正。公式（3-11）中的 $n-1$ 称为自由度（degree of freedom，df）。

**链　接**　自由度

广义的自由度是指一个物体在空间自由活动的维度，如汽车有两个维度（前后、左右），所以汽车只能在平面运动，而飞机至少有三个维度（上下、左右、前后等，若翻转则维度不计其数）。“海阔凭鱼跃，天高任鸟飞”，说明鱼与鸟的自由度大。

> 统计学的自由度是指计算某一统计量时能够自由取值的观察值个数或变量个数，自由度 $v=n-k$，$n$ 为观察值个数或变量个数，$k$ 为约束条件个数。另一种判断方法是自由度等于观察值的个数或者变量个数减去用到的统计量个数，因为每一个统计量就构成一个约束条件。

## 三、标　准　差

方差的单位是观察值单位的平方，在实际工作中使用不方便，为还原单位，将方差开平方即得到标准差（standard deviation）。总体标准差用 $\sigma$ 表示，样本标准差用 $S$ 表示。计算方法如下。

**1. 直接法**

$$\sigma=\sqrt{\frac{\sum_{i=1}^{N}(X_i-\mu)^2}{N}} \tag{3-12}$$

$$S=\sqrt{\frac{\sum_{i=1}^{n}(X_i-\bar{X})^2}{n-1}}=\sqrt{\frac{\sum X_i^2-\frac{\left(\sum X_i\right)^2}{n}}{n-1}} \tag{3-13}$$

可以证明：$\sum_{i=1}^{n}(X_i-\bar{X})^2=\sum X_i^2-\frac{\left(\sum X_i\right)^2}{n}$

**【例 3-15】**　计算例 3-13 中某医生测得的三组儿童身高的标准差。

$$\sigma_{甲}=\sqrt{\frac{(90-100)^2+(95-100)^2+(100-100)^2+(105-100)^2+(110-100)^2}{5}}=\sqrt{50}\approx 7.07$$

$$\sigma_{乙}=\sqrt{\frac{(95-100)^2+(98-100)^2+(100-100)^2+(102-100)^2+(105-100)^2}{5}}=\sqrt{11.6}\approx 3.41$$

$$\sigma_{丙}=\sqrt{\frac{(96-100)^2+(99-100)^2+(100-100)^2+(101-100)^2+(104-100)^2}{5}}=\sqrt{6.8}\approx 2.61$$

所以丙组儿童身高变异程度小。

**【例 3-16】**　用表 3-4 的资料计算 120 名成年男性红细胞数的样本标准差。

$$S=\sqrt{\frac{(4.36-4.81)^2+(4.63-4.81)^2+\cdots+(4.33-4.81)^2}{120-1}}\approx 0.37(\times 10^{12}/\mathrm{L})$$

**2. 加权法**　用于频数表资料。

$$S=\sqrt{\frac{\sum fX_i^2-\frac{\left(\sum fX_i\right)^2}{n}}{n-1}} \tag{3-14}$$

式中，$X_i$ 为各组段的组中值；$f$ 为各组段的频数。

**【例 3-17】**　用加权法计算表 3-5 中 120 名成年男性红细胞数的标准差。

由表 3-5 组中值可得 $\sum fX_i=577.8$，$\sum fX_i^2=2799.12$

$$S=\sqrt{\frac{2799.12-\frac{577.8^2}{120}}{120-1}}\approx 0.378(\times 10^{12}/\mathrm{L})$$

标准差是描述单峰对称分布资料离散程度最常用的指标。标准差大，表示观察值之间变异程度大，即一组观察值的分布较分散；标准差小，表示观察值之间变异程度小，即一组观察值的分布较集中。

**考点：**标准差的计算与使用条件

## 四、四分位数间距

一组观察值中，$P_{75}$ 表示只有 25%的观察值大于它，称为上四分位数（$Q_U$）；$P_{25}$ 表示只有 25%的观察值小于它，称为下四分位数（$Q_L$）。上四分位数与下四分位数之间的距离称为四分位数间距，用符号 $Q$ 表示。公式为

$$Q = Q_U - Q_L = P_{75} - P_{25} \tag{3-15}$$

例如，上一节【例 3-12】已求得百分位数 $P_{25}$ 和 $P_{75}$，则四分位数间距

$$Q = 1.357 - 0.632 = 0.725\ (\text{mmol/L})$$

说明有 50%的女性的甘油三酯在 0.632mmol/L 和 1.357mmol/L 之间。四分位数间距包括了一组观察值居中的一半，故四分位数间距可被看作中间 50%观察值的极差。由于四分位数间距不受两端极小值或极大值的影响，因此它比极差稳定，但由于其大小仅受 $Q_L$ 与 $Q_U$ 的影响，故仍存在对数据信息利用不充分，代表性较差的缺点。四分位数间距常用于描述偏态分布、两端无确切值或分布不明确资料的离散程度。

**考点：四分位数间距的计算与适用条件**

## 五、变异系数

采用不同计量单位的指标，不能直接用标准差比较其离散程度，有时即使计量单位相同，在均数相差悬殊的情况下，数据分布的集中位置相差很远，标准差的数值大小可能受到平均水平大小的影响，也不宜直接比较。在这种情况下，应可以使用变异系数（coefficient of variation），又称离散系数，简记为 $CV$。变异系数是一个相对数，没有单位，计算公式为

$$CV = \frac{S}{\overline{X}} \times 100\% \tag{3-16}$$

**1. 比较计量单位不同的几组资料的离散程度**

**【例 3-18】** 某年某市城区 160 名 7 岁男童身高均数为 126.20cm，标准差为 5.81cm；体重均数为 21.76kg，标准差为 1.66kg，比较身高与体重的离散程度。

身高 $CV = \frac{5.81}{126.20} \times 100\% = 4.60\%$

体重 $CV = \frac{1.66}{21.76} \times 100\% = 7.63\%$

可见该市城区 7 岁男童体重的变异大于身高的变异。

**2. 比较均数相差悬殊的几组资料的离散程度**

**【例 3-19】** 某年某市城区 160 名 7 岁男童体重均数为 21.76kg，标准差为 1.66kg，同年该地 160 名 7 个月男婴体重均数为 7.89kg，标准差为 0.68kg，比较其离散程度。

7 岁男童体重 $CV = \frac{1.66}{21.76} \times 100\% = 7.63\%$

7 个月男婴体重 $CV = \frac{0.68}{7.89} \times 100\% = 8.62\%$

可见该市城区 7 个月男婴体重的变异大于 7 岁男童体重的变异。

**考点：变异系数的计算与适用条件**

不同分布类型的数值资料，用来描述集中趋势和离散趋势的指标各不相同。对称分布（尤其是正态分布或近似正态分布）常用均数和标准差来描述集中和离散趋势，偏态分布常用中位数和四分位数间距来描述集中和离散趋势。数值变量描述指标汇总见表 3-11。

表 3-11　数值变量描述指标汇总

| 分布特征 | 统计指标 | 符号 | 计算公式 | 适用范围 |
|---|---|---|---|---|
| 集中趋势 | 算术平均数 | $\mu$，$\bar{X}$ | $\bar{X}=\frac{\sum X_i}{n}$ | 对称分布，尤其是正态分布 |
| | 中位数 | $M$ | $M=P_{50}=L+\frac{i}{f_X}(n\times 50\%-\sum f_L)$ | 偏态分布、开口资料、分布类型不明资料 |
| | 几何均数 | $G$ | $G=\sqrt[n]{X_1X_2\cdots X_n}$ | 对数对称分布 |
| 离散趋势 | 极差 | $R$ | $R=X_{\max}-X_{\min}$ | 任何分布 |
| | 四分位数间距 | $Q$ | $Q=P_{75}-P_{25}$ | 偏态分布、开口资料、分布类型不明资料 |
| | 方差 | $\sigma^2$，$S^2$ | $S^2=\frac{\sum(X-\bar{X})^2}{n-1}$ | 对称分布，尤其是正态分布 |
| | 标准差 | $\sigma$，$S$ | $S=\sqrt{\frac{\sum(X-\bar{X})^2}{n-1}}$ | 对称分布，尤其是正态分布 |
| | 变异系数 | $CV$ | $CV=\frac{S}{\bar{X}}\times 100\%$ | 度量单位不同或均数相差悬殊资料间的比较 |

# 第 4 节　正态分布及其应用

正态分布（normal distribution）是一种重要的连续型随机变量的分布类型，是后面将要学习的各种统计推断方法的理论基础。在医学中有很多生理、生化指标服从或近似服从正态分布，如同质群体的身高、红细胞数、血红蛋白含量、胆固醇含量等。在变量服从正态分布情况下，可以很容易地确定其数值出现在任意指定范围内的概率，特别是可以应用于医学参考值范围的估计。

## 一、正态分布的特征

### （一）正态分布的图形

正态分布曲线呈对称的钟形，在均数处最高，两侧不断降低，逐渐与横轴接近，但不会与横轴相交，即以横轴为渐近线。

在医学领域中，有许多变量的频数分布是中间频数多，两边频数少，且左右对称。例如，用本章第 1 节【例 3-3】所述 120 名成年男性的红细胞数绘图，以横轴表示观察变量（组距），以纵轴表示频率密度（频率密度=频率/组距），即可得到红细胞数的频率密度直方图（此时图中每个小长方形的面积等于该组频率，且各小长方形的面积和等于 1），其形状与前述的频数分布直方图相似，即高峰位于中部，左右两侧基本对称。试想观察的成年男性人数逐渐增多，组段不断分细，则频率分布图中的直条逐渐变窄，就会逐渐形成一条高峰位于中央（均数所在处）、两侧逐渐降低且左右对称、不与横轴相交的光滑曲线（过程如图 3-5 所示），近似于正态分布曲线。若变量 $X$ 的频率曲线逼近正态分布曲线，如图 3-5D 所示，则称该变量服从正态分布。

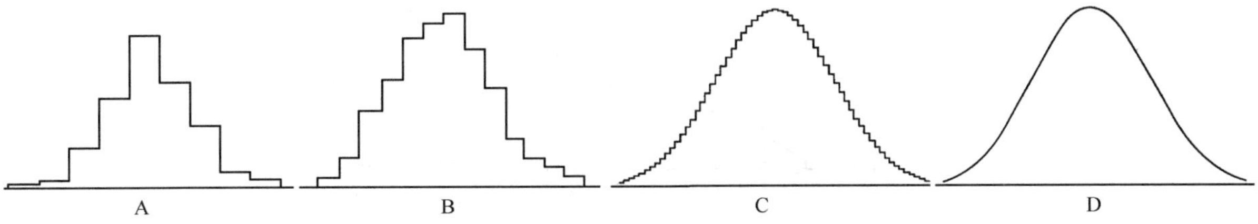


图 3-5　频率分布逐步演变成正态分布示意图

### （二）正态分布的特征

正态分布的概率密度函数为

$$f(X)=\frac{1}{\sigma\sqrt{2\pi}}e^{\frac{-(X-\mu)^2}{2\sigma^2}} \quad -\infty < X < +\infty \tag{3-17}$$

式中，$\mu$ 为总体均数；$\sigma$ 为总体标准差；π 为圆周率；e 为自然对数的底，其中 $\mu$、$\sigma$ 为正态分布的参数，π、e 都是固定常数，仅 $X$ 为变量。通常用记号：$X\sim N(\mu, \sigma^2)$表示变量 $X$ 服从均数为 $\mu$、标准差为 $\sigma$ 的正态分布。

以 $X$ 为横轴，$f(X)$ 为纵轴，当 $\mu$、$\sigma$ 已知时，按式（3-17）即可绘制出正态分布曲线的图形。正态分布有下列特征。

1. 正态分布曲线高峰在均数处。

2. 正态分布以均数 $\mu$ 为中心，左右对称。

3. 正态分布有两个参数，即位置参数 $\mu$ 和形态参数 $\sigma$。若固定 $\sigma$，改变 $\mu$ 值，曲线沿着 $X$ 轴平行移动，其形态不变（图 3-6）。若固定 $\mu$，$\sigma$ 越小，曲线越陡峭；反之，曲线越低平，但中心在 $X$ 轴的位置不变（图 3-7）。

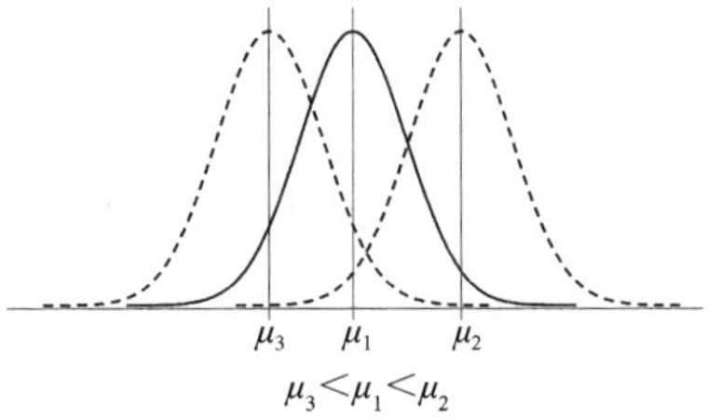


**图 3-6** $\sigma$ 相等，$\mu$ 不等

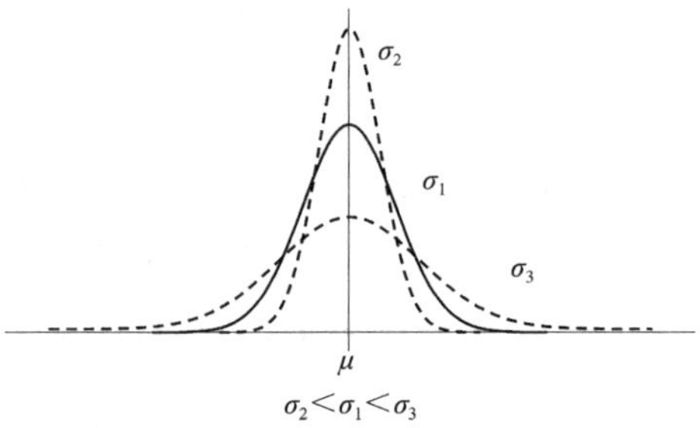


**图 3-7** $\mu$ 相等，$\sigma$ 不等

4. 正态分布曲线下的面积分布有一定的规律。对于服从正态分布的变量 $X$，只要知道总体均数 $\mu$ 与标准差 $\sigma$，无论 $\mu$、$\sigma$ 取什么值，正态分布曲线下的面积分布有以下规律。

（1）曲线下的面积即为概率，服从正态分布的随机变量在某一区间上的曲线下面积与该随机变量在同一区间上的概率相等。

（2）正态分布曲线与横轴间的面积恒等于 1 或 100%，正态分布曲线以均数为中心对称，对称的区域内面积相等。

（3）正态分布区间（$\mu-\sigma$，$\mu+\sigma$）的面积占总面积的 68.27%；正态分布区间（$\mu-1.96\sigma$，$\mu+1.96\sigma$）的面积占总面积的 95%；正态分布区间（$\mu-2.58\sigma$，$\mu+2.58\sigma$）的面积占总面积的 99%，如图 3-8 所示。

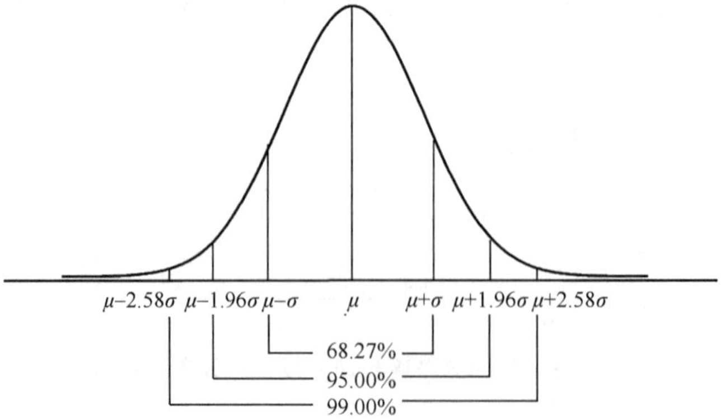


**图 3-8** 正态分布曲线下面积的分布规律示意图

对应于不同的参数 $\mu$ 和 $\sigma$ 会产生不同位置、不同形状的正态分布，因此统计学上称正态分布是一个分布族。通过积分求不同正态分布曲线下任意（$X_1$，$X_2$）范围内面积涉及的工作量太大，为方便应用，常对正态分布变量 $X$ 作标准化变换，将不同的正态分布曲线转变为固定的一条标准正态分布曲线，如图 3-9 所示。变换公式为

$$Z=\frac{X-\mu}{\sigma} \tag{3-18}$$

式中，$X$ 为原始正态分布的随机变量；$\mu$ 为原始正态分布的均值；$\sigma$ 为原始正态分布的标准差；$Z$ 为转换后的标准正态分布的随机变量。

该变换使原来均数为 $\mu$，标准差为 $\sigma$ 的正态分布转化为均数为 0，标准差为 1 的标准正态分布（standard normal distribution），记作：$Z \sim N(0, 1)$，标准正态分布也称为 $Z$ 分布。

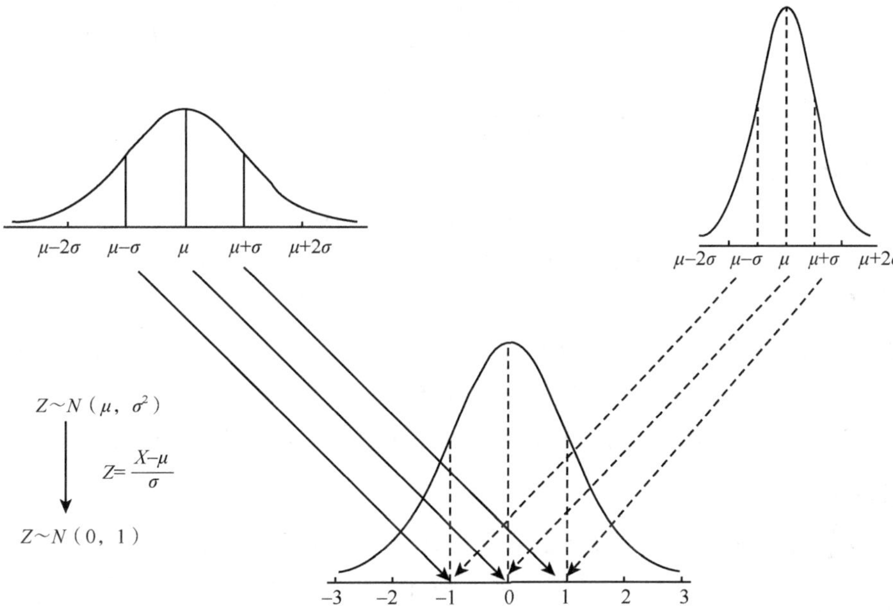


**图 3-9**　一般正态分布变成标准正态分布示意图

在实际应用中，经 $Z$ 变换后，就可把求解任意一个正态分布曲线下面积的问题，转化成标准正态分布曲线下相应的面积问题。由于采用积分法计算烦琐，为应用方便，统计学家制订了标准正态分布曲线下面积分布表（附表 1），曲线下从 $-\infty$ 到 $+\infty$ 的面积为 1，表内所列数据就是 $Z$ 值左侧曲线下的面积（如图 3-10 所示），或称为该区域面积占曲线下总面积之比，记作 $\Phi(Z)$。欲求服从标准正态分布的随机变量在区间 $(-\infty, Z)$（$Z \leqslant 0$）上曲线下的面积，可直接查表，对区间（$-\infty, Z$）（$Z > 0$）的情况可根据正态分布的对称性，由 $\Phi(Z)=1-\Phi(-Z)$ 计算。而变量在某一区间上的概率就等于同一区间上曲线下的面积，即 $P=\Phi(Z_2)-\Phi(Z_1)$（图 3-11）。

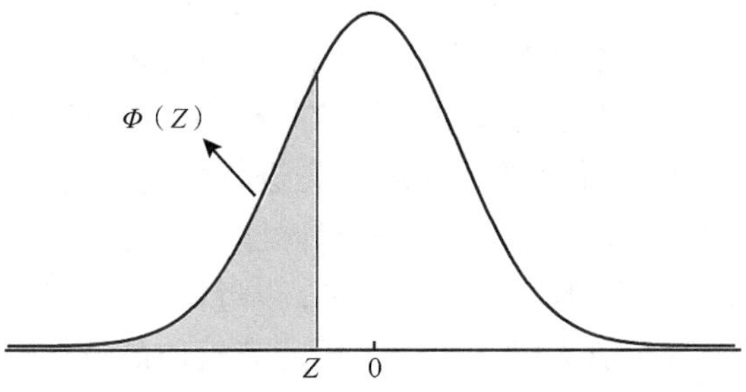


**图 3-10**　标准正态分布 $\Phi(Z)$ 值示意图

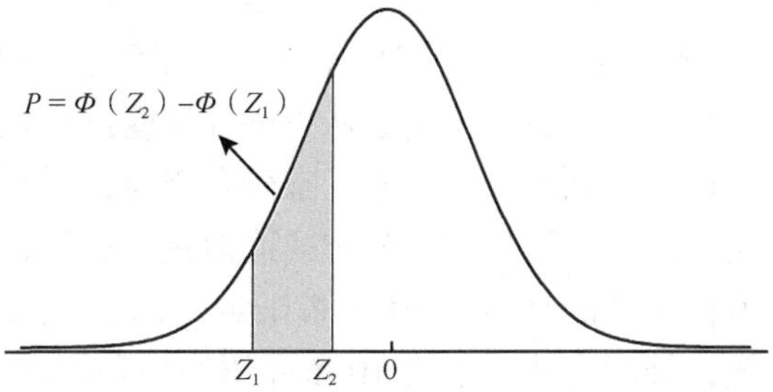


**图 3-11**　查表法求正态分布曲线下面积示意图

当 $\mu$ 和 $\sigma$ 未知时，可以利用样本均数 $\bar{X}$ 和标准差 $S$ 对数据进行标准化变换。

$$Z=\frac{X-\bar{X}}{S} \tag{3-19}$$

**【例 3-20】** 已知某地 120 名正常成年男性红细胞计数近似服从正态分布，$\bar{X}=4.81\times10^{12}/\mathrm{L}$，$S=0.37\times10^{12}/\mathrm{L}$，试估计：（1）该地正常成年男性红细胞计数在 $4.0\times10^{12}/\mathrm{L}$ 以下者占该地正常成年男性总数的百分比；（2）该地正常成年男性红细胞计数在 $(4.0\sim5.5)\times10^{12}/\mathrm{L}$ 者占该地正常成年男性总数的百分比。

本例解析步骤如下：

1. 首先求对应 $Z$ 值，样本数据可用公式 $Z=\frac{X-\bar{X}}{S}$ 代替公式 $Z=\frac{X-\mu}{\sigma}$；

$$Z_1=\frac{X-\bar{X}}{S}=\frac{4.0-4.81}{0.37}=-2.19$$

$$Z_2=\frac{X-\bar{X}}{S}=\frac{5.5-4.81}{0.37}=1.86$$

2. 查附表 1 得 $\Phi(Z)$ 值

$$\Phi(Z_1)=\Phi(-2.19)=0.0143$$

$$\Phi(Z_2)=\Phi(1.86)=1-\Phi(-1.86)=1-0.0314=0.9686$$

3. 根据题意作答

（1）该地成年男性红细胞计数低于 $4.0\times10^{12}/\mathrm{L}$ 者占该地正常成年男性总数的 1.43%；

（2）$\Phi(Z_2)-\Phi(Z_1)=\Phi(1.86)-\Phi(-2.19)=0.9686-0.0143=0.9543$

表明红细胞计数在 $(4.0\sim5.5)\times10^{12}/\mathrm{L}$ 者占该地正常成年男性总数的 95.43%。

### （三）正态分布的应用

1. 估计总体变量值的频率分布　对于服从正态分布或对数正态分布的变量，只要求得其均数和标准差，根据正态分布曲线下面积分布的规律，就能估计其频率分布，如【例 3-20】。

2. 制订医学参考值范围。

3. 质量控制　质量控制领域常提到“$3\sigma$”原则，其意义是指正常情况下，实验中的检测误差服从正态分布，故可用正态分布理论来评价和控制实验的质量。正态分布曲线下区间（$\mu-2\sigma$，$\mu+2\sigma$）内的面积为 95.45%，故以 $\bar{X}\pm2S$ 作为实验观测值的上警戒限（UWL）和下警戒限（LWL）；区间（$\mu-3\sigma$，$\mu+3\sigma$）内的面积为 99.73%，故以 $\bar{X}\pm3S$ 作为实验观测值的上控制限（UCL）和下控制限（LCL）。则在（$\mu-3\sigma$，$\mu+3\sigma$）以外取值的只有 0.3%，它表明在大量重复实验中，平均每抽取 1000 个测量结果，属于这个范围以外的结果大约有 3 个，即 $3\sigma$ 之外的观测值出现的概率不到千分之三，是小概率事件，几乎不可能发生。如果有检测结果频繁越出警戒限或控制限，则有理由认为出现了异常情况，则提示测量或产品质量有问题。需采取应对措施。因此统计学规定：以 $\bar{X}$ 为中心线，$\bar{X}\pm2S$ 为警戒线，$\bar{X}\pm3S$ 为控制线。目前，在生产中广泛运用的质量控制图（图 3-12），就是根据上述原理制作的。

4. 统计方法的理论基础　本书后面章节讲到的 $t$ 检验、方差分析及相关与回归分析等多种统计分析方法往往要求分析的变量服从正态分布或近似正态分布，这是由于这些统计量的分布都是在正态分布的基础上推导出来的。对于非正态分布资料，进行统计分析的一个重要途径就是先进行合适的变量转换，使转换后的资料服从正态分布或近似正态分布，然后再按正态分布的方法作统计处理。

值得注意的是，根据中心极限定理，很多统计量的分布在样本含量足够大时，也近似服从正态分布。有些统计处理方法，如第 10 章介绍的秩和检验，当样本量足够大时，可以采用正态近似的方法进行统计推断。因此，正态分布是许多统计分析方法的理论基础。

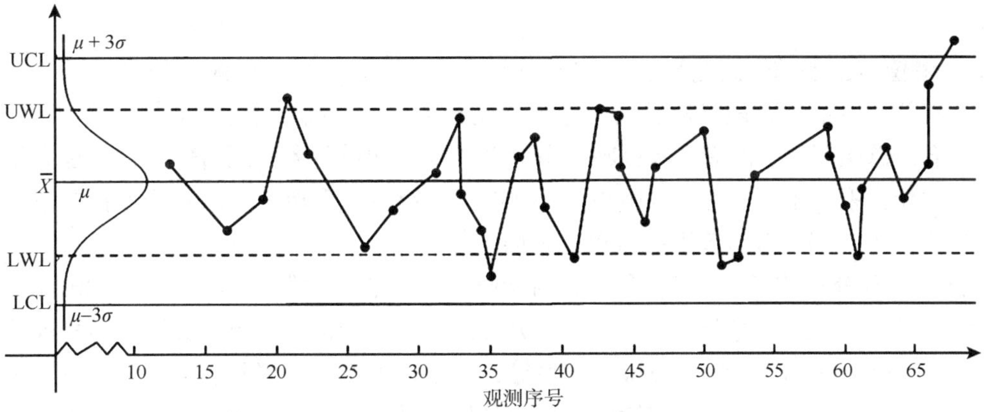


**图 3-12　质量控制示意图**

## 二、医学参考值范围的确定

### （一）医学参考值范围的概念

由于个体差异的存在，生物医学数据并不是常数，而是在一定范围内波动，即所谓“医学参考值范围”。医学参考值范围（medical reference range）是指绝大多数正常人的人体形态、功能和代谢反应等各种生理生化指标的波动范围，是判定某项指标正常与否的参考标准。一般在实践中用于划分界限或分类，如成年人的白细胞计数一般以[（4.0～10.0）$\times 10^9$/L]作为医学参考值范围。值得注意的是，这里的“绝大多数人”通常是指包括“正常人”的 90%、95%、99%等；所谓“正常人”并非指机体结构和功能都完全健康的人，而是指排除了对研究指标有影响的疾病或有关因素的同质人群。比起“医学正常值范围”，“医学参考值范围”更为恰当。

### （二）制订医学参考值范围的方法及注意事项

**1. 确定同质的参照总体**　一般选择“正常人”，此外在划分同质对象时，要注意地区、民族、性别、年龄、时间、妊娠等因素对指标的影响，如制订红细胞计数及血红蛋白含量医学参考值范围时，男女各异、高原居民与平原居民不同等。

**2. 选择足够例数的参照样本**　参照样本含量的确定没有统一的规则，它与总体分布有关，若接近正态分布，变异度又不是很大，需要的样本含量就可以少一些；反之，若明显偏态或数据比较分散，需要的样本含量就相应多一些。通常情况下，正态分布资料所需的样本含量应在 100 例以上，偏态分布或者分布未知时样本含量应更大。

**3. 控制检测误差**　为保证原始数据可靠，检测过程中要严格控制随机误差，避免系统误差和过失误差。一些受主观因素影响的指标，对测定的方法、分析仪器的灵敏度、试剂的纯度、操作的熟练程度等要尽可能做到标准化，对测量环境和条件有统一的规定和说明，且要尽量与应用医学参考值范围时的实际情况一致。例如，临床检验中应对收集样本的环境和条件（温度、季节、体育活动强度、饮食、妊娠等）进行控制，同时对收集、转运和储藏样品的方法及时间有明确的规定，并通过人员培训、控制检测条件、重复测定等措施严格控制检测误差。采用得到公认的或权威机构推荐的标准方法，以利于结果的评价和比较。

**4. 决定是否分组制订参考值范围**　当观察值在性别、年龄、地区、民族、职业之间的分布差别较明显，而这一差别具有实际意义时，应分组制订参考值范围，如红细胞计数（RBC）应分性别和年龄（成人、儿童）制订参考值范围，而白细胞计数（WBC）不需分性别，只需按成人和新生儿制订参考值范围。考察组间差别的简便而有效的方法是用频数分布表（或频数分布图）比较各组的分布范围、趋势、高峰位置，若差别明显则应分组，也可以经假设检验来比较各组之间的差别是否具有统计学意义来决定是否需要分组。

**5. 确定参考值范围是单侧还是双侧** 应依据专业知识确定是采用单侧还是双侧界值，即决定采取单侧范围还是双侧范围值。若该指标过大或过小均属异常，如身高、体重、血糖、血压、白细胞计数、红细胞计数、血清总胆固醇、血清钙等，则参考值范围应取双侧界值，既有上限值，也有下限值；若该指标过大异常，如尿汞、血铅、氨基转移酶等，则参考值范围应取单侧上限；若该指标过小异常，如视力、智商、肺活量等，则参考值范围应取单侧下限。

**6. 选择适当的百分数范围** 参考值范围是指参照总体中绝大多数"正常人"测量值的所在范围。"绝大多数"究竟是多少，应结合专业知识，根据研究目的、研究指标的性质、数据分布特征等情况综合考虑。百分数范围可以取 80%、90%、95%或 99%等，其中以 95%最为常用。实际应用中，最好结合"正常人"和"患者"的数据分布特点，权衡假阳性率和假阴性率，选择适当的百分数范围。若正常人与患者的数据分布无交叉，则只考虑减少假阳性即可（如图 3-13A 所示）。但大多数情况下，正常人和患者的数据分布有交叉，以单侧上限为例（如图 3-13B 所示），若减少假阴性率，则假阳性率增加；反之，若减少假阳性率，则假阴性率便会增加，因此，二者应兼顾，一般情况下常用 95%百分界限。

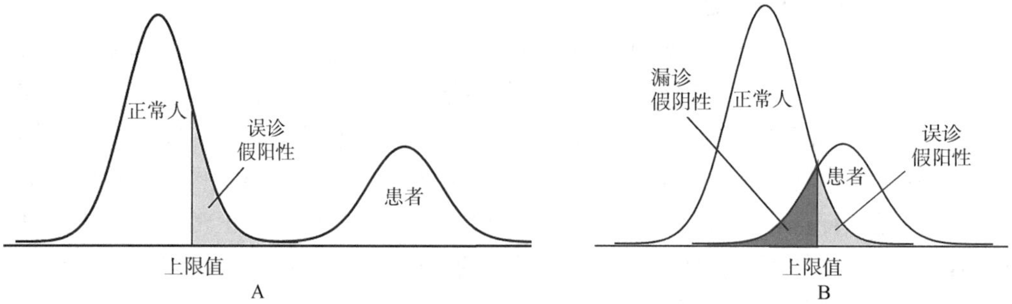


**图 3-13 正常人与患者观察值分布重叠示意图**

**7. 选择制订医学参考值范围的方法** 通过大量调查证实，人体指标如身高、体温、脉搏、肺活量等符合正态分布，多数生理生化变量如血红蛋白、红细胞等近似正态分布，按正态分布的原理来制订医学参考值范围；部分指标服从对数正态分布，对观察值取对数后计算其对数值的均数和标准差，按正态分布法算出医学参考值范围的对数值，然后取反对数求其真数；必要时可用正态性检验方法来检验变量是否服从正态分布。即根据数据资料的分布类型来确定估计方法，服从正态分布者运用正态分布法；不服从正态分布者，可考虑百分位数法。实际工作中，可参照表 3-12 利用正态分布法或百分位数法制订医学参考值范围。

**表 3-12 常用医学参考值范围的制订标准**

| 百分数（%） | 正态分布法 | | | 百分位数法 | | |
|---|---|---|---|---|---|---|
| | 双侧 | 单侧 | | 双侧 | 单侧 | |
| | | 只设下限 | 只设上限 | | 只设下限 | 只设上限 |
| 90 | $\bar{X}\pm1.64S$ | $\bar{X}-1.282S$ | $\bar{X}+1.282S$ | $P_5\sim P_{95}$ | $P_{10}$ | $P_{90}$ |
| 95 | $\bar{X}\pm1.96S$ | $\bar{X}-1.645S$ | $\bar{X}+1.645S$ | $P_{2.5}\sim P_{97.5}$ | $P_5$ | $P_{95}$ |
| 99 | $\bar{X}\pm2.58S$ | $\bar{X}-2.326S$ | $\bar{X}+2.326S$ | $P_{0.5}\sim P_{99.5}$ | $P_1$ | $P_{99}$ |

**【例 3-21】** 某地调查 160 名正常成年男性的血红蛋白含量，测得 $\bar{X}$ =136.86（g/L），$S$=13.02（g/L），试估计该地正常成年男性血红蛋白含量（单位：g/L）的 95%参考值范围。

**解：**因血红蛋白过多或过少均属异常，故按双侧估计该地正常成年男性血红蛋白的 95%参考值范围：

下限：$\bar{X}-1.96S=136.86-1.96\times13.02=111.34$（g/L）

上限：$\bar{X}+1.96S=136.86+1.96\times13.02=162.38$（g/L）

该地正常成年男性血红蛋白的 95%参考值范围为 111.34～162.38g/L。

**【例 3-22】** 某地在中小学体质评价研究中测定了 180 名 9 岁男孩的肺活量，$\bar{X}=1.682\text{L}$，$S=0.297\text{L}$，试估计该地中小学生中 9 岁男孩肺活量的 95%参考值范围。

**解：** 因肺活量仅过低属于异常，故计算单侧的 95%参考值范围为

下限：$\bar{X}-1.645S=1.682-1.645\times0.297=1.193\text{L}$

该地中小学生中 9 岁男孩肺活量的 95%参考值范围为不低于 1.193L。

**【例 3-23】** 某地 630 名 50～60 岁正常女性的血清甘油三酯（TG）含量（单位：mmol/L）资料见表 3-10，试估计该市 50～60 岁正常女性的血清甘油三酯的 95%参考值范围。

**解：** 血清甘油三酯过高过低均为异常，应计算双侧 95%参考值范围，因资料呈偏态分布，应使用百分位数法。经计算

$$P_{2.5}=0.10+\frac{0.3}{27}(630\times0.025-0)=0.275(\text{mmol/L})$$

$$P_{97.5}=2.20+\frac{0.3}{14}(630\times0.975-608)=2.334(\text{mmol/L})$$

该地正常女性血清甘油三酯的 95%参考值范围为 0.275～2.334mmol/L。

考点：正态分布的特征及其应用

# 第 5 节　SPSS 实践训练

## 一、频数表和频数图的绘制

### （一）离散型频数表和频数图的绘制

根据【例 3-2】表 3-2 中的资料制作频数表和频数图。

**1. 变量设置与数据录入**

（1）在 SPSS 软件中直接录入数据　以表 3-2 中的数据为例，来建立对应的 SPSS 数据集。

首先启动 SPSS 软件，在数据编辑窗口的 Variable View 页面进行变量的定义，如图 3-14 所示。

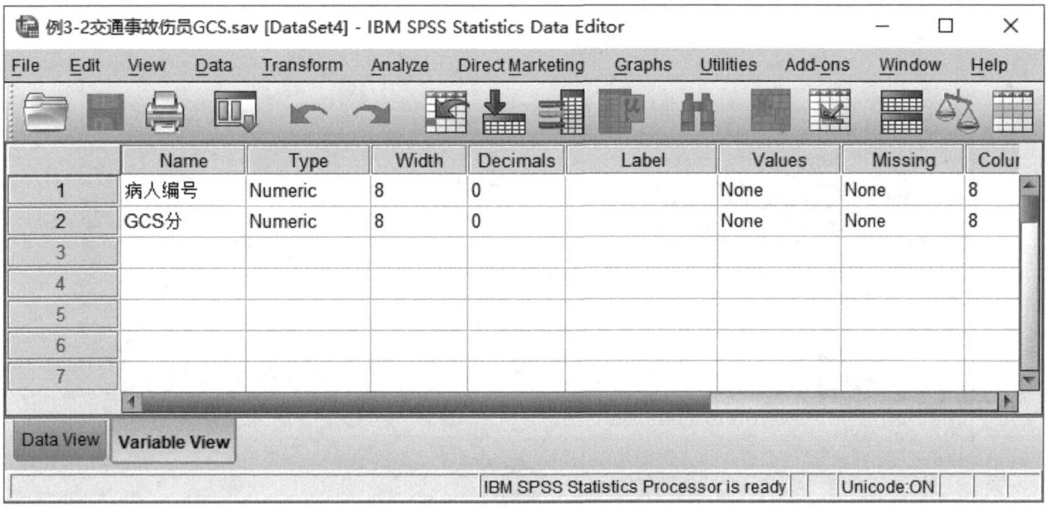


图 3-14　Variable View 窗口

然后在数据编辑窗口的 Data View 页面录入数据，如图 3-15 所示。

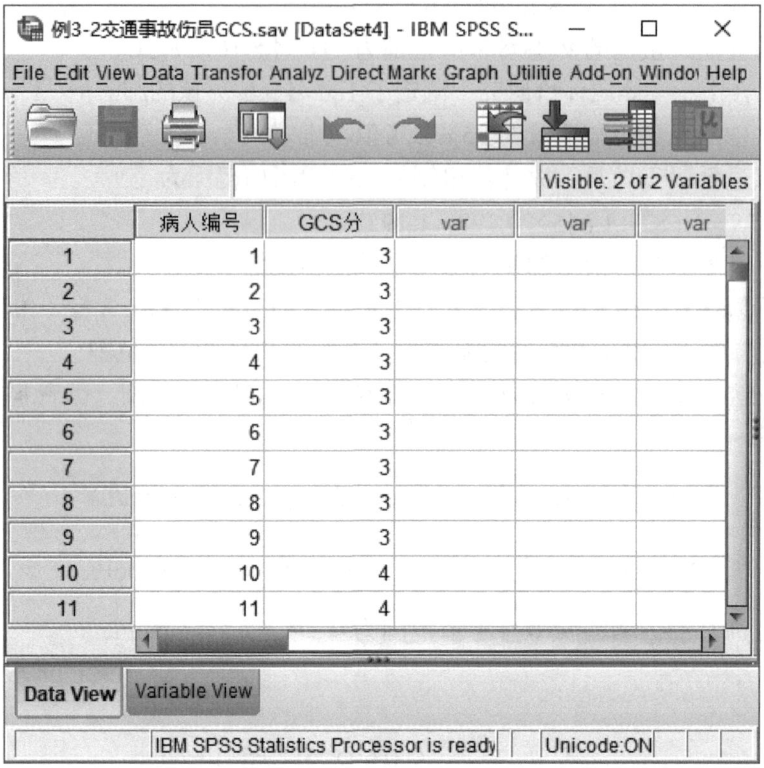


**图 3-15**　Data View 窗口

选择 File→Save，如图 3-16 所示，在 File name 框内输入“交通事故伤员 GCS”，单击 Save 按钮，即可建成 SPSS 数据集“交通事故伤员 GCS.sav”。

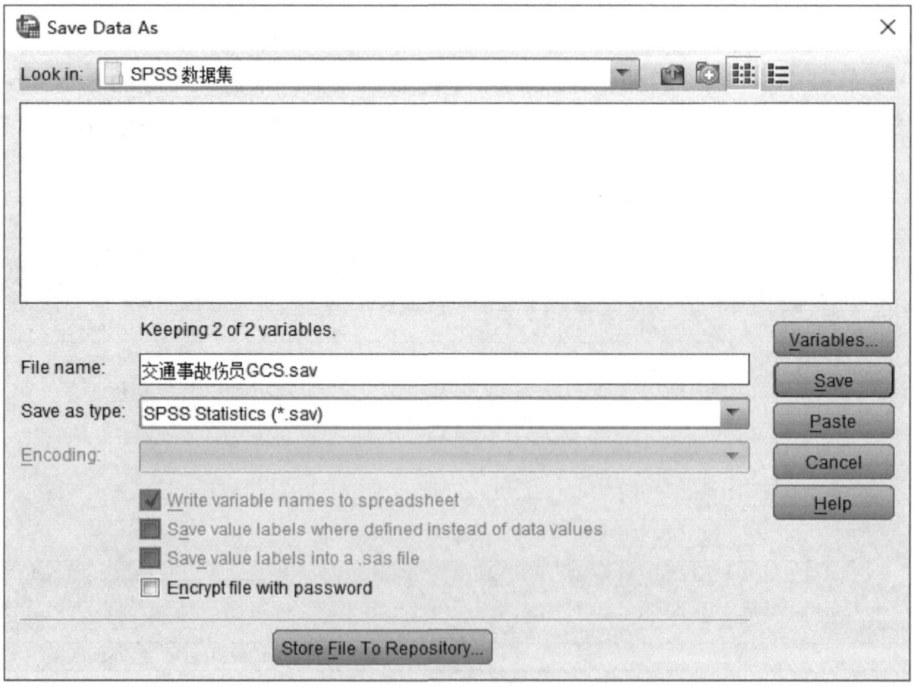


**图 3-16**　数据保存界面

（2）利用 Excel 文件导入数据　在 SPSS 软件中可以很方便地导入 Excel 数据文件。下面以表 3-2 中数据为例，介绍如何通过 Excel 文件导入数据的途径来建立相应的 SPSS 数据集。

首先将表 3-2 中的数据建成 Excel 数据文件“交通事故伤员 GCS 分.xlsx”，其第一行是变量名“病人编号”和“GCS 分”，第二行起为数据，如图 3-17 所示。

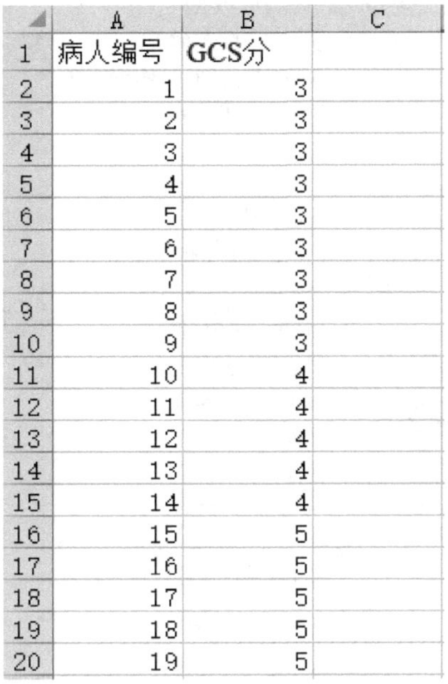

| | A | B | C |
|---|---|---|---|
| 1 | 病人编号 | GCS分 | |
| 2 | 1 | 3 | |
| 3 | 2 | 3 | |
| 4 | 3 | 3 | |
| 5 | 4 | 3 | |
| 6 | 5 | 3 | |
| 7 | 6 | 3 | |
| 8 | 7 | 3 | |
| 9 | 8 | 3 | |
| 10 | 9 | 3 | |
| 11 | 10 | 4 | |
| 12 | 11 | 4 | |
| 13 | 12 | 4 | |
| 14 | 13 | 4 | |
| 15 | 14 | 4 | |
| 16 | 15 | 5 | |
| 17 | 16 | 5 | |
| 18 | 17 | 5 | |
| 19 | 18 | 5 | |
| 20 | 19 | 5 | |

**图 3-17**　Excel 数据录入

在 SPSS 软件的数据编辑窗口，选择 File→Open→Data，弹出 Open Syntax 对话框，如图 3-18 所示，文件类型选中 Excel，文件名选中“表 3–2 交通事故伤员 GCS 分.xlsx”，单击 Open 按钮，即可在 SPSS 系统中打开该 Excel 数据文件，导入成绩数据。

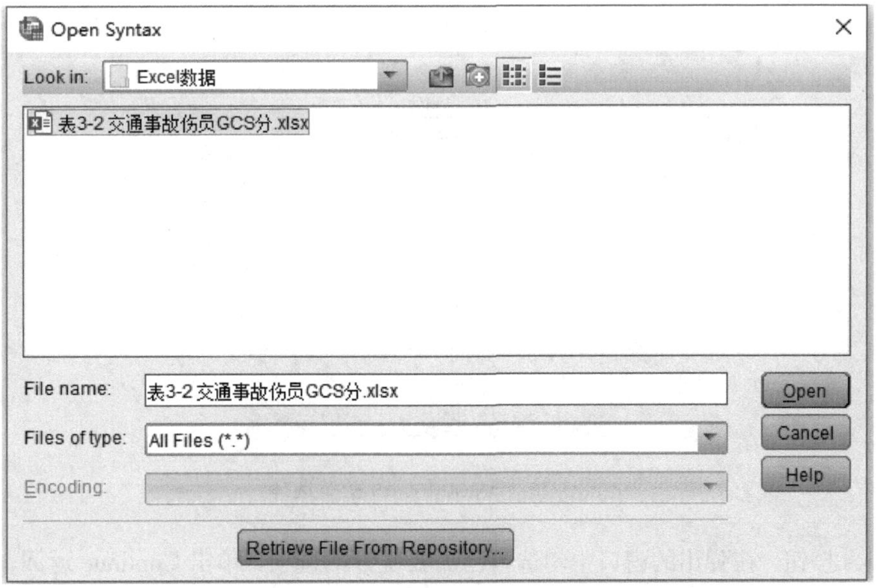


**图 3-18**　Excel 文件导入 SPSS

**2. 统计过程**　录入表 3-2 数据后，在 SPSS 上方工具栏依次选择 Analyze（分析）→Descriptive Statistics（描述统计）→Frequencies（频率），如图 3-19 所示。

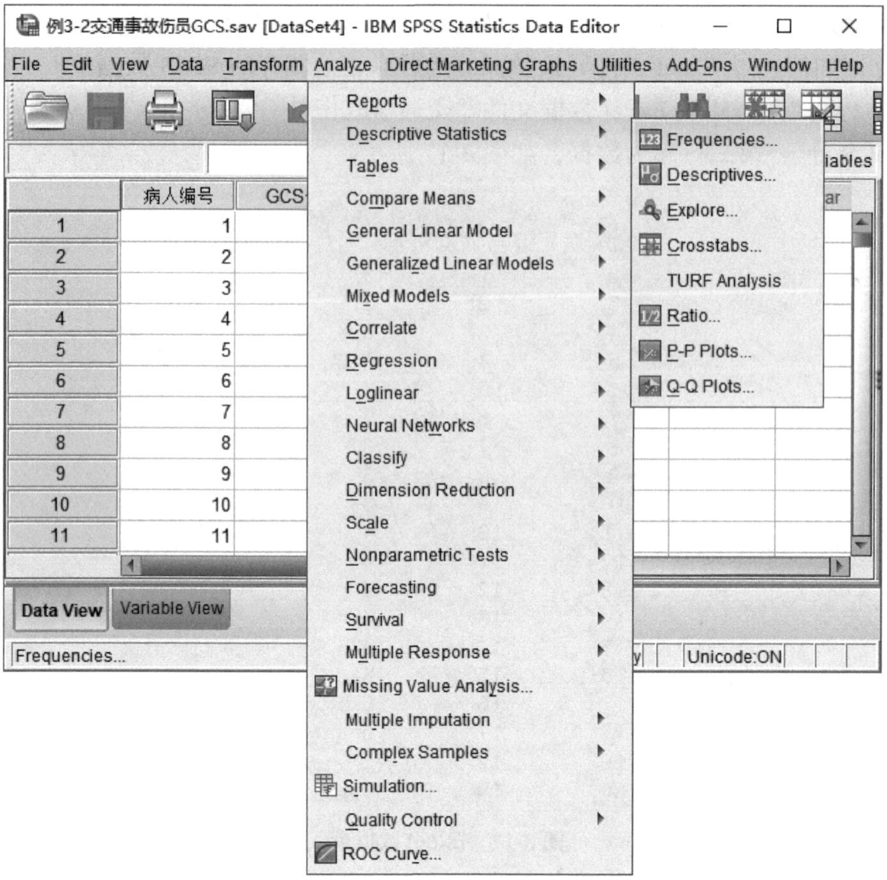


图 3-19　SPSS 操作界面

在弹出的对话框中，将左侧需要进行频数分布的变量“GCS 分”移入右侧的 Variable(s)框中，如图 3-20 所示。

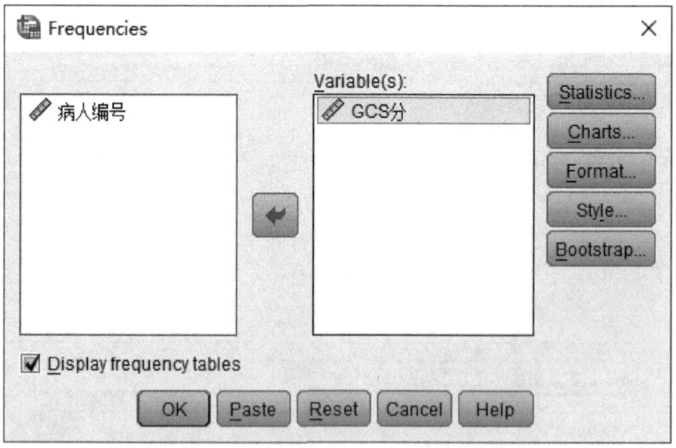


图 3-20　Frequencies 变量选择

单击 Statistics 按钮，在弹出的窗口中勾选自己需要统计的选项，单击 Continue 返回，如图 3-21 所示。

单击 Charts（图表），弹出的窗口选择需要的图表类型 Bar charts（条形图），单击 Continue 返回，如图 3-22 所示。

单击 OK，即可生成频数表和频数图。

**3. 结果输出**　主要输出结果为频数表（图 3-23）和频数图（图 3-24）。

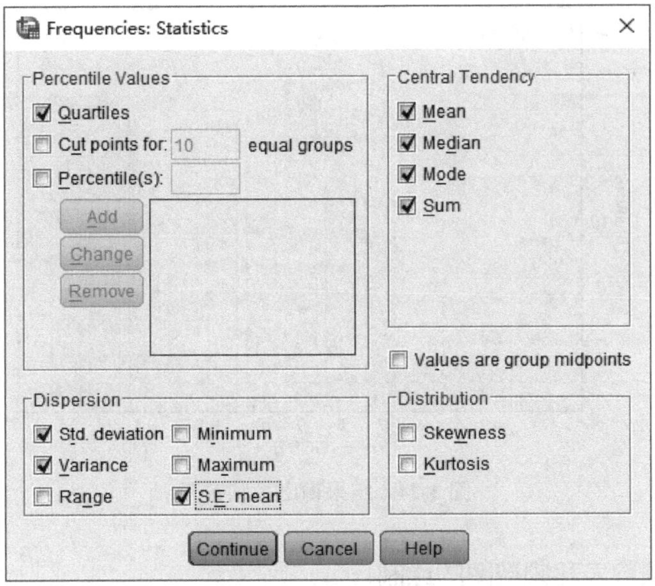


图 3-21　Frequencies：Statistics 对话框设置

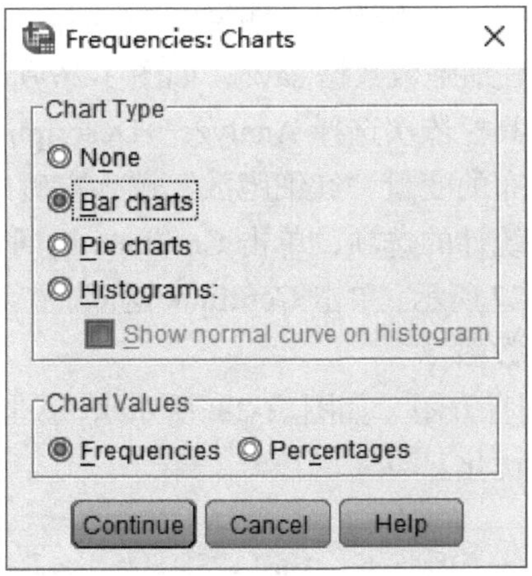


图 3-22　Frequencies：Charts 对话框设置

**GCS分**

| | | Frequency | Percent | Valid Percent | Cumulative Percent |
|---|---|---|---|---|---|
| Valid | 3 | 9 | 5.6 | 5.6 | 5.6 |
| | 4 | 5 | 3.1 | 3.1 | 8.8 |
| | 5 | 6 | 3.8 | 3.8 | 12.5 |
| | 6 | 2 | 1.3 | 1.3 | 13.8 |
| | 7 | 12 | 7.5 | 7.5 | 21.3 |
| | 8 | 15 | 9.4 | 9.4 | 30.6 |
| | 9 | 18 | 11.3 | 11.3 | 41.9 |
| | 10 | 14 | 8.8 | 8.8 | 50.6 |
| | 11 | 15 | 9.4 | 9.4 | 60.0 |
| | 12 | 20 | 12.5 | 12.5 | 72.5 |
| | 13 | 13 | 8.1 | 8.1 | 80.6 |
| | 14 | 16 | 10.0 | 10.0 | 90.6 |
| | 15 | 15 | 9.4 | 9.4 | 100.0 |
| | Total | 160 | 100.0 | 100.0 | |

图 3-23　结果输出：频数表

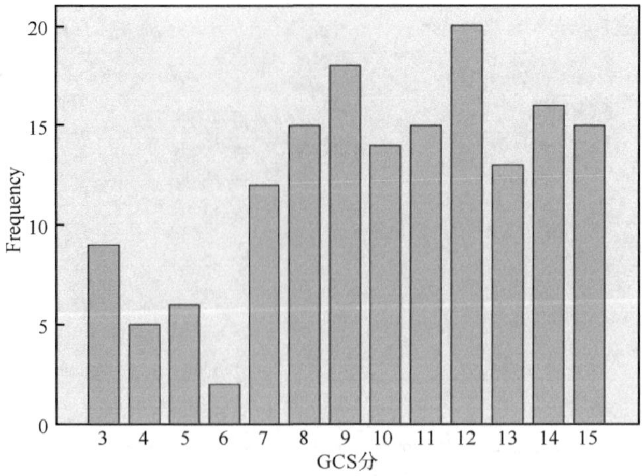


**图 3-24** 结果输出：频数图

### （二）连续型变量频数表和频数图的绘制

根据【例 3-3】表 3-4 中资料制作频数表和频数图。

**1. 变量设置与数据录入** 连续型变量频数表和频数图的绘制变量设置如图 3-25 所示，录入数据，建立 2 列 120 行的数据集“例 3-3 红细胞数数据.sav”，如图 3-26 所示。

**2. 操作步骤** 在 SPSS 上方工具栏依次选择 Analyze→Descriptive Statistics→Frequencies，在弹出的对话框中，将左侧需要进行频数分布的变量“红细胞数”选入右侧的 Variables 框中，单击 Statistics 按钮，在弹出的窗口中勾选自己需要统计的选项，单击 Continue 返回。单击 Charts（图表），弹出的窗口选择 Histograms（直方图），如图 3-27 所示，单击 Continue 返回。在对话框左下角勾选 Display frequency tables，单击 OK，生成频数表和频数图。

**3. 结果分析** 运行后即可得到直方图（如图 3-28 所示），纵坐标是频数，但横坐标并不是我们预先设定的组别，可以通过调整进行优化。

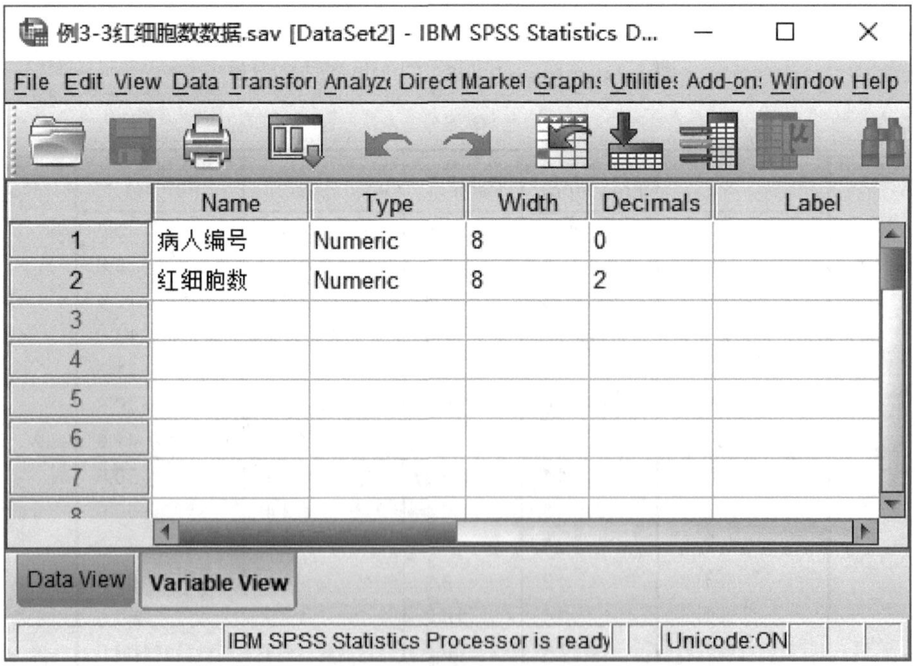


**图 3-25** 连续型变量频数表和频数图的绘制变量设置

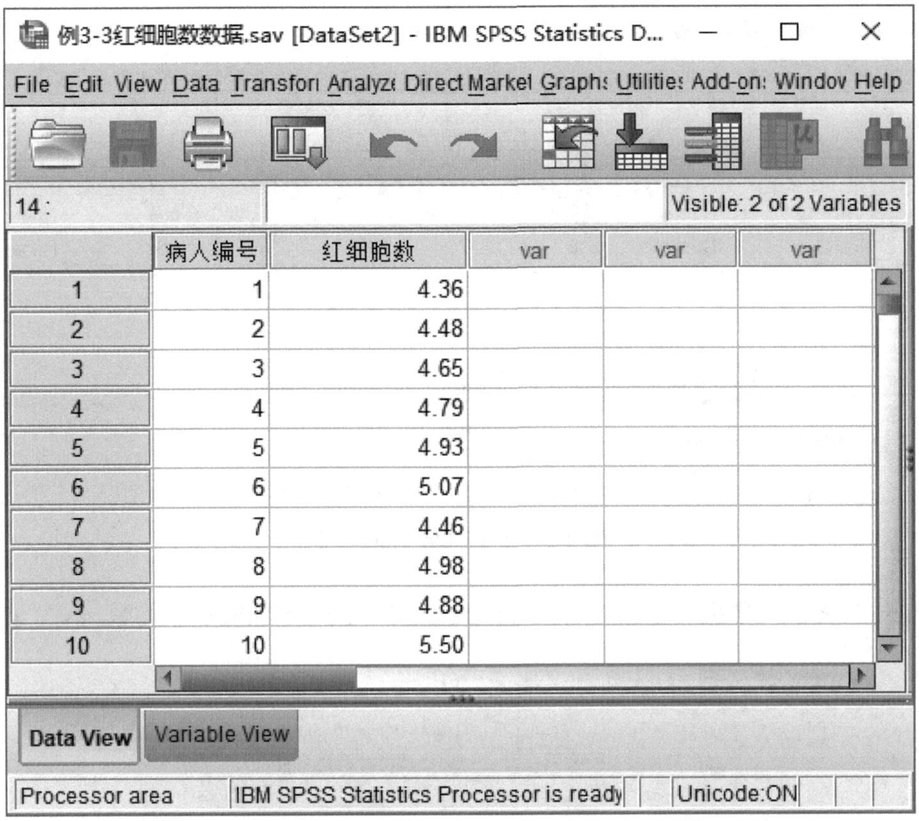


**图 3-26**　连续型变量频数表和频数图的绘制数据录入

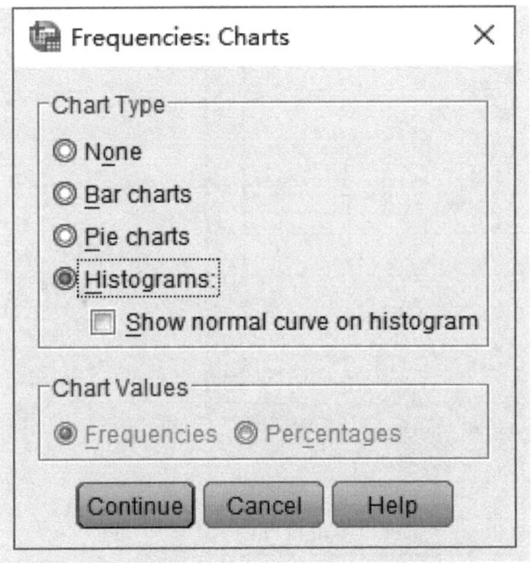


**图 3-27**　Frequencies：Charts 对话框

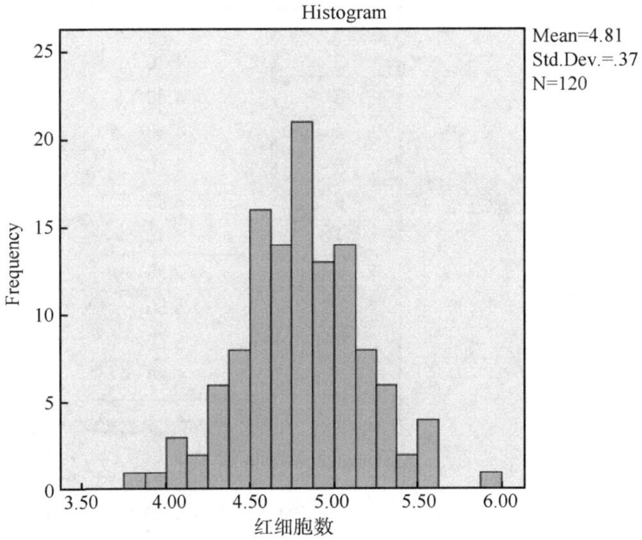


**图 3-28**　结果输出：直方图

## 二、集中趋势与离散趋势的描述

### （一）用加权法计算算术平均数

计算【例 3-5】表 3-5（频数表）中数据的均数。

**1. 变量设置与数据录入**　在 Variable View 界面以“组中值”“频数”为变量名建立两个变量，如图 3-29 所示。

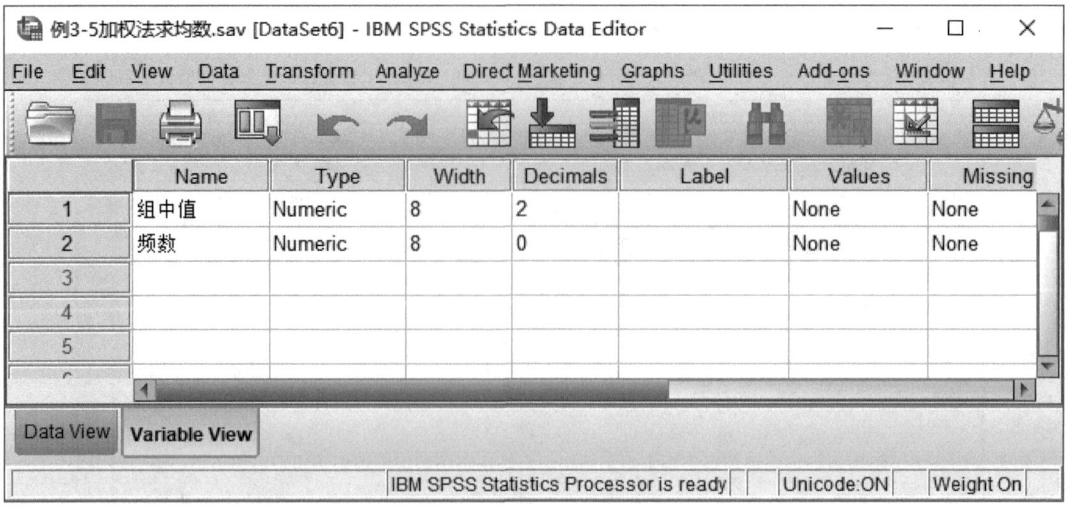


图 3-29 Variable View 界面

在 Data View 界面录入数据，建立 2 列 11 行的数据集“例 3-5 加权法求均数.sav”，如图 3-30 所示。

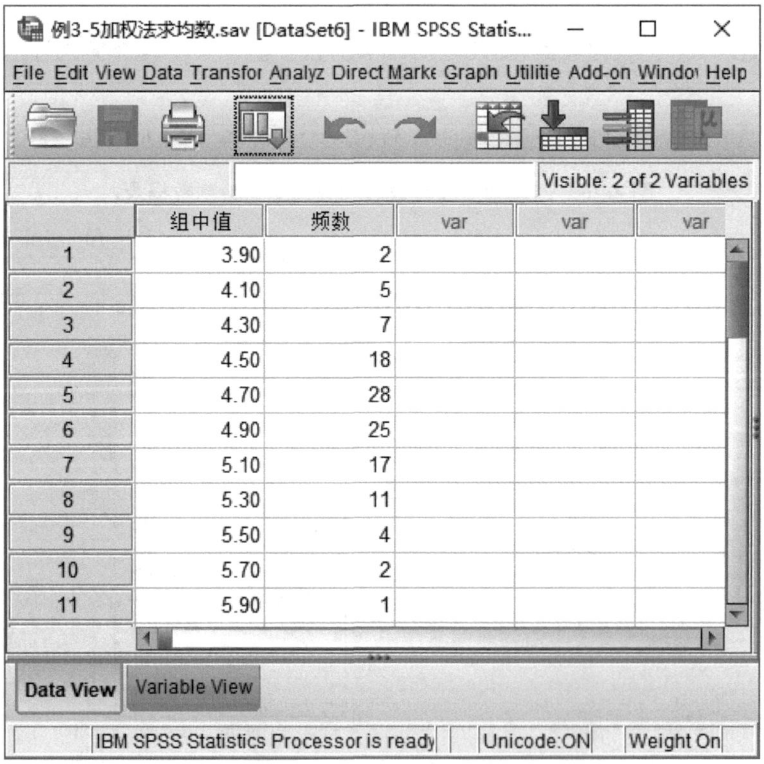


图 3-30 Data View 界面

**2. 操作步骤**

（1）频数加权　依次选择 Data→Weight Cases→Weight cases by，将“频数”移入 Frequency Variable 框中，单击 OK，如图 3-31 所示。

（2）依次选择 Analyze→Description Statistics→Descriptives，将“组中值”移入 Variable(s)框中，单击 OK，如图 3-32 所示。

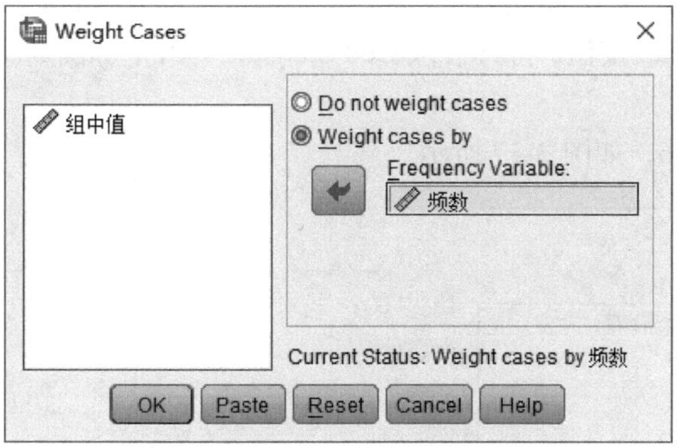


图 3-31　Weight Cases 对话框

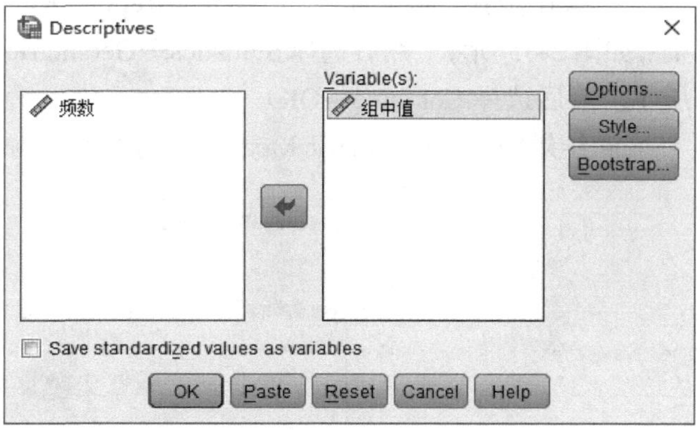


图 3-32　Descriptives 对话框

**3. 结果输出**　算术平均数为 $4.815 \times 10^{12}$ /L，如图 3-33 所示。

注：用加权法和直接法计算标准差的 SPSS 步骤与计算均数相同。

**Descriptive Statistics**

| | N | Minimum | Maximum | Mean | Std. Deviation |
|---|---|---|---|---|---|
| 组中值 | 120 | 3.90 | 5.90 | 4.8150 | .37811 |
| Valid N (listwise) | 120 | | | | |

图 3-33　Descriptives 输出结果

## （二）用直接法计算几何均数

计算【例 3-6】中 10 份血清的几何均数。

1. 变量设置与数据录入　如图 3-34 所示录入数据，以“血清滴度”为变量名，建立 2 列 10 行的数据集“例 3-6 血清滴度几何均数.sav”。

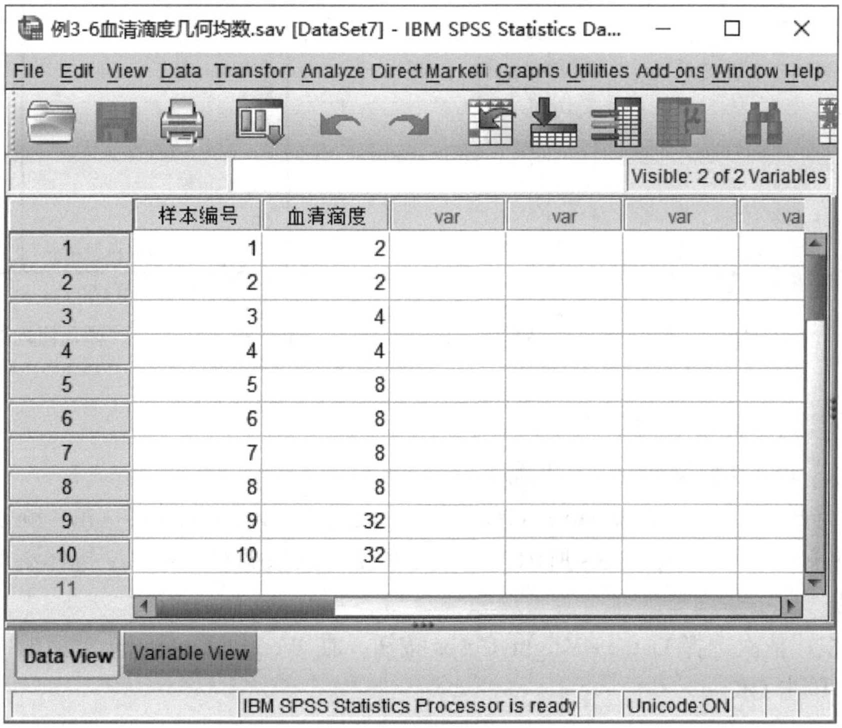


图 3-34　直接法计算几何均数数据录入

2. 操作步骤　依次选择 Analyze→Report→Summaries Cases 按钮，将“血清滴度”移入 Variables 框，如图 3-35 所示，然后选择 Statistics→Geometric Mean 按钮，将其移入 Cell Statistics 框中，如图 3-36 所示。然后选择 Continue→OK。

3. 结果输出　Geometric Mean（几何均数）为 6.96，如图 3-37 所示。

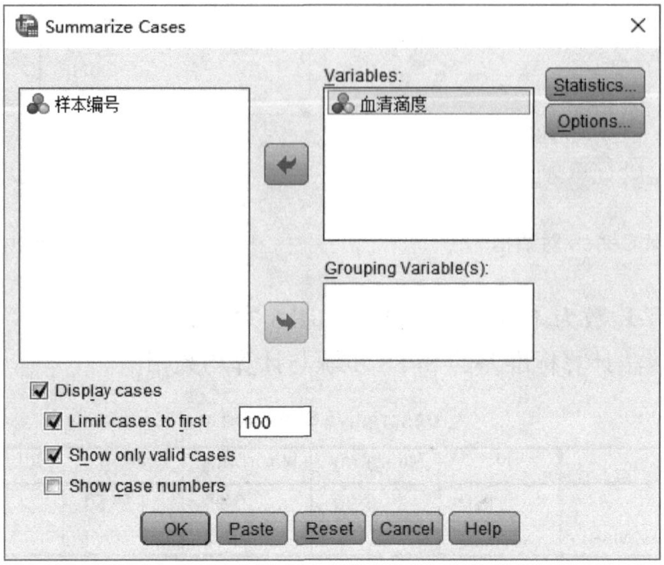


**图 3-35**　Summarize Cases 对话框

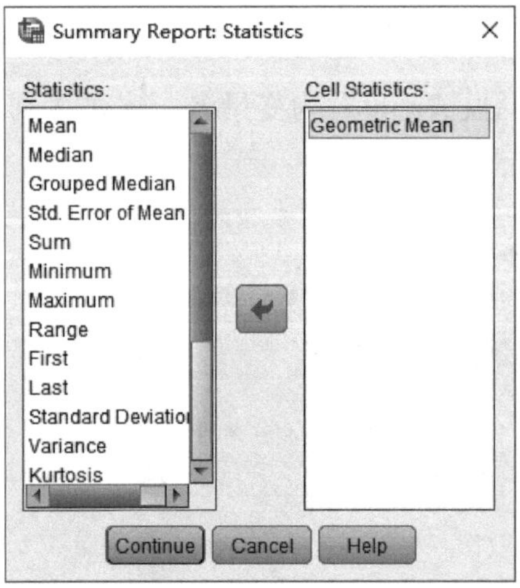


**图 3-36**　Summary Report：Statistics 对话框

**Case Summaries[a]**

| | | 血清滴度 |
|---|---|---|
| 1 | | 2 |
| 2 | | 2 |
| 3 | | 4 |
| 4 | | 4 |
| 5 | | 8 |
| 6 | | 8 |
| 7 | | 8 |
| 8 | | 8 |
| 9 | | 32 |
| 10 | | 32 |
| Total | Geometric Mean | 6.96 |

a. Limited to first 100 cases.

**图 3-37**　直接法计算几何均数结果输出

## （三）用加权法计算几何均数

根据【例 3-9】表 3-9 数据计算几何均数。

1. 变量设置与数据录入　在 Variable View 视图下设置“抗体滴度倒数”和“频数”两个变量，在 Data View 视图下录入数据，如图 3-38 所示，建立 2 列 7 行的数据集“例 3-9 抗体滴度数据.sav”。

2. 操作步骤

（1）频数加权　依次选择 Data→Weight Cases 按钮，在 Weight Cases by 对话框中将“频数”移入 Frequency 框中，单击 OK。

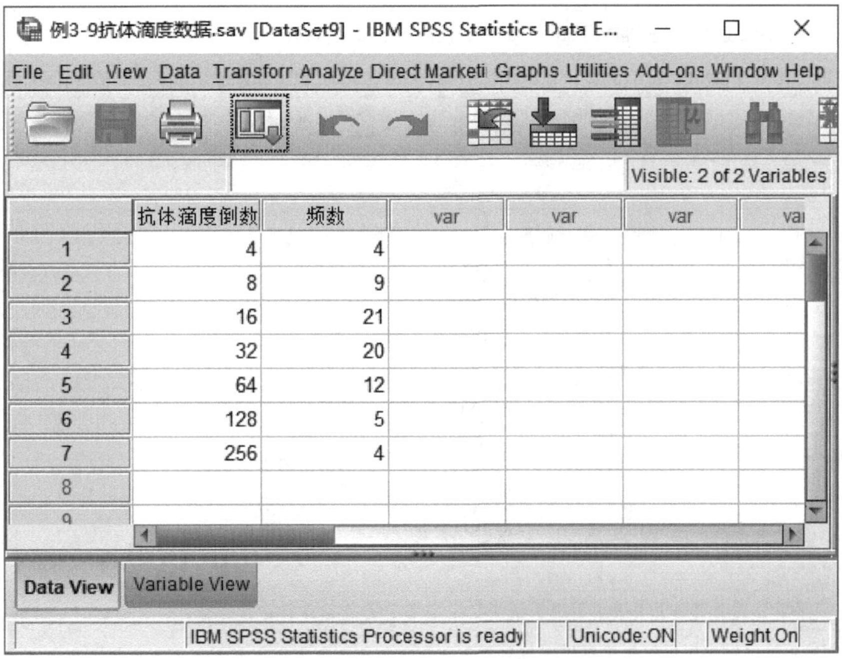


**图 3-38**　加权法计算几何均数 Data View

（2）操作过程同直接法计算几何均数，选择 Analyze→Report→Case Summaries，将“血清滴度”移入 Variables 框，选择 Statistics→Geometric Mean，将其移入 Cell Statistics 框中，选择 Continue→OK。

3. 结果输出　几何均数为 27.35，如图 3-39 所示。

**Case Summaries**[a]

| | | 抗体滴度倒数 |
|---|---|---|
| 1 | | 4 |
| 2 | | 8 |
| 3 | | 16 |
| 4 | | 32 |
| 5 | | 64 |
| 6 | | 128 |
| 7 | | 256 |
| Total | N | 75 |
| | Geometric Mean | 27.35 |

a. Limited to first 100 cases.

**图 3-39**　加权法计算几何均数结果输出

## （四）计算中位数及百分位数

用【例 3-12】表 3-10 的资料求中位数 $M$ 及百分位数 $P_{25}$ 及 $P_{75}$。

**1. 变量设置与数据录入**　在 Variable View 视图下设置“下限值”和“频数”两个变量，在 Data View 视图录入数据，如图 3-40 所示，建立 2 列 11 行的数据集“例 3-12 血清甘油三酯数据.sav”。

**2. 操作步骤**

（1）依次选择 Transform→Compute Variable 按钮，在 Target Variable 中输入“组中值”，Numeric Expression：下限值+0.15，单击 OK，产生第三个变量“组中值”，如图 3-41 所示。

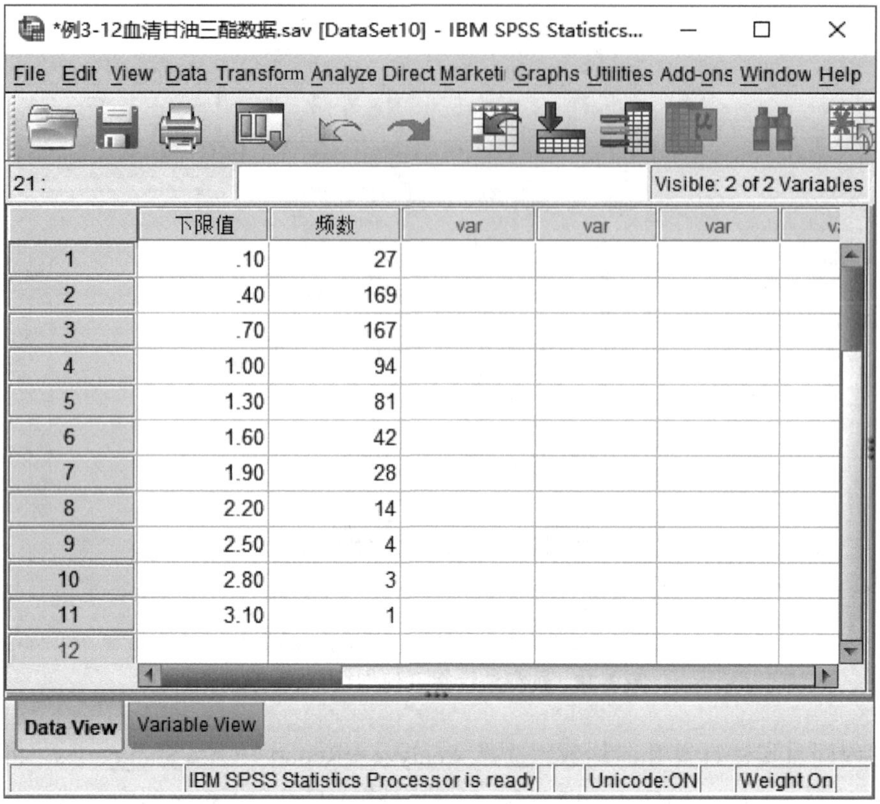


图 3-40 计算中位数和百分位数 Data View

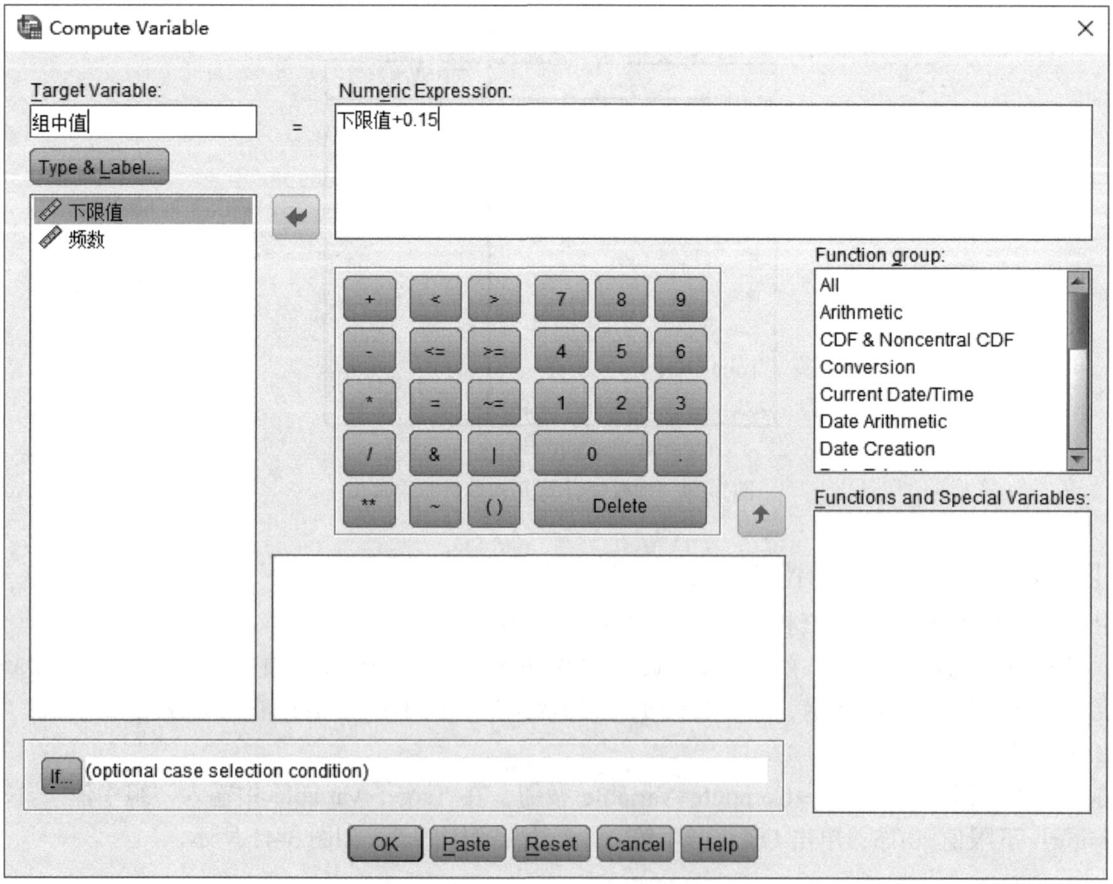


图 3-41 生成新的变量“组中值”

（2）频数加权　Data→Weight Cases→Weight Cases by，将“频数”移入 Frequency 框中，单击 OK。

（3）依次选择 Analyze→Descriptive Statistics→Frequencies 按钮，将“组中值”移入 Variable（s）框中，单击 Statistics，在 Frequencies：Statistics 视窗中选择 Median→Percentile（s）输入“25.0”→Add→Percentile（s），输入“75.0”→Add→Continue→OK，如图 3-42 所示。

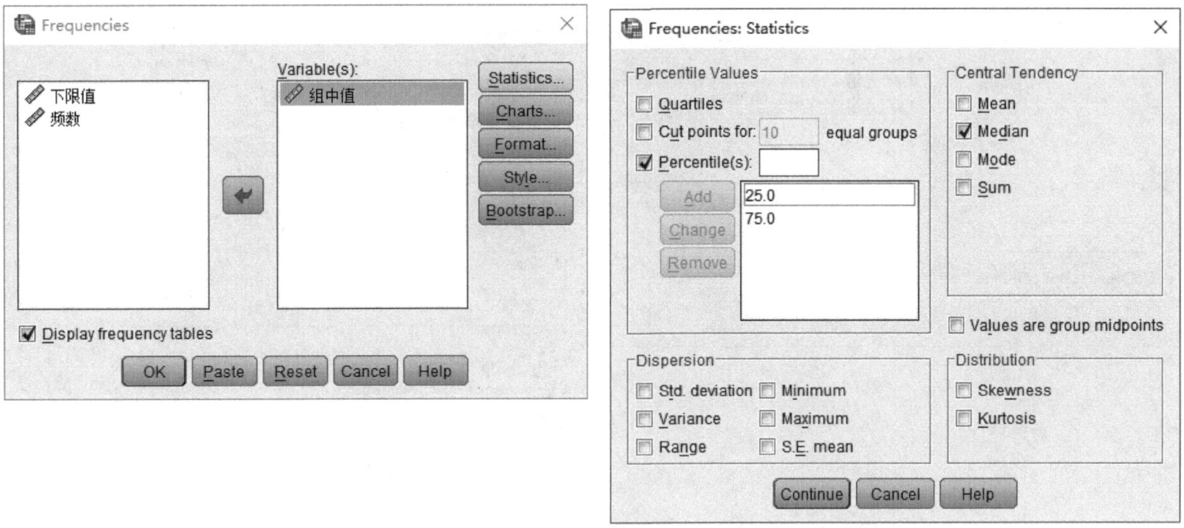


**图 3-42**　Frequencies 和 Frequencies Statistics 对话框

**3. 结果输出**　$P_{25}$、$P_{75}$ 和中位数计算输出结果如图 3-43 所示。因 SPSS 菜单操作内置频数表资料的百分位数计算公式与本书所给间接法计算公式不同，计算结果略有差异。

**Statistics**

组中值

| | | |
|---|---|---|
| N | Valid | 630 |
| | Missing | 0 |
| Median | | .8500 |
| Percentiles | 25 | .5500 |
| | 75 | 1.4500 |

**图 3-43**　中位数和百分位数计算结果输出

（五）计算标准差

求【例 3-13】中三组儿童身高数据的均数、极差和标准差。

**1. 变量设置与数据录入**　在 Variable View 设置甲组、乙组、丙组三个变量，在 Data View 录入数据建立 3 列 5 行的数据集“例 3-3 身高数据.sav”，如图 3-44 所示。

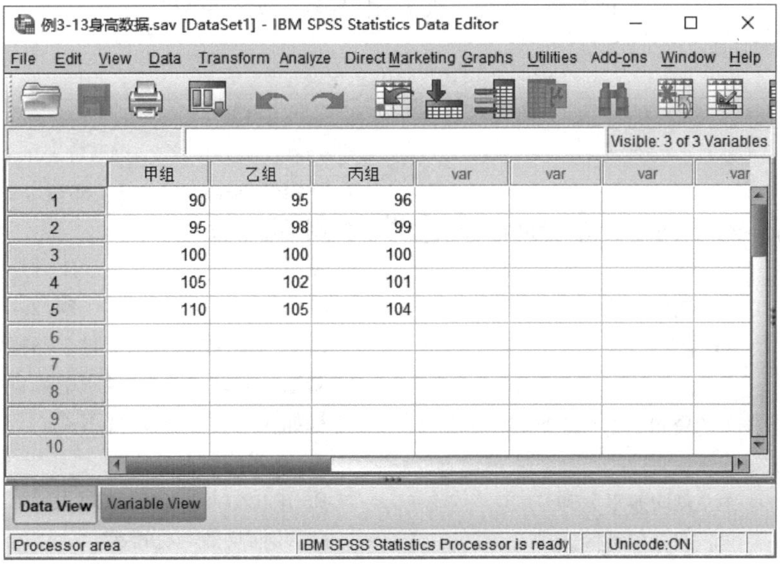


**图 3-44**　标准差计算 Data View

**2. 操作步骤** 依次选择 Analyze→Descriptive Statistics→Frequencies 按钮，将“甲组”“乙组”“丙组”依次移入 Variable（s）框中，单击 Statistics，在弹出的窗口中选择 Mean、Range、Std. deviation（图 3-45），选择 Continue→OK，即可得到其均数、极差和标准差。

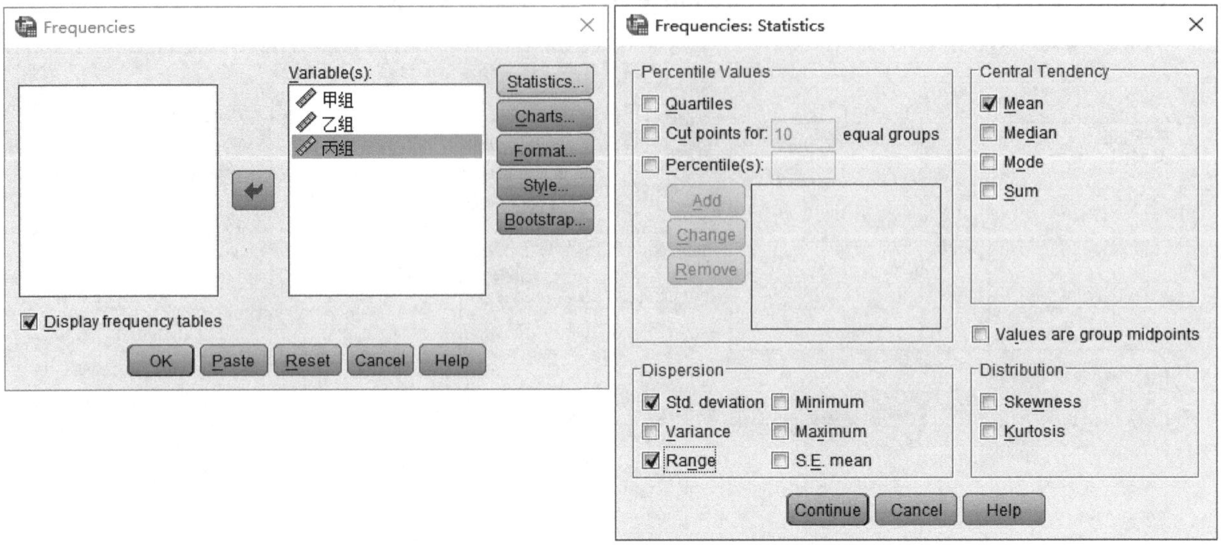


**图 3-45** 均差、极差和标准差计算 Frequencies 对话框

**3. 结果输出** 在输出的统计表中可以得到 Mean、Std. deviation、Range 等结果，如图 3-46 所示。

**Statistics**

| | | 甲组 | 乙组 | 丙组 |
|---|---|---|---|---|
| N | Valid | 5 | 5 | 5 |
| | Missing | 0 | 0 | 0 |
| Mean | | 100.00 | 100.00 | 100.00 |
| Std. Deviation | | 7.906 | 3.808 | 2.915 |
| Range | | 20 | 10 | 8 |

**图 3-46** 均差、极差和标准差计算结果输出

## 自 测 题

### 一、单项选择题

1. 某医学资料数据大的一端没有确定数值，描述其集中趋势适用的统计指标是（　　）
   A. 中位数　　B. 几何均数
   C. 均数　　D. $P_{95}$
   E. 频数分布

2. 对于正态或近似正态分布的资料，描述其变异程度应选用的指标是（　　）
   A. 变异系数　　B. 离均差平方和
   C. 极差　　D. 四分位数间距
   E. 标准差

3. 一组数据中 20%为 3，60%为 2，10%为 1，10%为 0，则平均数为（　　）
   A. 1.5　　B. 1.9
   C. 2.1　　D. 2.4
   E. 不知道数据的总个数，不能计算平均数

4. 测量了某地 237 人晨尿中氟含量（单位：mg/L），结果如表 3-13 所示，宜用（　　）描述该资料。
   A. 算术均数与标准差
   B. 中位数与四分位数间距
   C. 几何均数与标准差
   D. 算术均数与四分位数间距

E. 中位数与标准差

5. 欲比较某地成年男子的舒张压和收缩压的变异程度大小，应采用的指标是（　　）

A. 标准差　　B. 方差

C. 极差　　D. 四分位数间距

E. 变异系数

6. 正态曲线下，横轴上从均数到$+\infty$的面积为（　　）

A. 50%　　B. 95%

C. 97.5%　　D. 99%

E. 不能确定（与标准差的大小有关）

7. 标准正态分布的形状参数和位置参数分别为（　　）

A. 0，1　　B. 1，0

C. $\mu$，$\sigma$　　D. $\sigma$，$\mu$

E. $S$，$\bar{X}$

8. 正常成年男子的红细胞计数近似服从正态分布，已知 $\bar{X}=4.78\times10^{12}/\text{L}$，$S=0.38\times10^{12}/\text{L}$，$Z=(4.00-4.78)/0.38=-2.05$，$1-\Phi(Z)=1-\Phi(-2.05)=0.9798$，则理论上红细胞计数为（　　）

A. 高于 $4.78\times10^{12}$/L 的成年男子占 97.98%

B. 低于 $4.78\times10^{12}$/L 的成年男子占 97.98%

C. 高于 $4.00\times10^{12}$/L 的成年男子占 97.98%

D. 低于 $4.00\times10^{12}$/L 的成年男子占 97.98%

E. 在 $4.00\times10^{12}$/L～$4.78\times10^{12}$/L 的成年男子占 97.98%

9. 某项指标 95%医学参考值范围表示的是（　　）

A. 在此范围“异常”的概率大于或等于 95%

B. 在此范围“正常”的概率大于或等于 95%

C. 在“异常”总体中有 95%的人在此范围之外

D. 在“正常”总体中有 95%的人在此范围

E. 在人群中检测指标有 5%可能超出此范围

10. 要评价某地区一名 6 岁男孩的身高是否偏高，其统计学方法是（　　）

A. 用均数来评价　　B. 用中位数来评价

C. 用几何均数来评价　　D. 用变异系数来评价

E. 用参考值范围来评价

## 二、计算与分析

1. 某地 100 例 40～50 岁健康女性血清总胆固醇值(mg/dl)测定结果如下：

| | | | | | | | | | | | | | | | | | | | |
|---|---|---|---|---|---|---|---|---|---|---|---|---|---|---|---|---|---|---|---|
| 206 | 209 | 201 | 149 | 174 | 253 | 252 | 156 | 202 | 165 | 199 | 234 | 200 | 213 | 155 | 168 | 189 | 170 | 188 | 168 |
| 156 | 184 | 150 | 199 | 195 | 230 | 232 | 185 | 191 | 210 | 195 | 165 | 172 | 172 | 124 | 171 | 211 | 177 | 149 | 228 |
| 169 | 149 | 160 | 142 | 210 | 142 | 185 | 223 | 176 | 241 | 164 | 197 | 174 | 172 | 189 | 174 | 173 | 205 | 224 | 164 |
| 175 | 221 | 177 | 209 | 192 | 181 | 161 | 178 | 172 | 136 | 222 | 113 | 161 | 131 | 170 | 138 | 248 | 153 | 165 | 182 |
| 147 | 207 | 147 | 146 | 210 | 182 | 183 | 219 | 174 | 130 | 183 | 161 | 178 | 174 | 184 | 147 | 159 | 184 | 234 | 221 |

（1）编制频数分布表并画出直方图。

（2）根据频数表计算均值和中位数，并说明用哪一个指标比较合适。

（3）计算 $P_5$、$P_{95}$。

2. 某人群中 12 岁男孩身高的分布近似于正态分布，均数为 144.00cm，标准差为 5.77cm。

（1）求该人群中 12 岁男孩身高的 95%和 99%医学参考值范围。

（2）求该人群中 12 岁男孩身高低于 140cm 的概率。

（3）求该人群中 12 岁男孩身高超过 160cm 的概率。

**表 3-13　某地 237 人晨尿中氟含量分布情况**（单位：mg/L）

| 尿氟值 | 0.2～ | 0.6～ | 1.0～ | 1.4～ | 1.8～ | 2.2～ | 2.6～ | 3.0～ | 3.4～ | 3.8～ |
|---|---|---|---|---|---|---|---|---|---|---|
| 频数 | 75 | 67 | 30 | 20 | 16 | 19 | 6 | 2 | 1 | 1 |

（陈玲玲　袁焕章）

# 第4章

# 定性资料的统计描述

**学习目标**

1. 素质目标　培养数据的初步处理能力，增强医学科研素养。

2. 知识目标　掌握相对数常用指标（率、构成比、相对比）的概念和计算；相对数的应用注意事项；熟悉率的标准化的概念、计算方法；熟练应用医学中常用的相对数指标。

3. 能力目标　能够运用相对数和标准化法的理论对医学实际问题进行统计分析。

**【例 4-1】**　在一次流感流行过程中，甲村 1500 人，发病 75 人；乙村 1000 人，发病 50 人。

**问题：**能否认为这次流感流行中甲村比较严重呢?

在医学研究工作中，除了前述的定量数据，还经常遇到如治愈和未愈、死亡和生存、阴性和阳性、有效和无效及各种疾病分类和血型分类等数据，这类数据常被称为定性资料或分类变量资料，对这类资料需要计算相对数指标对其进行统计描述。本章主要学习相对数、常用相对数指标、率的标准化。

## 第 1 节　相　对　数

在学习相对数之前，首先要了解绝对数。在【例 4-1】中提到的甲村人数 1500 人，发病 75 人，乙村人数 1000 人，发病 50 人，即为绝对数。在比较两村发病严重程度时，虽然从发病的绝对人数看甲村比乙村多 25 人，但不能就据此认为本次流感流行中甲村更严重。若要比较两村流感发病的严重性，就需要用到相对数指标。

相对数可以是两个有关的绝对数之比，也可以是两个有关联统计指标之比。相对数的性质取决于其分子和分母的意义，不同类型的相对数具有不同的性质。计算相对数的意义主要是把基数化作相等，便于相互比较。所以要比较甲、乙两村流感发病严重程度，可以计算流感发病率指标，经计算得到甲村发病率为 5%（75/1500），乙村发病率为 5%（50/1000），说明甲、乙两村发病严重程度是相同的。而如果直接比较绝对数，就会得出错误结论。

常用的相对数指标有率、构成比和相对比。

### 一、率

率（rate）表示在一定空间或时间范围内某现象的发生数与可以发生的总数之比，说明某现象出现的强度或频率，通常以百分率（%）、千分率（‰）、万分率（1/万）、十万分率（1/10 万）等来表示。计算公式为

$$率=\frac{某事物或现象发生的实际数}{某事物或现象发生的所有可能数}\times 比例基数 \tag{4-1}$$

式中的“比例基数”通常依据习惯而定，如治愈率、感染率用百分率，出生率、死亡率用千分率，某些疾病的死亡率用十万分率。总体率用 $\pi$ 来表示，样本率用 $p$ 来表示。需要注意的是，率在更多情况下是一个具有时间概念的指标，即用于说明在一段时间内某现象发生的强度或频率，如出生率、死亡率、发病率等，这些指标通常是指在 1 年时间内发生的频率。

【例 4-2】　某单位在 2022 年有 4218 名职工，该单位每年对职工进行体检，在这一年新发生高血压患者 14 例，则

$$\text{高血压发病率}=\frac{14}{4218}\times 1000‰=3.32‰$$

## 二、构　成　比

构成比（proportion）又称为结构相对数，表示某事物内部各组成部分的观察单位数在该事物整体中所占的比重，常以百分数表示；计算公式为

$$\text{构成比}=\frac{\text{事物内部某一组成部分的观察单位数(例数)}}{\text{某事物内部的所有观察单位之和(例数之和)}}\times 100\% \tag{4-2}$$

【例 4-3】　某医疗机构某月住院患者数及死亡人数统计如表 4-1 所示，其中第（4）列为死亡构成比，是由第（3）列数据计算而得。第（5）列为病死率，是由第（2）列与第（3）列数据计算而得。

**表 4-1　某医疗机构某月住院患者数及死亡人数统计**

| 疾病类型<br>（1） | 患者数<br>（2） | 病死人数<br>（3） | 死亡构成比（%）<br>（4） | 病死率（‰）<br>（5） |
|---|---|---|---|---|
| 呼吸系统疾病 | 620 | 25 | 23.81 | 40.32 |
| 循环系统疾病 | 1030 | 35 | 33.33 | 33.98 |
| 消化系统疾病 | 540 | 20 | 19.05 | 37.04 |
| 恶性肿瘤 | 300 | 25 | 23.81 | 83.33 |
| 合计 | 2490 | 105 | 100.00 | 42.17 |

由表 4-1 中的第（4）与第（5）列可看出，构成比和率虽然同是相对数，但却是两种不同的概念，应用的场合不同。应特别注意所有组成部分的构成比之和应为 100%，某一构成部分的增减会影响其他构成部分相应的减少或增加；而某一部分率的变化并不影响其他部分率的变化，且其平均率不能简单地将各率相加后平均求得。如表 4-1 中的合计病死率 42.17‰，即是平均率，是用合计病死人数 105 除以合计患者数 2490 所得到。这里需要注意的是，死因构成比只能说明某病死亡人数在总死亡人数中所占比例，如果需要描述其致死的严重程度，则要计算病死率。

**考点：常用相对数的种类及计算公式**

## 三、相　对　比

相对比（relative ratio）简称比，是指两个有关联的指标之比，用以说明一个指标是另一个指标的几倍或几分之几。两个指标可以是绝对数、相对数或平均数；可以性质相同，如不同年份某地某病死亡率之比，也可以性质不同，如某医院医护人员数与病床数之比。计算公式为

$$\text{相对比}=\frac{\text{甲指标}}{\text{乙指标}}(\text{或}\times 100\%) \tag{4-3}$$

【例 4-4】　对某校大学生吸烟状况进行调查，结果显示该校男性大学生吸烟率为 41.36%，女性大学生吸烟率为 1.67%，则该校男女学生吸烟率之比为

$$\text{相对比}=\frac{41.36\%}{1.67\%}=24.77\text{倍}$$

即该校男大学生吸烟率是女大学生吸烟率的 24.77 倍。

# 第 2 节　常用相对数指标及注意事项

## 一、疾病统计指标

**1. 发病率**　表示在一定期间内，一定人群中某病新发生的病例出现的频率；是反映疾病对人群健康影响和描述疾病分布状态的一项测量指标，其计算公式为

$$某病发病率=\frac{某时期某病新发病例数}{同期平均人口数}\times比例基数 \tag{4-4}$$

需要注意的是，分母中所规定的平均人口是指可能会发生该病的人群，对于那些正在患病或不可能患该病的人（如已接种疫苗有效者）不应计算入分母内。

另外在疾病统计中常用到罹患率的概念，其含义也是描述人群中某病新病例发生频率的指标，但与发病率不同的是它所描述的是短期（旬、周、日）内，在小范围的人群中，某病新病例发生的频率。罹患率常用于疾病暴发或食物中毒的发生频率等。其计算公式为

$$某病罹患率=\frac{某人群观察期间某病新发病例数}{该人群同期暴露人口数}\times比例基数 \tag{4-5}$$

**2. 患病率**　也称现患率，表示某一时点某人群中患某病的频率，通常用来表示病程较长的慢性病的发生或流行情况，计算公式为

$$某病患病率=\frac{某地某时点某病患病例数}{该地同期平均人口数}\times比例基数 \tag{4-6}$$

以上比例基数可为 100%、1000‰、10 000/万、100 000/10 万，应根据流行病学的专业要求决定，实际应用中患病率的分母通常为调查的总人数，分子为患病的人数。

**3. 病死率**　表示某期间内，某病患者中因该病死亡的频率，表示该疾病的严重程度和医疗水平等，多用于急性传染病，计算公式为

$$某病病死率=\frac{某期间因某病死亡人数}{同期该病的患病人数}\times100\% \tag{4-7}$$

**4. 治愈率**　表示接受治疗的患者中治愈的频率，计算公式为

$$治愈率=\frac{治愈患者数}{接受治疗患者数}\times100\% \tag{4-8}$$

## 二、死亡统计指标

**1. 死亡率**　又称为粗死亡率，表示某年某地每千人口中的死亡人数，反映当地居民总的死亡水平，计算公式为

$$死亡率=\frac{某年某地死亡人口总数}{同年该地平均人口数}\times1000‰ \tag{4-9}$$

计算死亡率时需注意分母必须是与分子相对应的人口，同年平均人口等于年初人口和年末人口的平均值，在实际工作中，常以平均人口数表示某一年的人口数量水平。一般情况下，老人和婴儿的死亡率较高，男性的死亡率高于女性。因此，对不同地区的死亡率进行比较时，应注意不同地区人口年龄或性别构成比的影响，若年龄或性别构成存在差异，需先将死亡率标化后再进行比较。

**2. 年龄别死亡率**　表示某年某地每千人口中的死亡数，它消除了人口年龄构成不同对死亡水平的影响，计算公式为

$$年龄别死亡率=\frac{某年某地某年龄组死亡人数}{同年该地同年龄别平均人口数}\times1000‰ \tag{4-10}$$

**3. 死因别死亡率** 表示某年某地每 10 万人中因某种疾病死亡的人数，它反映各类病伤死亡对居民生命的危害程度，是死因分析的重要指标，计算公式为

$$某病死亡率=\frac{某年某地某病死亡人数}{同年该地平均人口数}\times 100\,000/10万 \tag{4-11}$$

**4. 死因构成** 也称相对死亡比，指全部死亡人数中，死于某死因者占总死亡数的百分比，反映各种死因的相对重要性，计算公式为

$$某种死因的构成比=\frac{因某种死因死亡的人数}{总死亡人数}\times 100\% \tag{4-12}$$

**考点：常用疾病统计和死亡统计指标的种类与计算**

## 三、相对数使用注意事项

**1. 不要把构成比与率相混淆** 构成比只能说明某事物内部各组成部分的比例和分布，不能说明该事物某一部分发生的强度与频率。如表 4-1 所示，从第（4）列的构成可看出循环系统疾病的病死人数占全院病死人数的比例最大，但从第（5）列各类疾病的病死率来看，恶性肿瘤的病死率最高，它反映了各类疾病死亡危险性的大小。

**2. 使用相对数时分母不宜过小** 分母过小时相对数不稳定。例如，使用某药物治疗 5 例患者，其中 4 例有效，计算有效率为 80%，若 3 例有效，则有效率为 60%，虽然只有 1 例的变化，但是波动幅度较大。因此，在观察例数较小时，最好直接用绝对数表示，以免引起误解。

**3. 注意资料的可比性** 在比较相对数时，用以比较的资料应是同质的，即除了要比较的处理因素外，其他条件应尽量相同或相近。对不同时期、地区、条件下的资料进行比较时应注意观察对象、研究方法、观察时间等是否相同，尤其对于不同时期的资料应考虑客观条件是否相同。同时还应观察待比较组间的资料内部构成是否相同，如两组间年龄构成不同，可分别比较各年龄别的率或者对总率进行标准化后再比较。

**4. 样本率或构成比存在抽样误差** 对样本率或构成比进行比较时，由于存在抽样误差，不能单凭数字表面相差的大小而下结论，应对各组的样本率或构成比的差别作假设检验。

**考点：相对数使用的注意事项**

# 第 3 节 率的标准化

## 一、率标准化的基本思想

在比较两个不同人群的患病率、发病率、死亡率等资料时，为消除其内部构成（如年龄、性别、工龄、病程长短、病情轻重等）对率的影响，可以使用标准化率。

**【例 4-5】** 甲、乙两医院治愈率比较的资料如表 4-2 所示。

**表 4-2 甲、乙两医院治愈率的比较**

| 科室 | 甲医院 | | | 乙医院 | | |
|---|---|---|---|---|---|---|
| | 入院人数 | 治愈人数 | 治愈率（%） | 入院人数 | 治愈人数 | 治愈率（%） |
| 内科 | 1500 | 975 | 65.0 | 500 | 315 | 63.0 |
| 外科 | 500 | 470 | 94.0 | 1500 | 1365 | 91.0 |
| 传染病科 | 500 | 475 | 95.0 | 500 | 460 | 92.0 |
| 合计 | 2500 | 1920 | 76.8 | 2500 | 2140 | 85.6 |

从表 4-2 可以看出，对于任何一科室，甲医院的治愈率均高于乙医院，但甲医院的总治愈率（也称

平均治愈率）却低于乙医院，这种偏差源于两医院科室内部构成不同，即甲医院内科人数较多而导致总治愈率偏低。若将两医院总治愈率直接进行比较，结果显然是不合理的。为了正确比较两医院治愈率的大小，统计学上常用标准化的方法来消除内部构成的影响，即先将两医院科室的构成按照统一的标准进行校正，计算出校正的标准化治愈率后再进行比较。

## 二、标准化率的计算

常用的标准化法包括直接标准化法和间接标准化法，根据已有资料的实际情况，可以采用其中一种方法。本节仅介绍常用的直接标准化法。

**1. 标准构成的选取** 标准化率计算的关键是选择统一的标准构成，选取标准构成的方法通常有下面三种。

（1）选取有代表性的、较稳定的、数量较大的人群构成为标准构成，如以全国范围或全省范围的数据作为标准构成。

（2）选择用于比较的各组例数合计作为标准构成。

（3）从比较的各组中任选其一作为标准构成。

**2. 标准化率的计算**

（1）利用标准人口计算，公式为

$$p' = \frac{N_1P_1 + N_2P_2 + \cdots + N_kP_k}{N} = \frac{\sum N_iP_i}{N} \tag{4-13}$$

式中，$p'$ 为标准化率，$N_1, N_2, \cdots, N_k$ 为某一影响因素（如科室、病型、年龄等）标准构成的每层例数；$P_1, P_2, \cdots, P_k$ 为原始数据中各层的率；$N$ 为标准构成的总例数。

【例 4-5】试根据表 4-2 资料计算甲乙两个医院的标准化率。

解析：将比较各组的各层例数的合计作为标准构成，即将两医院各科室的人数之和作为标准构成，根据两医院各科室的原治愈率，计算两医院各科室的预期治愈数，最后得到两组标准化后的预期治愈总数，其计算结果如表 4-3 所示。

**表 4-3 消除构成影响后两医院原治愈率和预期治愈数的比较**

| 科室 | 标准构成人数 | 甲医院 | | 乙医院 | |
|---|---|---|---|---|---|
| | | 原治愈率（%） | 预期治愈数 | 原治愈率（%） | 预期治愈数 |
| 内科 | 2000 | 65.0 | 1300 | 63.0 | 1260 |
| 外科 | 2000 | 94.0 | 1880 | 91.0 | 1820 |
| 传染病科 | 1000 | 95.0 | 950 | 92.0 | 920 |
| 合计 | 5000 | — | 4130 | — | 4000 |

按式（4-12）计算得到甲医院标准化后的总治愈率为

$$p'_{甲} = \frac{4130}{5000} \times 100\% = 82.6\%$$

乙医院标准化后的总治愈率为

$$p'_{乙} = \frac{4000}{5000} \times 100\% = 80.0\%$$

结论：甲医院标准化治愈率高于乙医院。

（2）利用标准人口构成比计算公式为

$$p' = C_1P_1 + C_2P_2 + \cdots + C_kP_k = \sum C_iP_i \tag{4-14}$$

式中，$C_i=N_i/N$ 标准构成比。

【例 4-5】也可以用标准患者构成比进行计算，即将各科室的标准构成人数，转换为标准构成比，按公式（4-13）计算两医院标准化治愈率，计算结果见表 4-4。

**表 4-4　消除构成影响后两医院原治愈率和预期治愈率的比较**

| 科室 | 标准构成比（%）（标准构成人数） | 甲医院 | | 乙医院 | |
|---|---|---|---|---|---|
| | | 原治愈率（%） | 预期治愈率 | 原治愈率（%） | 预期治愈率 |
| 内科 | 40（2000） | 65.0 | 0.260 | 63.0 | 0.252 |
| 外科 | 40（2000） | 94.0 | 0.376 | 91.0 | 0.364 |
| 传染病科 | 20（1000） | 95.0 | 0.190 | 92.0 | 0.184 |
| 合计 | 100（5000） | — | 0.826 | — | 0.800 |

甲医院标准化率：$p'_{甲}=0.4\times0.65+0.4\times0.94+0.2\times0.95=0.826$

乙医院标准化率：$p'_{乙}=0.4\times0.63+0.4\times0.91+0.2\times0.92=0.800$

由上可见，标准化后的总治愈率甲医院高于乙医院。

需要注意：标准化率只代表相互比较的各组间的相对水平，而不能反映实际情况；另外，选用的标准不同，得到的标准化率可能不同。

*考点：率标准化法的目的和标准构成的选取办法*

## 自　测　题

### 一、单项选择题

1. 某医院出院患者中胃癌患者占总数的 5%，则 5%为(　　)
   A. 患病率　B. 构成比
   C. 相对比　D. 发病率
   E. 以上均错
2. 下列说法错误的是（　　）
   A. 计算相对数时要有足够数量的观察单位
   B. 不可混淆构成比和率
   C. 相对数的比较应注意可比性
   D. 内部构成不同的率相比，应进行率的标准化
   E. 分析大样本率时不必进行统计推断
3. 下列关于标准化率的说法错误的是（　　）
   A. 标准化率不反映实际情况
   B. 标准化率会随标准不同变化
   C. 标准化率反映相对水平
   D. 比较标准化率时仍需进行假设检验
   E. 标准改变，标准化率变化，两者相对大小关系也改变
4. 某病患者 400 人，其中男性 360 人，女性 40 人，分别占 90%与 10%，则结论为（　　）
   A. 男性易患该病
   B. 女性易患该病
   C. 男、女性患该病概率相等
   D. 根据该资料可以计算出男、女性的患病率
   E. 尚不能得出结论
5. 两样本率分别为 $p_1$ 和 $p_2$，其样本含量分别为 $n_1$ 和 $n_2$，则合并率 $p_c$ 为（　　）
   A. $p_c=p_1+p_2$　B. $p_c=\frac{p_1+p_2}{2}$
   C. $p_c=\sqrt{p_1p_2}$　D. $p_c=\frac{n_1p_1+n_2p_2}{n_1+n_2}$
   E. $p_c=\frac{p_1+p_2}{n_1+n_2}$
6. 收集某医院的资料，计算各种疾病患者所占的比例，该指标为（　　）
   A. 发病率　B. 患病率
   C. 构成比　D. 相对比
   E. 死因顺位
7. 一种新的治疗方法不能治愈患者，但能延长患者寿命，则会发生的情况是（　　）
   A. 该病患病率增加　B. 该病患病率降低
   C. 该病发病率增加　D. 该病发病率降低
   E. 该病患病率和发病率均不变
8. 计算标化死亡率的目的是（　　）
   A. 减少死亡率估计的抽样误差
   B. 减少死亡率估计的系统误差

C. 便于进行不同地区死亡率比较
D. 便于进行不同时间死亡率比较
E. 消除不同人群内部构成不同的影响

9. 婴儿死亡率作为一个地区居民健康状况重要指标的主要理由之一是（　　）
A. 比较方便
B. 衡量区域医疗卫生水平比较敏感的指标
C. 抽样误差比较小
D. 所获得的数据比较正确
E. 数据较易获得

10. 下面指标中最能反映疾病严重程度的指标是（　　）
A. 发病率　　B. 死亡率
C. 治愈率　　D. 病死率
E. 感染率

## 二、案例分析

1. 某年随机调查某市 15 岁以上部分居民的高血压患病率，结果如表 4-5 所示，其中女性患病人数为 637 人，男性为 617 人，请回答：
（1）高血压患病的严重程度是否为女性高于男性？
（2）怎样表示该年该市 15 岁以上居民的高血压患病强度？
（3）如何比较男性与女性患病强度？能否据此认为该年该市 15 岁以上居民的高血压患病率为男性高于女性，为什么？

**表 4-5　某年某市 15 岁以上部分居民的高血压患病情况**

| 组别 | 例数 | 患高血压人数 | 未患高血压人数 | 患病率（%） |
|---|---|---|---|---|
| 男 | 1845 | 617 | 1228 | 33.44 |
| 女 | 2284 | 637 | 1647 | 27.89 |
| 合计 | 4129 | 1254 | 2875 | 30.37 |

2. 现有甲、乙两地某月居民的粗死亡率资料如表 4-6 所示，试比较两地死亡率水平高低。

**表 4-6　甲、乙两地某月居民粗死亡率比较**

| 年龄组（周岁） | 甲地区 | | | 乙地区 | | |
|---|---|---|---|---|---|---|
| | 人口数 | 死亡数 | 死亡率（‰） | 人口数 | 死亡数 | 死亡率（‰） |
| 0～ | 1000 | 20 | 20 | 6000 | 180 | 60 |
| 25～ | 3000 | 120 | 40 | 3000 | 150 | 50 |
| 65～ | 6000 | 360 | 60 | 1000 | 70 | 70 |
| 合计 | 10 000 | 500 | 50 | 10 000 | 400 | 40 |

（张庆远　史沁红）

# 第5章
# 统计图表

**学习目标**

1. 素质目标　培养利用统计图表进行数据统计描述的能力，增强医学科研素养。

2. 知识目标　掌握统计表的结构、种类和制作要求；掌握常用统计图的种类及适用条件；熟悉统计图制作的基本要求。

3. 能力目标　能够按要求正确完成统计表的制作；熟练根据数据的特点选择正确的统计图形。

**【例 5-1】**　某医生为了调查小学生龋齿患病情况，分别收集了某小学各年级男生人数、女生人数及龋齿患病情况，经计算后得到一到六年级学生中男生龋齿率分别为 26.56%、34.00%、32.86%、31.61%、36.07%、28.79%，女生龋齿率分别为 31.25%、31.54%、30.59%、30.00%、33.57%、30.88%。

**问题**：如何更形象、直观地反映上述资料的数据结果？

统计分析的资料除可以用文字进行描述外，也可用统计表和统计图进行描述，以代替冗长的文字叙述，对资料的特征描述更形象、直观、易懂。但二者又各具特点，统计表是用表格的形式来表达统计资料和指标，其优点是简单明了，数据表述准确，便于分析、比较。统计图是用各种图形来表达统计资料，优点是直观、清晰。目前，统计图、表的制作既可用一般办公软件如 Excel、Word 等，也可使用专业的统计分析或制图软件如 SPSS、Graphpad Prism 等。

## 第 1 节　统　计　表

广义的统计表包括调查表、整理表、计算表及统计分析表等，狭义的统计表仅指统计分析表，这也是本节所介绍的表格。统计表是将统计分析资料及其指标用表格列出，表达被研究对象的特征、内部构成及研究项目之间的数量关系；可以代替冗长的文字叙述，便于计算、分析和对比。

### 一、统计表的基本结构

统计表主要由标题、标目（包括横标目、纵标目）、线条、数字和备注 5 部分构成，其基本结构如下：

表序　标题

| 纵标目 | 纵标目 | 纵标目 |
|---|---|---|
| 横标目 | 数字 1 | 数字 2 |
| 横标目 | 数字 3 | 数字 4 |
| … | … | … |
| 合计 | 数字 5 | 数字 6 |

顶线
标目线
合计线
底线

备注：

**1. 标题**　位于表的上方中间位置，简明扼要说明表的中心内容，包括时间、地点、内容等。如果资料有多张统计表时，应在标题前加表序，如表 5-1、表 5-2 等。若表中所有数据指标的度量衡单位一致时，可将其放在标题后面，并加括号。

**2. 标目** 包括横标目和纵标目，是用来说明表内数字含义的文字。横标目位于表的左侧，一般用来表述事物的标志或特征，说明各行数字的含义；纵标目位于标目线的上端，用来放置相关统计指标，说明同一纵列数字的含义。当不同纵列数字的度量衡单位不同时，可在相应纵标目后加括号进行标注。标目要尽可能简单、明了，指标单位清楚，统计学符号规范。

**3. 线条** 力求简洁，基本线条有顶线、底线和标目线，俗称“三线表”。如有合计，加一条隔开合计与数字区的线条，即合计线。对复合表则有分标目线，即在总标目与纵标目之间用短横线隔开，分标目线之间应有间断。顶线和底线较粗，标目线和合计线较细，复合表中的分标目线最细。统计表中只有横线，无竖线和斜线。

**4. 数字** 表内数字必须准确，一律用阿拉伯数字，位数对齐，同一指标的数字小数位数要一致。表内不留空格，数字为零时用“0”表示，无数字时用“—”表示，暂缺或未记录用“…”表示。

**5. 备注** 表中数据区域一般不插入文字或其他说明，如有指标或数字需要说明时则在其右上角用“*”号或其他符号标出，将说明的内容写在表格的下方。备注不是表的必备部分。

*考点：统计表的基本结构*

## 二、统计表的种类

统计表根据所要表述内容的多少，一般分为简单表和复合表。

**1. 简单表** 只按一个特征或标志分组的统计表称为简单表，如表 5-1 所示。

**表 5-1 2023 年某小学不同年级学生龋齿患病情况统计表**

| 年级 | 调查人数 | 患龋齿人数 | 龋齿率（%） |
|---|---|---|---|
| 一年级 | 560 | 160 | 28.57 |
| 二年级 | 560 | 184 | 32.86 |
| 三年级 | 605 | 193 | 31.90 |
| 四年级 | 610 | 188 | 30.82 |
| 五年级 | 560 | 195 | 34.82 |
| 六年级 | 615 | 183 | 29.76 |
| 合计 | 3510 | 1103 | 31.42 |

**2. 复合表** 将两个或两个以上的特征或标志结合起来分组的统计表称为复合表。一般将其中主要的或分项较多的一个作为横标目，其余的作为纵标目，如表 5-2 所示。

**表 5-2 2023 年某小学不同年级、性别学生龋齿患病情况统计表**

| 年级 | 男生 | | | 女生 | | |
|---|---|---|---|---|---|---|
| | 调查人数 | 患龋齿人数 | 龋齿率（%） | 调查人数 | 患龋齿人数 | 龋齿率（%） |
| 一年级 | 320 | 85 | 26.56 | 240 | 75 | 31.25 |
| 二年级 | 300 | 102 | 34.00 | 260 | 82 | 31.54 |
| 三年级 | 350 | 115 | 32.86 | 255 | 78 | 30.59 |
| 四年级 | 310 | 98 | 31.61 | 300 | 90 | 30.00 |
| 五年级 | 280 | 101 | 36.07 | 280 | 94 | 33.57 |
| 六年级 | 330 | 95 | 28.79 | 285 | 88 | 30.88 |
| 合计 | 1890 | 596 | 31.53 | 1620 | 507 | 31.30 |

## 三、编制统计表的注意事项

**1. 重点突出，结构简单** 一张表一般只表达一个主题或一个中心内容。如果内容过多，可分别制成多张表格。总原则是尽量用简单表，除非必要才选用复合表。

**2. 主谓分明，层次清楚** 统计表虽是表格形式，但其内涵是若干完整的语句，因此，主谓语的位置要准确。一般来说，主语放在表格左边的横标目内，谓语放在表头右边的纵标目内，数据放在横标目与纵标目交叉的格子内，便于分析比较。从左向右读，每行都是一个完整的句子。标目的安排要求层次清楚、符合逻辑，便于分析和表达。

**3. 其他** 制作规范，简约得当，数据表达规范、准确，文字和线条尽量从简，备注项标注适当。

**考点：**统计表的种类及编制统计表的注意事项

# 第2节 统 计 图

统计图是用点、线、面等形式表达统计资料的特征及其变化趋势，使统计资料表述更形象、直观，使读者一目了然，印象清晰。但统计图由于不能准确表达数据，所以常和文字描述或是统计表一起列出，以配合完成统计资料的描述。

## 一、统计图的基本结构

统计图通常由标题、图域、标目、图例、刻度 5 部分构成。

**1. 标题** 用来简明扼要地说明图示资料的时间、地点和主要内容，位于图的下方中央，当一篇资料中有多个统计图时，可在标题前加上图序号，如图 5-1、图 5-2 等。

**2. 图域** 即制图空间，除圆图外，一般用直角坐标系第一象限的位置作为图域，或者用长方形的框架表示。为了使图形更美观，纵横之比以 5∶7 为宜。

**3. 标目** 统计图有纵标目和横标目，纵标目放在图的左侧，横标目放在图的下方，并注明度量衡单位，说明纵轴和横轴数字刻度的意义。

**4. 图例** 当比较不同地区或不同时间某一事物的变化情况时，须用不同的线条或颜色表示，此时就要附加图例对图中不同颜色或图案代表的指标进行注释，图例可置于图的下方或右上角。

**5. 刻度** 即纵轴与横轴上的坐标，纵轴自下而上，横轴自左至右，刻度一律由小到大，纵轴尺度一般从“0”开始。绘图时根据统计指标数值的大小，适当选择坐标原点和刻度的间隔。

**考点：**统计图的基本结构

## 二、常用统计图的绘制

医学研究中常用的统计图有条形图、直方图、圆图和百分条图、线图（普通线图与半对数线图）、散点图等。

### （一）条形图

条形图是以等宽直条（柱）的长短来表示按性质分类的相互独立各指标数值的大小和它们之间的对比关系。适用于指标为各自独立的分类变量资料。例如，不同的地区、不同的病种、不同的科室、不同的疾病之间的比较等。常用的有单式条形图和复式条形图两种，绘制时以横轴作为各直条的基线，在横轴下方注明各直条所代表的事物的名称。以纵轴表示各指标的值，注明标目和单位。纵轴尺度必须从“0”开始，在同一图内尺度单位代表同一数量时要等距。各直条的宽度应相等，直条之间的间隔距离也要相等，间隔距离一般与直条宽度相等或为其一半。各直条间顺序排列要求，可以根据数值从大到小，也可从小到大，或按时间顺序排列。

**1. 单式条形图** 只有一个分组因素，一个统计指标，如根据表5-1中数据绘制条形图，如图5-1所示。

**2. 复式条形图** 只有一个统计指标，两个分组因素，如根据表5-2的资料绘制成条形图，如图5-2所示。

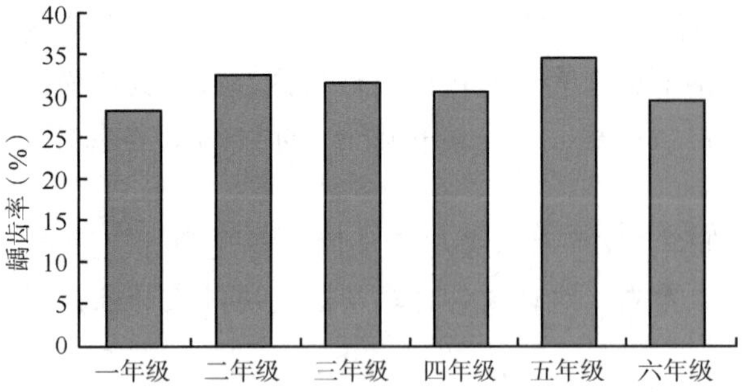


**图5-1** 2023年某小学不同年级学生龋齿率

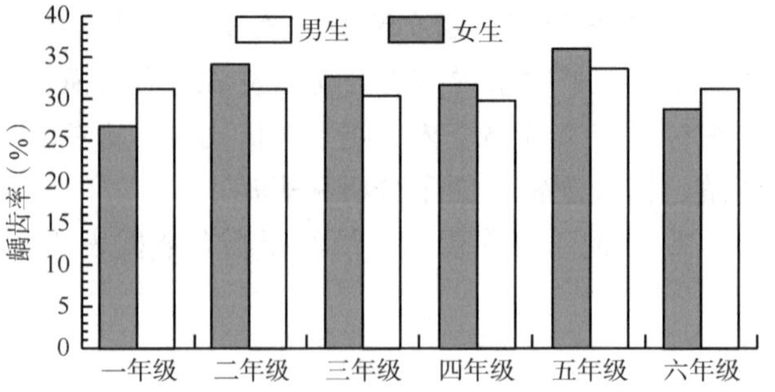


**图5-2** 2023年某小学不同年级、性别学生龋齿率

## （二）直方图

直方图又称频数分布图，适用于表示连续型定量资料的频数分布，是以各矩形的面积表示各组段的频数多少，各矩形面积的总和为总频数。绘制时以横轴表示连续变量，即被观察的现象，其刻度大小按实际范围制定，以相等的距离表示相等的数量值；纵轴表示频数多少，纵轴尺度应从“0”开始，各矩形间不留空隙。对于组距相等的资料可以直接作图，组距不等的资料先进行换算，转化为等组距后再作图。

**【例5-2】** 某单位某年100名职工体检血清总蛋白（g/L）的测量结果如表5-3所示，用其绘制直方图，结果如图5-3所示。

**表5-3 某单位某年100名职工血清总蛋白的频数分布**（单位：g/L）

| 组段 | 频数 |
|---|---|
| 48～ | 1 |
| 52～ | 2 |
| 56～ | 5 |
| 60～ | 16 |
| 64～ | 28 |
| 68～ | 22 |
| 72～ | 18 |
| 76～ | 6 |
| 80～84 | 2 |

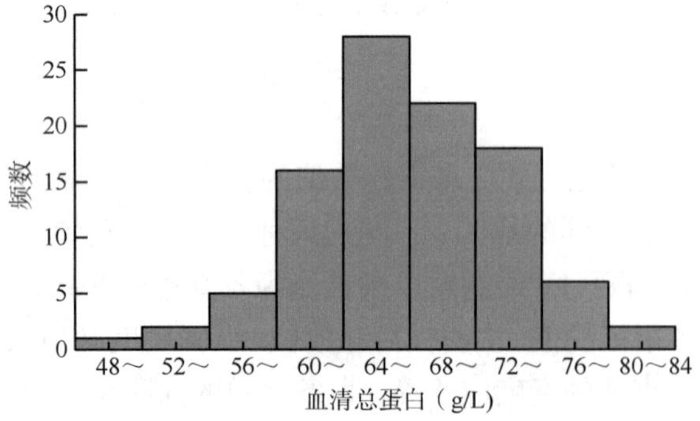


**图5-3** 某单位某年100名职工血清总蛋白的频数分布直方图

## （三）百分条图与圆图

百分条图和圆图属于构成比图，表示事物各组成部分在总体中所占的比例。适用于按性质分类，能计算构成比的资料。

**1. 百分条图** 是用直条的总长度表示100%，直条中分割的各段长度表示事物各组成部分的构成比。在图的上方或下方位置，平行放置标尺，其总长度和百分条图长度一致。绘制直条时，除非事物内部各构成部分有事先存在的排列顺序，否则一般按各构成部分所占百分比大小，按由大到小，从左至右依次排列，并在图上相应位置用数字标出其占比大小。若要比较的事物不止一个时，可以画多个平行的百分条图，以利于相互间观察比较。此时各条图的构成部分排列顺序相同；同时图的下方附图例对各构成部分进行说明。

**【例 5-3】** 用表 5-4 的资料绘制百分条图，结果如图 5-4 所示。

**表 5-4 某年某基层医院各科室住院病例构成**

| 科室 | 人数 | 构成比（%） |
|---|---|---|
| 内科 | 6260 | 36.14 |
| 外科 | 1986 | 11.46 |
| 妇产科 | 2361 | 13.63 |
| 儿科 | 5983 | 34.54 |
| 传染病科 | 732 | 4.23 |
| 合计 | 17 322 | 100.00 |

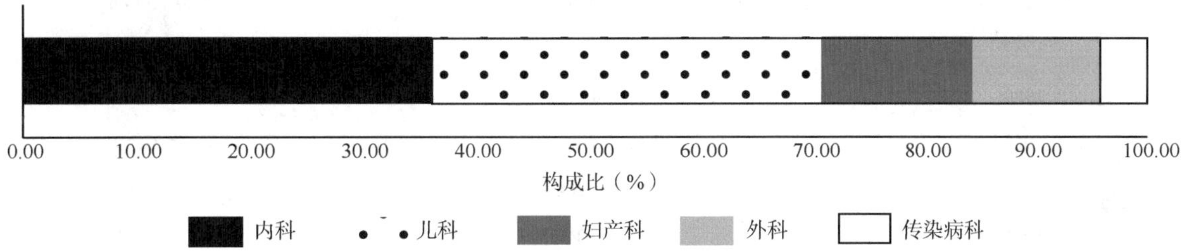


**图 5-4 某年某基层医院各科室住院病例构成百分条图**

百分条图有单式百分条图和复式百分条图，上图为单式百分条图，如果有两组以上构成比数据，可以画出多条平行的构成比直条，即为复式百分条图。

**2. 圆图** 又称饼图，是以整个圆的面积为 100%，表示事物的全部，将面积按比例分成若干扇形部分，其扇形的角度大小为各部分构成比乘以 3.6°，绘制时以 12 点位置为起点，按顺时针方向，以各构成部分占比的数值大小或自然顺序排列各扇形，用不同的图案或颜色予以区分，并配以图例说明。图例顺序应与各构成部分的排列顺序一致。

**【例 5-4】** 用表 5-4 的资料绘制圆图，如图 5-5 所示。

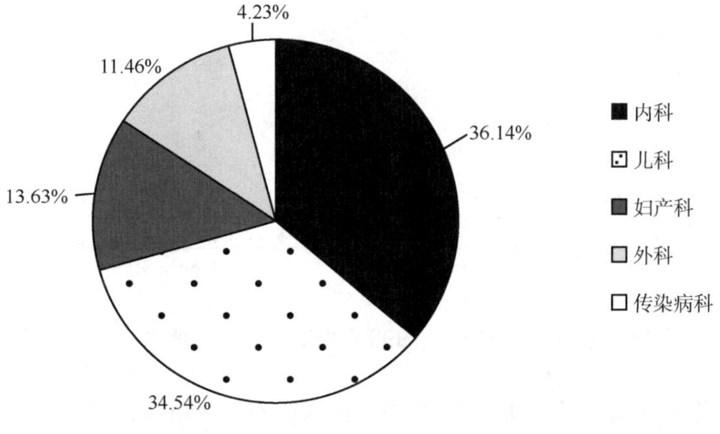


**图 5-5 某年某基层医院各科室住院病例构成圆图**

## （四）线图

线图是用线段的升降来表示某事物（某现象）随时间或条件变化的趋势。适用于连续型资料。线图分普通线图和半对数线图两种。普通线图表示某事物在时间上的发展变化幅度（即绝对数变化的大小），半对数线图表示某事物的发展速度（即相对数变化的大小）。

绘制时通常用横轴表示时间或组段，纵轴表示统计指标。普通线图纵、横坐标均为算术尺度，纵轴可以不从“0”开始，横轴根据需要而定，一般表示连续变量，如时间或年龄等，相邻点之间用直线连接，不能任意改为光滑曲线，中间年份无资料时，则以虚线表示。半对数线纵轴是对数尺度，横轴是算术尺度；图中只有一条线条的称为单式线图，有两条或以上线条的称为复式线图，复式线图应绘图例。同一图内线条不宜过多，一般在 5 条之内。

**【例 5-5】** 用表 5-5 的资料绘制普通线图和半对数线图，如图 5-6、图 5-7 所示。

**表 5-5 某市居民 1970～1990 年伤寒和结核病死亡率**（单位：1/10 万）

| 年份 | 伤寒死亡率 | 结核病死亡率 |
|---|---|---|
| 1970 | 22.3（1.348） | 154.5（2.189） |
| 1974 | 13.4（1.127） | 137.1（2.137） |
| 1978 | 14.0（1.146） | 122.0（2.086） |
| 1982 | 7.2（0.857） | 107.2（2.030） |
| 1984 | 5.0（0.699） | 77.7（1.890） |
| 1986 | 2.8（0.447） | 51.3（1.710） |
| 1988 | 1.6（0.204） | 39.2（1.593） |
| 1990 | 1.1（0.041） | 26.0（1.415） |

注：括号内值为相应死亡率的常用对数值

**1. 普通线图** 当纵轴取算术尺度，不同年份的疾病死亡率用原始值制图，则为普通线图，如图 5-6 所示，从图中可以看出，在 1970～1990 年的 20 年中，结核病的死亡率下降幅度要大于伤寒病死亡率的下降幅度。

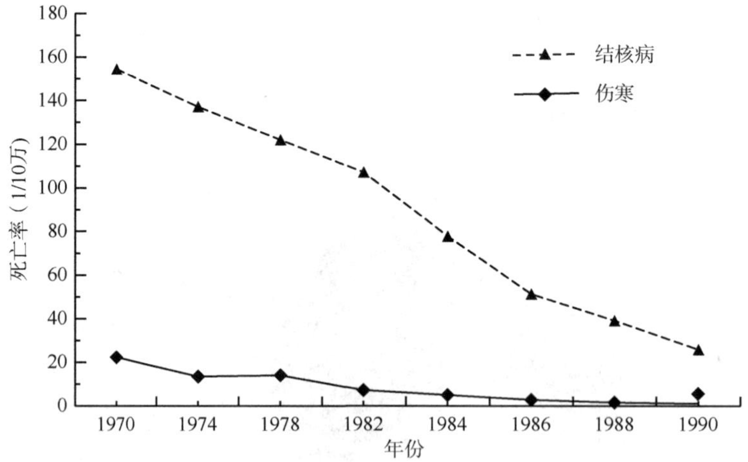


**图 5-6** 某市居民 1970～1990 年伤寒和结核病死亡率普通线图

**2. 半对数线图** 当纵轴取对数尺度，用不同年份疾病死亡率的对数值进行做图时，则为半对数线图，如图 5-7 所示，此时从图中可以发现，在 1970～1990 年的 20 年中，伤寒病的死亡率下降速度要快于结核病死亡率的下降速度。在实际工作中，要根据所需要表达结果的具体目的，正确地选用普通线图或是半对数线图。

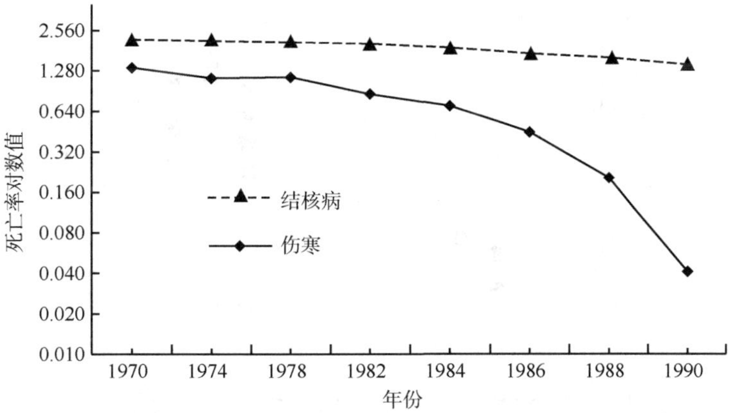


**图 5-7** 某市居民 1970～1990 年伤寒和结核病死亡率半对数线图

**考点：普通线图和半对数线图的应用**

## （五）散点图

散点图是用点的密集程度和变化趋势来表示两种现象间的相关关系。适用于双变量资料，且两变量均具有连续性变化的特征。绘制时纵、横轴均为算术尺度，刻度不一定从“0”开始，横轴一般为自变量，纵轴一般为因变量。纵、横轴尺度比例适当，以 5∶7 为宜；一般同一图内只表达一组数据之间的相关关系。

**【例 5-6】** 用表 5-6 的资料绘制散点图，如图 5-8 所示。

**表 5-6 某年某高校 14 名 19 岁女大学生体重与肺活量**

| 编号 | 体重（kg） | 肺活量（L） |
|---|---|---|
| 1 | 47 | 2.4 |
| 2 | 47 | 2.2 |
| 3 | 48 | 2.5 |
| 4 | 51 | 2.7 |
| 5 | 51 | 2.9 |
| 6 | 54 | 3.1 |
| 7 | 54 | 2.9 |
| 8 | 54 | 3.4 |
| 9 | 54 | 3.3 |
| 10 | 55 | 3.5 |
| 11 | 55 | 3.6 |
| 12 | 56 | 3.2 |
| 13 | 56 | 3.5 |
| 14 | 58 | 3.4 |

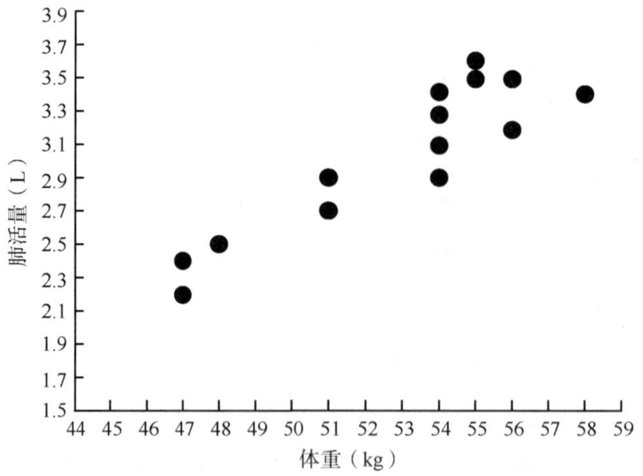


**图 5-8 某年某高校 14 名 19 岁女大学生体重与肺活量散点图**

## （六）统计图的制作原则

（1）正确选用统计图　必须根据资料的性质和分析的目的，选用适当的统计图，因为统计图不能精确地显示数据大小，所以经常需要与统计表一起使用。常用统计图的类型和用途见表 5-7。

（2）一图一主题　一个统计图只能表达一个中心内容或主题，即一个统计指标，否则，主题太多，会导致结构混乱，主题不明确。

（3）准确、美观、清晰　绘制统计图时应注意定点准确、线条粗细适当，比例适宜，不同事物用不同线条或颜色进行区分。

**表 5-7 常用统计图的用途**

| 统计图 | 变量类型 | 用途 |
| --- | --- | --- |
| 条形图 | 连续型变量，分类变量 | 用直条的长短表达数值大小 |
| 直方图 | 连续型变量 | 用直条的高度或面积表达各组段的频数 |
| 百分条图 | 分类变量 | 用长条各段的长度（面积）表达所占比例 |
| 圆图 | 分类变量 | 用圆中的扇形面积表达所占比例 |
| 普通线图 | 连续型变量，分类变量 | 用线段的升降表达事物的动态幅度变化 |
| 半对数线图 | 连续型变量，分类变量 | 用线段的升降表达事物的发展速度变化 |
| 散点图 | 双变量，连续型变量 | 用点的排列趋势和密集表达两变量的相关关系 |

考点：常用统计图种类及适用资料类型

# 自 测 题

## 一、单项选择题

1. 统计表的主要作用是（　　）
   A. 便于形象描述和表达结果
   B. 客观表达实验的原始数据
   C. 减少论文篇幅
   D. 容易进行统计描述和推断
   E. 代替冗长的文字叙述和便于分析对比
2. 关于统计表的列表原则，下列哪项叙述是错误的（　　）
   A. 备注可在表内用“*”标出，写在表的底线下
   B. 横标目是研究对象，列在表的上行
   C. 表内的数据一律用阿拉伯数字表示
   D. 统计表中线条不宜过多
   E. 标题在表的上方中央，简要说明表的内容
3. 下列关于统计表制作的叙述，正确的是（　　）
   A. 纵标目间用竖线分隔
   B. 横、纵标目用斜线分隔

C. 要求各种指标小数位数一致
D. 一张表应包含尽量多的内容
E. 统计表通常包括标题、标目、线条、数字和备注 5 部分

4. 在一个常规的统计表内，非必需包括的内容是（　　）
A. 标题　　B. 标目
C. 线条　　D. 数字
E. 备注

5. 条形图适用于以下哪一种资料（　　）
A. 连续性　　B. 不连续、间断性
C. 事物发展速度　　D. 连续变量的频数
E. 偏态分布资料

6. 比较某地 2013 年和 2014 年 5 种传染病的发病率，应选择（　　）
A. 线图　　B. 直方图
C. 构成比条图　　D. 复式条形图
E. 半对数线图

7. 描述某省 7 岁女孩的身高与体重之间的关系，宜绘制（　　）
A. 普通线图　　B. 直方图
C. 散点图　　D. 构成比条图
E. 半对数线图

8. 百分条图表示各组成部分的百分构成比，其作用同于（　　）
A. 条形图　　B. 线图
C. 圆图　　D. 直方图
E. 散点图

9. 在绘制有纵横轴的统计图时，纵横轴的比例一般以（　　）为宜。
A. 1∶3　　B. 3∶5
C. 5∶7　　D. 7∶9
E. 16∶9

10. 描述某指标随另一连续型变量变化的速度，宜绘制（　　）
A. 圆图　　B. 直方图
C. 散点图　　D. 复式条形图
E. 半对数线图

11. 若用图直观地表示某城市在 8 年中肝炎的发病率随时间的变化情况，宜选择（　　）
A. 散点图　　B. 普通线图
C. 条形图　　D. 直方图
E. 圆图

## 二、案例分析

1. 某地 1995～2000 年恶性肿瘤的死亡情况见表 5-8，试绘制统计图。

**表 5-8　某地 1995～2000 年恶性肿瘤死亡情况**

| 年份 | 死亡率（1/10 万） |
|---|---|
| 1995 | 20 |
| 1996 | 18 |
| 1997 | 16 |
| 1998 | 10 |
| 1999 | 8 |
| 2000 | 6 |

2. 某医院对麦芽根糖浆治疗急慢性肝炎 161 例的疗效见表 5-9，分析错误并修改。

**表 5-9　某医院对麦芽根糖浆治疗急慢性肝炎 161 例的疗效比较**

| 总例数 | 有效 | | | | | | 无效 | |
|---|---|---|---|---|---|---|---|---|
| | 小计 | | 痊愈 | | 好转 | | | |
| 161 | 例数 | % | 例数 | % | 例数 | % | 例数 | % |
| | 108 | 67.1 | 70 | 43.5 | 38 | 23.6 | 53 | 32.9 |

（张庆远　史沁红）

# 第6章 参数估计与假设检验

**学习目标**

1. 素质目标　培养学生应用知识全面分析问题的意识和能力，养成认真细致、客观专业、科学严谨的工作态度。

2. 知识目标　掌握均数的标准误的概念；理解标准差和标准误的区别和联系；掌握总体均数置信区间估计方法；熟悉率的标准误的意义和总体率置信区间估计的方法；掌握假设检验的基本思想和基本步骤；掌握第一类错误与第二类错误、检验效能的概念。

3. 能力目标　具备用总体平均数置信区间和假设检验进行统计推断的能力。

**【例 6-1】** 某研究者随机抽样调查了某市 625 名健康男性工人红细胞数，获得均数为 480 万/mm$^3$，标准差为 50 万/mm$^3$，据此认为该市健康男性工人的红细胞数平均水平为 480 万/mm$^3$。

**问题：** 1. 该资料是何种类型资料？

2. 以此次抽样得到的样本均数 480 万/mm$^3$ 来代表市区健康男性工人红细胞数的平均水平是否合适？为什么？

## 第 1 节　抽样误差与置信区间

从一个已知总体中进行多次随机抽样，可发现各样本均数与已知总体均数未必相等，同时样本均数之间也存在差异。这种差异的存在是由于总体中的各个体存在变异，随机抽样的每个样本只包含部分个体，且每个样本中的个体不完全相同，所以就使样本统计量与总体参数间存在差异，各样本统计量之间也存在差异。

**链　接**　抽样调查

抽样调查是从由全部调查对象构成的抽样总体中，随机抽取一部分调查对象作为样本进行调查，由个体样本的调查观测结果对总体的指标或特征进行统计推断。抽样调查方法起源于 19 世纪的欧洲，在 20 世纪中期逐步形成了较完整的理论体系。抽样调查在社会经济生活和科学研究中都有着广泛应用，也是各国政府统计部门经常采用的一种调查方式。

### 一、抽 样 误 差

#### （一）均数的标准误

由于存在个体变异，随机抽样引起的样本统计量与总体参数之间的差异称为抽样误差。在抽样研究中由于个体变异的客观存在，抽样误差是不可避免的。那么抽样误差的大小如何反映呢？

抽样误差的大小主要反映在多次抽样后的各样本统计量与总体参数以及各样本统计量之间的差异，差异越大，误差也越大。通过研究发现：将各样本均数大部分分布在总体参数左右，中间多、两边少，左右基本对称，服从正态分布，而正态分布或近似正态分布的资料常用标准差描述其变异程度，因此计算样本均数的标准差以反映样本均数的变异程度，为了与一般计量资料的标准差相区别，把样本均数的标准差称为均数的标准误，用符号 $\sigma_{\bar{X}}$ 表示，均数的标准误说明各样本均数围绕总体均数 $\mu$ 的离散程度，以反映抽样误差的大小。$\sigma_{\bar{X}}$ 越大，样本均数的分布越分散，样本均数与总体均数的差别越大，抽样误差越大，由样本均数估计总体均数的可靠性越小；反之，$\sigma_{\bar{X}}$ 越小，样本均数的分布越集中，样本均数与总体均数的差别越小，抽样误差越小，由样本均数估计总体均数的可靠性就越大。

**链　接**　标准差与标准误的区别和联系

| | 标准差 | 标准误 |
|---|---|---|
| 含义 | 测量值的离散程度，反映原始数据波动大小。标准差越小，个体值相对越集中，均数对数据的代表性越好 | 样本均数的离散程度，反映均数抽样误差大小，标准误越小，样本均数的分布越集中，样本均数与总体均数的差别越小，抽样误差越小，由样本均数估计总体均数的可靠性越大 |
| 计算 | $\sigma=\sqrt{\frac{\sum(X-\mu)^2}{n}}$，$S=\sqrt{\frac{\sum(X-\bar{X})^2}{n-1}}$ | $\sigma_{\bar{X}}=\frac{\sigma}{\sqrt{n}}$，$S_{\bar{X}}=\frac{S}{\sqrt{n}}$ |
| 大小 | 大 | 小 |
| 用途 | 描述个体值的变异程度、计算变异系数、计算正常值范围、计算标准误 | 描述均数的抽样误差大小、参数置信区间的估计、假设检验 |
| 联系 | 都是离散程度的指标，标准误是通过标准差来计算 | |

考点：标准差与标准误的区别和联系

样本均数的标准误计算公式如下：

$$\sigma_{\bar{X}}=\frac{\sigma}{\sqrt{n}} \tag{6-1}$$

由公式（6-1）可见，$\sigma_{\bar{X}}$ 的大小与样本含量和总体标准差相关，与 $\sigma$ 成正比，与 $\sqrt{n}$ 成反比，因此当 $\sigma$ 固定不变的时候，可以通过适当增加样本含量来减小抽样误差。在实际抽样研究中，总体标准差 $\sigma$ 常常未知，一般用样本标准差 $S$ 作为 $\sigma$ 的估计值，因而得到均数标准误的估计值 $S_{\bar{X}}$，其计算公式为

$$S_{\bar{X}}=\frac{S}{\sqrt{n}} \tag{6-2}$$

**【例 6-2】**　计算【例 6-1】中的标准误的估计值为

$$S_{\bar{X}}=\frac{50}{\sqrt{625}}=\frac{50}{25}=2$$

考点：计算均数的标准误

## （二）率的标准误

由于抽样引起的样本率与总体率的差异称为率的抽样误差，与样本均数一样，也可以用率的标准误来度量，其计算公式如下：

$$\sigma_p=\sqrt{\frac{\pi(1-\pi)}{n}} \tag{6-3}$$

式中，$\sigma_p$ 为率的标准误；$\pi$ 为总体率；$n$ 为样本含量。

同样，当总体率 $\pi$ 未知时，需以样本率 $p$ 作为 $\pi$ 的估计值，相应地率的标准误按下式计算：

$$S_p=\sqrt{\frac{p(1-p)}{n}} \tag{6-4}$$

式中，$S_p$ 为率的标准误的估计值；$p$ 为样本率。

**【例 6-3】**　在某农村地区随机抽取 100 名儿童，进行蛔虫感染情况粪检，结果 50 名儿童蛔虫卵粪检为阳性，试计算该地区儿童蛔虫感染情况粪检阳性率的标准误估计值。

**解析**：将 $n=100$，$p=\frac{50}{100}=0.5$，代入计算公式得

$$S_p=\sqrt{\frac{0.5\times(1-0.5)}{100}}=0.05$$

即该地区儿童蛔虫感染情况粪检阳性率的标准误估计值为 0.05。

**考点**：率的标准误的计算

### 二、置 信 区 间

对于【例 6-1】的资料，如何估计该市健康男性工人红细胞数的平均水平呢？

估计总体参数的方法常用的有两种，一是点估计法，即直接将样本统计量作为对总体参数的估计，点估计方法简单，但未考虑抽样误差的大小；二是区间估计法，即按照事先给定的概率$1-\alpha$，估计包含未知总体参数的一个可能范围，该范围称为参数的置信区间，$1-\alpha$ 称为置信度或可信度，通常取 95%（或 90%、99%）。置信区间通常由两个数值，即两个置信限表示，较小者称为下限，较大者称为上限。

## 第 2 节　总体均数和总体率置信区间估计

### 一、$t$ 分布

从总体中多次抽样得到的各样本均数服从总体均数为 $\mu$、总体标准差为 $\sigma_{\bar{X}}$ 的正态分布，对这个正态分布的随机变量 $\bar{X}$ 采用 $Z=\frac{\bar{X}-\mu}{\sigma_{\bar{X}}}$ 变换，可将其转化为标准正态分布，但实际研究中由于 $\sigma_{\bar{X}}$ 常常未知，所以上述变换中常以 $S_{\bar{X}}$ 替代 $\sigma_{\bar{X}}$，但 $\sigma_{\bar{X}}$ 是个常量，而 $S_{\bar{X}}=\frac{S}{\sqrt{n}}$ 会因为样本不同而不同，所以变换后的随机变量 $\frac{\bar{X}-\mu}{S_{\bar{X}}}$ 不再服从正态分布，而是服从 $t$ 分布，即

$$t=\frac{\bar{X}-\mu}{S_{\bar{X}}}=\frac{\bar{X}-\mu}{S/\sqrt{n}} \tag{6-5}$$

$$\nu=n-1 \tag{6-6}$$

$t$ 分布曲线如图 6-1 所示。

$t$ 分布曲线具有如下特征。

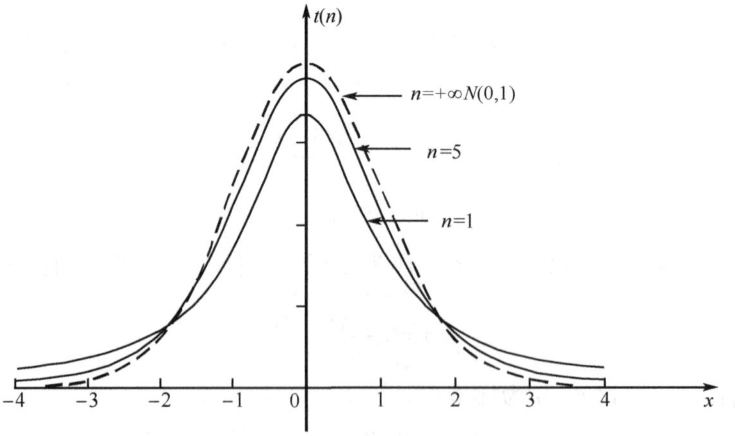


**图 6-1**　$t$ 分布曲线图

1. 不同自由度对应不同的 $t$ 分布，因此 $t$ 分布曲线是一簇曲线，$t$ 分布曲线呈单峰分布，在 $t$=0 处最高，且以 0 为中心左右对称。

2. $t$ 分布曲线形态变化与自由度的大小有关，自由度 $v$ 越小，$t$ 值越分散，曲线越低平，尾部越高；随着自由度 $v$ 的增大，$t$ 值越集中，曲线越尖峭，尾部越低。

3. 当 $v$ 趋于∞时，$t$ 分布逼近标准正态分布，即 $t$ 分布的极限分布为标准正态分布，或者说标准正态分布是 $t$ 分布的特例。

4. $t$ 分布的曲线下面积可通过查 $t$ 界值表得到，见附表 2。单侧面积或单尾面积：用 $t_{\alpha,v}$ 表示；双侧面积或双尾面积：用 $t_{\alpha/2,v}$ 表示，见图 6-2、图 6-3。

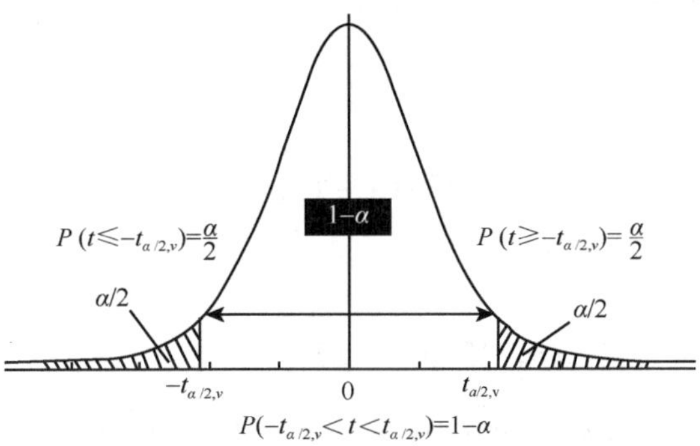


**图 6-2　双侧 $t$ 分布曲线下面积**

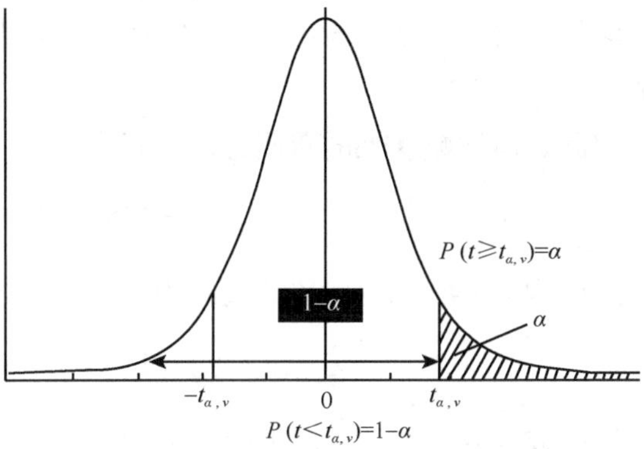


**图 6-3　单侧 $t$ 分布曲线下面积**

考点：$t$ 分布曲线特征

## 二、总体均数置信区间估计

根据总体标准差 $\sigma$ 是否已知，以及样本含量 $n$ 的大小，总体均数置信区间的计算有 $t$ 分布和 $Z$ 分布两种方法。

### （一）$Z$ 分布法

1. 当 $\sigma$ 已知，则 $Z=\dfrac{\bar{X}-\mu}{\sigma/\sqrt{n}}$ 服从标准正态分布 $N$（0，1）。

总体均数的双侧置信区间为：$\left(\bar{X}-Z_{\frac{\alpha}{2}}\sigma_{\bar{X}},\bar{X}+Z_{\frac{\alpha}{2}}\sigma_{\bar{X}}\right)$

总体均数的单侧置信区间为：$\left(\bar{X}-Z_{\alpha}\sigma_{\bar{X}},+\infty\right)$ 或 $\left(-\infty,\bar{X}+Z_{\alpha}\sigma_{\bar{X}}\right)$

2. 当 $\sigma$ 未知，但 $n$ 足够大（$n$＞50）时，$S_{\bar{X}}$ 接近 $\sigma_{\bar{X}}$，$t$ 分布接近 $Z$ 分布

总体均数的双侧置信区间为：$\left(\bar{X}-Z_{\frac{\alpha}{2}}S_{\bar{X}},\bar{X}+Z_{\frac{\alpha}{2}}S_{\bar{X}}\right)$

总体均数的单侧置信区间为：$\left(\bar{X}-Z_{\alpha}S_{\bar{X}},+\infty\right)$ 或 $\left(-\infty,\bar{X}+Z_{\alpha}S_{\bar{X}}\right)$

**【例 6-4】**　某市 2020 年随机测量了 90 名 19 岁健康男大学生的身高，其均数为 172.2cm，标准差为 4.5cm，试估计该市 2020 年 19 岁健康男大学生平均身高的 95%置信区间。

**解析**：由于 $n$=90＞50，因此总体均数的双侧置信区间为

$$\bar{X}\pm1.96S_{\bar{X}}=172.2\pm1.96\times\frac{4.5}{\sqrt{90}}=（171.3，173.1）$$

该市 2020 年 19 岁健康男大学生平均身高的 95%置信区间为（171.3，173.1）cm。

### （二）$t$ 分布法

$\sigma$ 未知，且 $n$＜50 时，$t=\dfrac{\bar{X}-\mu}{S_{\bar{X}}}$ 不再服从 $Z$ 分布，而是服从 $v=n-1$ 的 $t$ 分布

总体均数的双侧置信区间为：$\left(\bar{X}-t_{\frac{\alpha}{2}}S_{\bar{X}},\bar{X}+t_{\frac{\alpha}{2}}S_{\bar{X}}\right)$

总体均数的单侧置信区间为：$\left(\bar{X}-t_{\alpha}S_{\bar{X}},+\infty\right)$ 或 $\left(-\infty,\bar{X}+t_{\alpha}S_{\bar{X}}\right)$

**【例 6-5】** 已知某地 27 名健康成年男子的血红蛋白量均数 $\bar{X}$ =125g/L，标准差 $S$ = 15g/L。试问该地健康正常成年男子血红蛋白平均含量的 95%置信区间和 99%置信区间各是多少？

**解析：**由于 $n$=27＜50，$v$=27−1=26，查 $t$ 界值表，$\alpha=0.05$ 时，双侧 $t_{0.05/2,26}=2.056$，$\alpha=0.01$ 时，双侧 $t_{0.01/2,26}=2.779$，

因此总体均数 95%的双侧置信区间为

$$\bar{X}\pm t_{\alpha/2,v}S_{\bar{X}}=125\pm 2.056\times\frac{15}{\sqrt{27}}=（119.06，130.94）\text{g/L}$$

总体均数 99%的双侧置信区间为

$$\bar{X}\pm t_{\alpha/2,v}S_{\bar{X}}=125\pm 2.779\times\frac{15}{\sqrt{27}}=（116.98，133.02）\text{g/L}$$

该市健康成年男子血红蛋白平均含量：95%置信区间为（119.06，130.94）g/L，99%置信区间为（116.98，133.02）g/L。

考点：总体均数置信区间的计算

## 三、总体率置信区间估计

### （一）查表法

当样本含量 $n$ 较小，如 $n$≤50，特别是 $p$ 很接近 0 或 100%时，可以通过查百分率的置信区间表（附表 3），确定总体率的置信区间。

**【例 6-6】** 某医院对 39 名前列腺癌患者实施开放手术治疗，术后有合并症者 2 人，试估计该手术合并症发生概率的 95%置信区间。

**解析：**查附表 3 百分率的置信区间表，在 $n$=39 的横行，$x$=2 的纵列交叉处的数值为 1～17，即该手术合并症发生概率的 95%置信区间为 1%～17%。

附表 3 中 $x$ 值只列出 $x\leqslant\dfrac{n}{2}$ 部分，当 $x>\dfrac{n}{2}$ 时不能在表中查到，应以 $n-x$ 值查表，然后从 100 中减去查得的数值，即为所求的置信区间。

### （二）正态近似法

当 $n$ 足够大，且样本频率 $p$ 和（1−$p$）均不太小时，如 $np$ 与 $n$（1−$p$）均大于 5 时，$p$ 的抽样分布接近正态分布。

总体率的置信区间：$\left(p-Z_{\alpha/2}S_p,p+Z_{\alpha/2}S_p\right)$

**【例 6-7】** 用某种仪器检查已确诊的乳腺癌患者 120 名，检出乳腺癌患者 94 例，检出率为 78.3%。试估计该仪器乳腺癌总体检出率的 95%置信区间？

**解析：**本例 $n$ 比较大，且 $np$ = 94 及 $n$（1−$p$）= 26 均大于 5，用正态近似法估计总体率的置信区间

$$p\pm Z_{\alpha/2}S_p=0.783\pm 1.96\times\sqrt{\frac{0.783\times(1-0.783)}{120}}=(0.709\sim 0.857)$$

即该仪器乳腺癌总体检出率的 95%置信区间为（70.9%，85.7%）。

**考点**：总体率置信区间的计算

# 第 3 节　假设检验

## 一、基本原理

**【例 6-8】** 某市 2021 年出生的新生儿中，某医生随机选取了 20 名男婴，测得身长均数为 51.25cm，随机选取了 25 名女婴，测得其身长均数为 50.26cm，该医生由此判定男婴身长比女婴大。

**问题**：1. 该医生的结论是否正确？

2. 如何解决这类问题？

**解析**：1. 该医生的结论是错误的，因为 20 名男婴和 25 名女婴是随机抽样得到的两个样本，存在抽样误差，因此不能根据样本（部分男婴和部分女婴）的结论直接得出总体（所有男婴和所有女婴）的结论。

2. 根据样本结论推断总体结论，应该做统计推断（假设检验）。

该例题中男婴身长（$\bar{X}_1$）比女婴身长（$\bar{X}_2$）大，其可能原因如下。

（1）两样本来源于同一总体 $\mu_1=\mu_2$，但存在抽样误差。即是说该市新生儿中男婴和女婴的身长并没有差异，即本次调查的男婴身长的总体均数与女婴身长的总体均数相同，亦即 $\bar{X}_1 \neq \bar{X}_2$ 仅由抽样误差造成，这种差异无统计学意义。

（2）两样本来源于非同一总体 $\mu_1 \neq \mu_2$，该市新生儿中男婴和女婴的身长确实存在差异，即本次调查的新生儿男婴身长的总体均数与女婴身长的总体均数不相同，亦即 $\bar{X}_1 \neq \bar{X}_2$ 是因为来自不同的总体，这种差异有统计学意义。

如何判断是哪一种情形呢？就要用反证法小概率事件原理。

反证法小概率事件原理：即首先假设两总体无差别（反证法），然后根据样本资料计算这一结论成立的概率 $P$ 值，当 $P$ 值是一个小概率时，就可以拒绝原假设（小概率事件在一次实验中不可能发生的推断原理），而认为两总体有差别，否则就认为两总体没有差别。

**考点**：假设检验的基本原理

## 二、基本步骤

### （一）建立检验假设，确定检验水准

$H_0$：原假设（无效假设、零假设）是对总体参数或总体分布作出的假设，通常假设总体参数相等或观察数据服从某一分布（如正态分布等）。

$H_1$：对立假设（备择假设），与 $H_0$ 相对立又相联系。

$\alpha$：检验水准，上述两种假设中，要作出抉择，即是拒绝 $H_0$，还是不拒绝 $H_0$，需根据概率的大小作出判断。$\alpha$ 就是对 $H_0$ 假设作出抉择的一个判定标准，通常 $\alpha$=0.05。

### （二）选择适当的假设检验方法，计算相应的检验统计量

应根据资料类型、设计、分析目的和各种假设检验方法的应用条件选择相应的检验统计量。

### （三）确定 $P$ 值

$P$ 值是通过计算出来的统计量查相应的界值表获得。$P$ 值的含义是指从 $H_0$ 规定的总体中随机抽样，抽得等于及大于[和（或）等于及小于]现有样本获得的检验统计量（如 $t$、$Z$ 等）值的概率。

### （四）得出统计推断结论

做出推断：包括统计结论和专业结论。

若 $P \leqslant \alpha$，按所取检验水准 $\alpha$，拒绝 $H_0$，接受 $H_1$，差别有统计学意义。其统计学依据是，在 $H_0$ 成立的条件下，得到现有检验结果的概率小于 $\alpha$，因为小概率事件不可能在一次试验中发生，所以怀疑 $H_0$ 的真实性，从而拒绝 $H_0$。

若 $P > \alpha$，按所取检验水准 $\alpha$，不拒绝 $H_0$，差别无统计学意义。其统计学依据是，在 $H_0$ 成立的条件下，发生较为可能的事件，没有充足的理由对 $H_0$ 提出怀疑，从而不拒绝 $H_0$。

无论拒绝还是接受 $H_0$。得出的统计结论都要结合所分析问题的专业背景给出专业推断结论。

**【例 6-9】** 通过以往大量调查，已知某地一般新生儿的头围均数为 34.5cm，标准差为 1.99cm。为研究某矿区新生儿的发育情况，现从该地某矿区随机抽取新生儿 55 人，测得其头围均数为 33.89cm，问该矿区新生儿的头围总体均数与一般新生儿头围总体均数是否不同？

案例解析：

**1. 建立检验假设，确定检验水准**

$H_0$：该矿区新生儿的头围总体均数与一般新生儿头围总体均数相同，$\mu=\mu_0$。

——原假设（零假设）

$H_1$：该矿区新生儿的头围总体均数低于一般新生儿头围总体均数，$\mu<\mu_0$。

——备择假设

$\alpha$=0.05（单侧）

**2. 计算检验统计量 *t* 值**

$t$=（略，详见第 7 章）

**3. 确定 *P* 值**

根据计算的统计量 $t$ 值，查 $t$ 界值表，确定 $P$ 值。

**4. 得出统计推断结论**

如果 $P > \alpha$，按所取检验水准 $\alpha$，不拒绝 $H_0$，差别无统计学意义，该矿区新生儿的头围总体均数与一般新生儿头围总体均数相同。

如果 $P \leqslant \alpha$，按所取检验水准 $\alpha$，拒绝 $H_0$，接受 $H_1$，差别有统计学意义，该矿区新生儿的头围总体均数与一般新生儿头围总体均数不同。

**考点：**假设检验的基本步骤

## 三、假设检验的两类错误

### （一）第一类错误和第二类错误

假设检验会不会犯错误呢？由于作出结论的依据是小概率事件原理，是指小概率事件在一次试验中基本上不会发生，但不是一定不发生。也就是说假设检验是利用小概率反证法思想，从问题的对立面（$H_0$）出发间接判断要解决的问题（$H_1$）是否成立，然后在假定 $H_0$ 成立的条件下计算检验统计量，最后根据 $P$ 值判断结果，此推断结论具有概率性，因而无论拒绝还是不拒绝 $H_0$，都可能犯错误。

第一类（Ⅰ型）错误：如果实际情况与 $H_0$ 一致，仅仅由于抽样的原因，使得统计量的观察值落到拒绝域，拒绝原本正确的 $H_0$，导致推断结论错误。这类“弃真”的错误称为第一类错误。犯第一类错误的概率大小为 $\alpha$，$\alpha$ 可以取单尾亦可以取双尾。

第二类（Ⅱ型）错误：如果实际情况与 $H_0$ 不一致，也仅仅由于抽样的原因，使得统计量的观察值落到接受域，不能拒绝原本错误的 $H_0$，导致了另一种推断错误。这类“取伪”的错误称为第二类错误。犯第二类错误的概率为 $\beta$，$\beta$ 只取单尾。

第一类错误和第二类错误的关系：从图 6-4 可以看出，如果临界值沿水平方向右移，$\alpha$ 将变小而 $\beta$ 将变大，即若减小 $\alpha$ 错误，就会增大犯 $\beta$ 错误的机会；如果临界值沿水平方向左移，$\alpha$ 将变大而 $\beta$ 将变小，即若减小 $\beta$ 错误，也会增大犯 $\alpha$ 错误的机会。$\alpha$ 和 $\beta$ 的关系就像跷跷板，$\alpha$ 小 $\beta$ 就大，$\alpha$ 大 $\beta$ 就小。所以当 $n$ 一定时，$\alpha$ 增大，$\beta$ 则减少。假设检验时设定 $\alpha$ 值是减少第一类错误的主要方法，而增加样本量是减少第二类错误的主要方法。

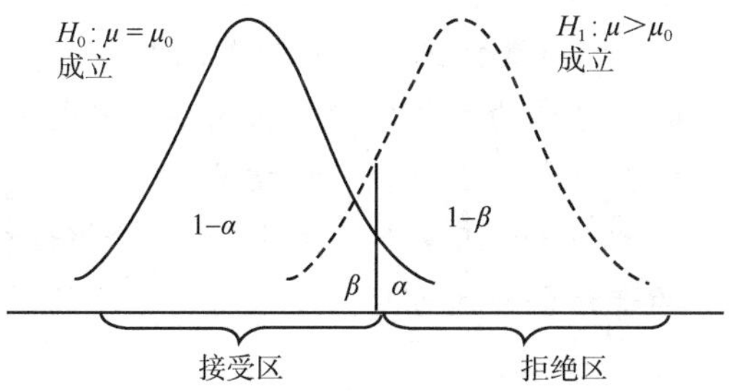


**图 6-4**　第一类错误和第二类错误的关系

**链　接**　第一类和第二类错误小结

| | 不拒绝 $H_0$ | 拒绝 $H_0$，接受 $H_1$ |
|---|---|---|
| $H_0$ 为真 | $1-\alpha$（正确决策） | $\alpha$（弃真错误） |
| $H_0$ 为伪 | $\beta$（取伪错误） | $1-\beta$（正确决策） |

**考点：**第一类错误和第二类错误

## （二）检验效能

1. （$1-\beta$）称为假设检验的检验效能。当所研究的总体与 $H_0$ 确有差别时，按检验水准 $\alpha$ 能够发现它（拒绝 $H_0$）的概率。一般情况下对同一检验水准 $\alpha$，功效大的检验方法更可取。在医学科研设计中，检验效能（$1-\beta$）不宜低于 0.75，否则检验结果很可能反映不出总体的真实差异，出现非真实的阴性结果。

2. 影响检验效能的因素

（1）两总体参数的真实差异　若差异越大，假设检验能够发现这种差异的可能性越大，检验效能越大。

（2）显著性水平 $\alpha$　当 $\alpha$ 越大，第二类错误 $\beta$ 越小，检验效能（$1-\beta$）越大。

（3）总体标准差 $S$　当 $\sigma$ 越小，样本均数的标准差（标准误）越小，检验效能越大。

（4）样本容量 $n$　当 $n$ 增大时，$\alpha$ 与 $\beta$ 均会减少，检验效能（$1-\beta$）增大。

**考点：**检验效能

## （三）应用假设检验需要注意的问题

1. 要有严密的研究设计。在抽样研究中，研究设计、搜集数据和统计分析是一个整体。每一种假设检验方法都是与相应的研究设计相联系的。

2. 应用检验方法必须符合其适用条件。每一种假设检验都有相应的适应条件，实际应用中，应根据设计类型、变量类型、样本大小等因素选择适当的检验方法。

3. 适当选择检验水准 $\alpha$。当样本量一定时，$\alpha$ 越小，$\beta$ 越大；反之亦然。若想同时减少 $\alpha$ 和 $\beta$，只有增大样本含量。权衡两类错误的危害来确定 $\alpha$ 的大小。

4. 正确理解 $P$ 值的意义。$P$ 值很小时“拒绝 $H_0$，接受 $H_1$”，但是不要把很小的 $P$ 值误解为总体参数间差异很大。如果 $P<\alpha$，宜说差异“有统计学意义”，同时写出 $P$ 的数值或相应的不等式。

5. 统计“显著性”与专业“显著性”。假设检验是为各专业服务的，统计结论必须和专业结论有机地相结合，才能得出恰如其分、符合客观实际的最终结论。

**链　接**　假设检验与置信区间的区别与联系

（1）置信区间用于推断总体参数所在的范围，假设检验用于推断总体参数是否不同。前者估计总体参数的大小，后者推断总体参数有无质的不同。

（2）置信区间也可回答假设检验的问题。如已知的总体均数在样本均数所估计的置信区间之内时，可认为两总体均数相同，反之则可认为不同。但置信区间不能提供确切的 $P$ 值范围，只能给出在 $\alpha$ 水准上有无统计意义。

（3）验证一个假设时，可选择假设检验，而只是对总体的参数做一个估计时，可选用区间估计，两者结合应用可对问题进行更全面的说明。

**考点**：假设检验与置信区间的区别与联系

## 自 测 题

### 一、单项选择题

1. 随机抽取某市 100 名 10 岁女孩，测得其体重均数为 35kg，若以一定的概率估计该市 10 岁女孩体重总体均数，宜采用（　　）
   A. 点估计　　B. 区间估计
   C. 假设检验　　D. 医学参考值范围
   E. 无法估计
2. 下列关于均数的标准误的叙述错误的是（　　）
   A. 是样本均数的标准差
   B. 反映样本均数抽样误差大小
   C. 与 $\sigma$ 成正比，与 $\sqrt{n}$ 成反比
   D. 其值越大，用样本均数估计总体均数的可靠性越好
   E. 其值越小，用样本均数估计总体均数的可靠性越好
3. 两样本比较时，分别取以下检验水准，哪个水准的第二类错误最小（　　）
   A. $\alpha$=0.05　　B. $\alpha$=0.01　　C. $\alpha$=0.10
   D. $\alpha$=0.15　　E. $\alpha$=0.20
4. 在某农村地区随机抽取 100 名儿童，进行蛔虫感染情况粪检，结果 50 名儿童蛔虫卵粪检为阳性，则该地儿童蛔虫卵粪检总体阳性率的 95%的置信区间为（　　）
   A. 35%～60%　　B. 37%～63%
   C. 30%～70%　　D. 40%～60%
   E. 35%～63%
5. 某医疗单位欲得到该地 24 岁正常成年男性的平均收缩压资料，从该地随机抽取 60 名 24 岁正常成年男性，测得其平均收缩压为 119.0mmHg，标准差为 7.6mmHg。该地 24 岁正常男性的平均收缩压 95%的置信区间为（　　）
   A. $119.0\pm1.96\times7.6$　　B. $119.0\pm1.64\times7.6$
   C. $119.0\pm2.58\times7.6$　　D. $119.0\pm1.96\times7.6/\sqrt{60}$
   E. $119.0\pm2.58\times7.6/\sqrt{60}$
6. 当样本含量增大时，以下说法正确的是（　　）
   A. 抽样误差会变大　　B. 样本标准差会变小
   C. 样本标准误会变小　　D. 样本标准差会变大
   E. 样本标准误会变大
7. 假设已知某地所有 18 岁正常成年男性的平均收缩压为 115.0mmHg，总体标准差为 10.5mmHg。研究者甲从该地随机抽取 25 名 18 岁正常成年男性，测得其平均收缩压为 119.0mmHg，标准差为 11.2mmHg，请问 119.0mmHg 与 115.0mmHg 不同，原因是（　　）
   A. 样本例数太少　　B. 抽样误差　　C. 总体均数不同
   D. 系统误差　　E. 研究总体不同
8. 关于假设检验，下列哪个说法正确（　　）
   A. 单侧检验优于双侧检验
   B. 双侧检验优于单侧检验
   C. 采用单侧检验还是双侧检验取决于检验统计量的大小
   D. 若 $P$ 值大于 0.05，应接受 $H_1$
   E. 若 $P$ 值小于 0.05，则接受 $H_1$，但可能犯错误
9. 样本量不变，当检验水准 $\alpha$ 从 0.05 提高到 0.1 时（　　）
   A. 第一类错误的概率减小
   B. 第一类错误的概率增大
   C. 第一类错误和第二类错误的概率都减小
   D. 第一类错误和第二类错误的概率都增大
   E. 第二类错误的概率增大
10. 样本容量从 100 增加到 200 时（　　）
    A. 第一类错误的概率减小，第二类错误的概率增大
    B. 第一类错误的概率增大，第二类错误的概率减小
    C. 第一类错误和第二类错误的概率都减小
    D. 第一类错误和第二类错误的概率都增大
    E. 第二类错误的概率增大

### 二、综合分析题

1. 若两样本均数比较的 $t$ 检验结果为拒绝 $H_0$，即 $P<0.05$，则 $P$ 值越小，说明两总体均数差别越大。此结论是否正确？为什么？
2. 某地区抽样调查部分新生儿胸围，其中男婴胸围均数为 33.25cm，女婴为 31.56cm，因此判定男婴胸围比女婴大。此结论是否正确？为什么？

（左　莉　王锦霞）

# 第7章 t检验

**学习目标**

1. 素质目标　培养数据初步处理分析能力，增强不迷信权威、开拓创新、积极探索的医学科研素养，养成认真细致、科学严谨、不轻言放弃的工作态度。

2. 知识目标　熟悉 $t$ 检验的主要用途及相关的基本公式；掌握 $t$ 检验的方法及其适用条件；掌握 $Z$ 检验的方法及其适用条件。

3. 能力目标　能够熟练应用 $t$ 检验方法对医学实际问题进行统计分析。

在实际工作中，研究的总体往往数量庞大或者是未知总体，很难得到总体的每个观察单位的值，一般情况下我们只能得到来自总体的一个样本资料。由于抽样误差的影响，样本资料的特点不能直接代表总体的情况，用样本信息推断总体的特征需要进行假设检验。假设检验的方法很多，根据研究目的、资料的类型和条件等不同选择的方法不同，常用的检验方法有参数检验和非参数检验。

第 6 章已经介绍了 $t$ 分布，$t$ 分布的发现使得小样本统计推断成为可能，以 $t$ 分布为基础的检验称为 $t$ 检验。在医学实践中，$t$ 检验是应用较多的一类假设检验方法。本章主要介绍 $t$ 检验的应用。

**【例 7-1】**　根据以往每年体检资料得知某地高三年级男生平均身高为 172cm，2020 年随机抽取当地高三年级男生 36 名，测量其身高，得均数为 174cm，标准差为 8.6cm，问 2020 年当地高三年级男生的平均身高与以往是否不同？研究者认为该地 36 名男子实测的身高 174cm≠172cm，故该地 2020 年高三年级男生的平均身高与以往高三男生平均身高不同。

**问题**：该地 2020 年高三年级男生的平均身高是否与以往高三年级男生平均身高不同？该资料应该用何种方法进行比较？

## 第 1 节　t 检验

$t$ 检验是一种适用于定量资料的假设检验方法，它以 $t$ 分布为基础，以 $t$ 值为检验统计量。$t$ 检验主要用于样本均数与总体均数的比较（单样本资料的 $t$ 检验）、配对设计资料的差值均数与总体均数 0 的比较、成组设计资料的两样本均数的比较。

$t$ 检验的基本思想是假设在 $H_0$ 成立的条件下随机抽样，按照 $t$ 分布的规律，统计量获得现有数值以及更不利于 $H_0$ 的数值的可能性（概率）为 $P$，将 $P$ 值与事先设定检验水准 $\alpha$（通常为 0.05）进行比较，若 $P \leqslant \alpha$，则拒绝 $H_0$，接受 $H_1$；若 $P > \alpha$，则不拒绝 $H_0$。

$t$ 检验的应用条件：随机样本，样本含量较少（$n<50$），样本来自正态总体（两样本均数比较时还要求两样本的总体方差相等），实际应用时与上述条件略有偏离，只要其分布为单峰，并且近似对称分布，对结果影响不大。两小样本均数比较时还要求两样本所对应的两总体方差相等，即方差齐性。

**链　接　t 分布**

英国统计学家戈塞特（W. S. Gosset）于 1908 年以“Student”笔名发表他发现的新的密度函数曲线的研究，即 Student $t$ 分布。在当时正态分布作为“万能分布”的时代里，$t$ 分布并没有被外界理解和接受，直到 1923 年，另一位著名统计学家菲舍尔（Ronald Aylmer Fisher）也遇到小样本问题，

并发现了 $t$ 分布的实用价值，戈塞特的小样本研究方法才被学术界承认，并迅速传播、发展和应用。Student $t$ 分布打开了人们新思路，开创了小样本研究方法，在历史上具有划时代意义。戈塞特不迷信权威、大胆假设、严谨推演的品质，值得每一个科研工作者学习，作为新时代大学生应以他们为榜样，养成解放思想、开拓创新、积极探索的做事风格。

## 一、单样本资料的 *t* 检验

单样本资料 $t$ 检验实际上是推断已知样本均数代表的未知总体均数（$\mu$）与已知总体均数 $\mu_0$（一般为理论值、标准值或经过大量观察所得稳定值等）有无差别。单样本资料 $t$ 检验的基本计算公式为

$$t=\frac{\overline{X}-\mu}{S_{\overline{X}}}=\frac{\overline{X}-\mu}{S/\sqrt{n}}=\frac{\overline{X}-\mu_0}{S/\sqrt{n}} \tag{7-1}$$

$$\nu=n-1 \tag{7-2}$$

实际工作中，由于各种原因，样本量大小不同，对于小样本（$n<50$）的定量资料，如果服从正态分布，可以直接使用单样本资料 $t$ 检验的基本公式（7-1）计算统计量 $t$ 值。

【例 7-1】中资料是通过测量得到的定量数值，有度量衡单位，属于定量资料；根据经验判断该资料来自于正态或近似正态分布的总体。2020 年随机抽取当地高三年级男生 36 名，所得平均身高属于样本均数，表面上来看，该样本均数（174cm）与已知总体均数（172cm）确实存在差别，但是由于抽样误差的存在，样本均数所代表的未知总体均数不一定与已知总体均数存在差别，需要通过假设检验来判断。

**解析：**2020 年随机抽取当地高三年级男生 36 名，所得平均身高与以往每年体检资料所得当地高三年级男生平均身高（总体均数）进行比较，该研究的目的是将样本均数代表的未知总体均数（$\mu$）与已知总体均数（$\mu_0$）进行比较。$n=36<50$，故该案例应选择单样本资料 $t$ 检验，零假设为 $H_0$：$\mu=\mu_0$，研究目的是比较平均身高这个变量值是否有差异，属于双侧检验，对立假设为 $H_1$：$\mu\neq\mu_0$。

假设检验步骤如下。

**1. 建立检验假设，确定检验水准**

$H_0$：该地 2020 年高三男生的平均身高与以往高三男生平均身高相同，$\mu=\mu_0$。

$H_1$：该地 2020 年高三男生的平均身高与以往高三男生平均身高不同，$\mu\neq\mu_0$。

$\alpha=0.05$

**2. 计算检验统计量 *t* 值**

$$t=\frac{\overline{X}-\mu_0}{S/\sqrt{n}}=\frac{174-172}{8.6/\sqrt{36}}=1.395$$

$$\nu=n-1=36-1=35$$

**3. 确定 *P* 值**　以 $\nu=35$，查 $t$ 界值表，得 $t_{0.05/2,35}=2.030$，则 $t=1.395<t_{0.05/2,35}$，$P>0.05$。

**4. 得出统计推断结论**　按 $\alpha=0.05$ 水准，接受 $H_0$ 拒绝 $H_1$，差异无统计学意义，即根据现有资料尚不能认为该地 2020 年高三男生的平均身高与以往高三男生平均身高不同。

考点：单样本资料 $t$ 检验 $t$ 值的意义与 $P$ 值的判定

## 二、配对资料的 *t* 检验

在科学研究中，有时候为了消除一些研究因素以外的因素（非处理因素）对研究结果的影响，保证比较组之间的可比性，需要在研究设计之初做配对设计的处理。配对设计是一种特殊的设计方法，能够很好地控制非处理因素对结果的影响，提高统计效率。

配对设计有自身配对和异体配对之分，自身配对主要有三种情况：①同一对象的两个部位给予不同的处理。②同一样品用两种不同方法测量同一指标，或接受不同处理，比如同一批血清标本用不同的检

测方法检测某一抗体，然后比较两种检测方法的检测结果。③同一受试对象处理前后的结果进行比较，如比较疾病治疗前后某一指标结果，但这种情况如果时间因素对处理的结局有影响，则不宜选择配对资料的 $t$ 检验。

异体配对主要是将某些重要特征相似的每两个受试对象配成一对，配对的两个受试对象分别接受两种处理，如动物实验中，常先将动物按窝别、体重等配成若干对，同一对的两个受试对象随机分配到实验组和对照组，然后观察比较两组的实验结果。

**考点：**配对设计的类型

对配对定量资料的分析，一般用配对资料的 $t$ 检验，故其统计效率高于成组设计资料的 $t$ 检验，配对资料 $t$ 检验要求资料差值 $d$ 服从正态分布，其检验假设为：差值的总体均数为零，即 $\mu_d=0$，检验统计量计算公式如下

$$t=\frac{\bar{d}-\mu_d}{S_{\bar{d}}}=\frac{\bar{d}-0}{S_d/\sqrt{n}}=\frac{\bar{d}}{S_d/\sqrt{n}} \tag{7-3}$$

$$\nu=n-1 \tag{7-4}$$

式中，$d$ 为每对数据的差值；$\bar{d}$ 为差值的样本均数；$S_d$ 为差值的标准差；$S_{\bar{d}}$ 为差值样本均数的标准误，$n$ 为对子数。

**【例 7-2】**　某护士欲研究某药物注射后的局部反应，抽取 10 名住院患者，第一次用药注射部位为左上臂三角肌下缘，第二次用药注射部位为左大腿内侧，注射后按照编号顺序分别测量局部红肿直径范围（单位：mm），记录结果如表 7-1 所示，问该药物注射上臂三角肌下缘局部出现的红肿直径范围是否与注射大腿内侧局部出现红肿直径范围不同？

**表 7-1　该药物两个注射部位局部出现红肿直径的测定值**（单位：mm）

| 对子号 | 三角肌下缘 | 大腿内侧 | 差值 $d$ | $d^2$ |
|---|---|---|---|---|
| 1 | 11.2 | 8.5 | 2.7 | 7.29 |
| 2 | 11.5 | 9.8 | 1.7 | 2.89 |
| 3 | 10.2 | 9.5 | 0.7 | 0.49 |
| 4 | 10.8 | 8.2 | 2.6 | 6.76 |
| 5 | 12.2 | 8.2 | 4 | 16 |
| 6 | 10.8 | 10.2 | 0.6 | 0.36 |
| 7 | 9.5 | 9.2 | 0.3 | 0.09 |
| 8 | 9.8 | 9.5 | 0.3 | 0.09 |
| 9 | 11.5 | 10.2 | 1.3 | 1.69 |
| 10 | 9.5 | 9.2 | 0.3 | 0.09 |
| 合计 | — | — | 14.5 | 35.75 |

该护士通过计算两次注射部位局部红肿直径范围的均数，然后直接比较两均数的大小，得出结论：该药物注射上臂三角肌下缘局部出现的红肿直径范围大于注射大腿内侧部出现的红肿直径范围。

**问题：**该护士比较的方法是否正确？若不正确，应该怎样比较？

**解析：**本研究设计为自身配对的第一种配对设计类型，研究目的是比较配对组间总体均数有无差别。样本均数间虽然存在差别，因为存在抽样误差的影响，它们各自代表的总体均数也可能是相同的，所以应通过假设检验来判断配对组间总体均数有无差别，故该护士比较的方法不正确。若该药物两注射部位红肿直径相同，即 $\mu_1=\mu_2$，则 $\mu_1-\mu_2=0$（当成已知总体均数 $\mu_0$），因此可将此类资料看成是差值 $d$ 的样本

均数 $\bar{d}$ 所代表的未知总体均数 $\mu_d$ 与已知总体均数 $\mu_0=0$ 的比较，选择配对资料的 $t$ 检验计算公式（7-3）计算统计量。从此分析中，可以知道配对资料的 $t$ 检验是单样本 $t$ 检验的特例，要求差值 $d$ 服从正态分布。

假设检验步骤如下。

**1. 建立检验假设，确定检验水准**

$H_0$：该药物注射左上臂三角肌下缘与注射大腿内侧局部出现红肿直径范围相同，$\mu_d=0$。

$H_1$：该药物注射左上臂三角肌下缘与注射大腿内侧局部出现红肿直径范围不同，$\mu_d\neq 0$。

$\alpha=0.05$

**2. 计算检验统计量 $t$ 值**

$$n=10,\ \sum d=14.5,\ \sum d^2=35.75,\ \bar{d}=\frac{\sum d}{n}=\frac{14.5}{10}=1.45$$

$$S_d=\sqrt{\frac{\sum d^2-(\sum d)^2/n}{n-1}}=\sqrt{\frac{35.75-(14.5)^2/10}{10-1}}=1.279$$

$$t=\frac{\bar{d}-0}{S_d/\sqrt{n}}=\frac{1.45}{1.279/\sqrt{10}}=3.585$$

$$\nu=n-1=10-1=9$$

**3. 确定 $P$ 值** 查 $t$ 界值表，当 $\nu=9$，得 $t_{0.05/2,9}=2.262$，本例题中 $t=3.585>2.262$，故 $P<0.05$。

**4. 得出统计推断结论** 按 $\alpha=0.05$ 水准，拒绝 $H_0$，接受 $H_1$，差异有统计学意义，可认为该药物注射上臂三角肌下缘与注射大腿内侧局部出现红肿直径范围不同。

**考点：**配对资料的 $t$ 检验的应用条件、统计量计算和 $P$ 值的判断

## 三、两独立样本资料的 $t$ 检验

两独立样本资料的 $t$ 检验，又称成组 $t$ 检验，适用于完全随机设计的两样本均数的比较。将受试对象随机分配成两个处理组，每一组随机接受一种处理。一般把这样获得的两组资料视为代表两个不同总体的两个样本，据此推断它们的总体均数是否相等。另外，从两个人群（如某一年龄组男性与女性）分别随机抽取一定数量的观察对象，测量某项指标进行比较，这类资料也按完全随机设计的两样本均数比较来处理。

此类检验也基于 $t$ 分布，故有两独立样本资料的 $t$ 检验的应用条件是两组数据均服从正态分布，且两总体的方差齐。若两总体方差不齐，可采用 $t'$ 检验或进行变量变换后选择合适的方法，亦可用非参数检验如秩和检验处理（详见第 10 章）。

### （一）两独立样本资料 $t$ 检验

当研究得到的资料是小样本时（如 $n_1<50$ 且 $n_2<50$），选择两独立样本资料 $t$ 检验，要求两独立样本的数据均服从正态分布，且两总体的方差齐。两独立样本资料 $t$ 检验的计算公式为

$$t=\frac{\left|\overline{X_1}-\overline{X_2}\right|}{\sqrt{S_c^2\left(\frac{1}{n_1}+\frac{1}{n_2}\right)}} \tag{7-5}$$

式中，$S_c^2$ 为合并方差

$$S_c^2=\frac{(n_1-1)S_1^2+(n_2-1)S_2^2}{n_1+n_2-2} \tag{7-6}$$

$$\nu=n_1+n_2-2 \tag{7-7}$$

【**例 7-3**】 研究者欲研究长期自由饮酒对小鼠探索新事物能力的影响，选取 6 月龄雄性小鼠 20 只，

随机分为长期自由饮酒组（10 只）和正常对照组（10 只），两组小鼠用相同饲料正常喂养，长期自由饮酒组小鼠每日自由摄取 10%（体积分数）乙醇和水，正常对照组每日仅摄取水，饲养 7 个月，观察小鼠对新旧物品探索的时间（每次观察 5min），计算小鼠探索新旧物品的时间差，结果如下。

长期自由饮酒组：3.40　3.10　2.30　1.00　3.50　2.80　3.20　2.50　1.20　1.60

正常对照组：　1.70　2.30　1.10　1.50　2.10　2.20　1.20　1.00　1.20　0.90

该研究者直接计算出两组的时间差均数比较大小（2.46＞1.52）（表 7-2），认为长期自由饮酒组与正常对照组探索新旧物品的时间差不同，长期自由饮酒对小鼠探索新事物的时间有影响。

**表 7-2　两组小鼠对新旧物品探索时间差比较**（单位：min）

| 组别 | $n$ | $\bar{X}$ | $S$ |
|---|---|---|---|
| 长期自由饮酒组 | 10 | 2.46 | 0.914 |
| 正常对照组 | 10 | 1.52 | 0.525 |

**问题：** 把两样本均数直接进行比较是否正确？该资料应该用何种方法进行比较？步骤如何？

**解析：** 该资料是通过测量得到的具体数值，有度量衡单位，属于定量资料。本研究目的是推断两总体均数是否相同，而本例的资料只是样本资料，受抽样误差的影响，即使两总体均数相同，两样本均数也可能不同，故通过样本资料推断总体情况不能直接比较两组资料均值，而需要假设检验判断总体的情况。通过正态性检验判断该资料来自正态分布总体，方差齐性检验判断方差齐，两组样本量均小于 50，符合两独立样本资料 $t$ 检验条件（验证是否符合 $t$ 检验条件的方法详见后文），且为双侧检验，可选择两独立样本资料 $t$ 检验进行分析。

假设检验步骤如下。

**1. 建立检验假设，确定检验水准**

$H_0$：长期自由饮酒对小鼠探索新事物的时间无影响，$\mu_1=\mu_2$。

$H_1$：长期自由饮酒对小鼠探索新事物的时间有影响，$\mu_1\neq\mu_2$。

$\alpha=0.05$

**2. 计算检验统计量 $t$ 值**

$$n_1=n_2=10\ ,\quad \overline{X_1}=2.46\ ,\quad S_1=0.914\ ,\quad \overline{X_2}=1.52\ ,\quad S_2=0.525$$

$$S_c^2=\frac{(n_1-1)S_1^2+(n_2-1)S_2^2}{n_1+n_2-2}=\frac{(10-1)\times(0.914)^2+(10-1)\times(0.525)^2}{10+10-2}=0.556$$

$$t=\frac{\left|\overline{X_1}-\overline{X_2}\right|}{\sqrt{S_c^2\left(\frac{1}{n_1}+\frac{1}{n_2}\right)}}=\frac{2.46-1.52}{\sqrt{0.556\times\left(\frac{1}{10}+\frac{1}{10}\right)}}=2.82$$

$$\nu=n_1+n_2-2=10+10-2=18$$

**3. 确定 $P$ 值**　查 $t$ 界值表，当 $\nu=18$ 时，$t_{0.05/2,18}=2.101$，本例题中 $t=2.82>2.101$，故 $P<0.05$。

**4. 得出统计推断结论**　按 $\alpha=0.05$ 水准，拒绝 $H_0$，接受 $H_1$，差异有统计学意义，可认为长期自由饮酒对小鼠探索新事物的时间有影响。

**考点：** 两独立样本资料 $t$ 检验的条件、统计量计算和 $P$ 值的判断

### （二）两独立样本资料 Z 检验

当样本含量大时（如 $n_1\geq50$ 且 $n_2\geq50$），可选择两独立样本资料 $Z$ 检验。两独立样本资料 $Z$ 检验的步骤与两独立样本资料 $t$ 检验基本相同，不同的是确定 $P$ 值时，以 $\nu=\infty$查 $t$ 界值表。$Z$ 检验的计算公式为

$$Z=\frac{\overline{X_1}-\overline{X_2}}{\sqrt{\frac{S_1^{\ 2}}{n_1}+\frac{S_2^{\ 2}}{n_2}}} \qquad (7\text{-}8)$$

**【例 7-4】** 为评估轻度早产儿和足月儿出生后 18 月龄时体重有无差别，某研究者纳入 2021 年 11 月至 2022 年 10 月在某医院新生儿科住院的轻度早产儿 108 例，另外选取同期出生的正常足月儿 110 例作为对照组。在轻度早产儿矫正月龄 18 个月，足月儿 18 月龄时，测量两组儿童的体重，其中轻度早产儿体重均数为 10.65kg，标准差为 1.11kg；足月儿体重均数为 11.25kg，标准差为 1.09kg，问轻度早产儿和足月儿出生后 18 月龄时，体重有无差别？

**解析：**该资料属于大样本的定量资料（$n_1$、$n_2$ 均大于 50），研究的目的是比较轻度早产儿和足月儿两大样本新生儿出生后 18 月龄时体重的均数代表的两未知总体均数有无差别。对于大样本定量资料两组间的比较可以选择两独立样本资料 $Z$ 检验。

假设检验步骤如下。

**1. 建立检验假设，确定检验水准**

$H_0$：轻度早产儿和足月儿出生后 18 月龄时体重无差别，$\mu_1=\mu_2$。

$H_1$：轻度早产儿和足月儿出生后 18 月龄时体重有差别，$\mu_1\neq\mu_2$。

$\alpha=0.05$

**2. 计算检验统计量 *Z* 值**

$$Z=\frac{\left|\overline{X_1}-\overline{X_2}\right|}{\sqrt{\frac{S_1^{\ 2}}{n_1}+\frac{S_2^{\ 2}}{n_2}}}=\frac{11.25-10.65}{\sqrt{\frac{1.09^2}{110}+\frac{1.11^2}{108}}}=3.854$$

**3. 确定 *P* 值** 查 $t$ 界值表，当 $\nu=\infty$时，得 $Z_{0.05}=1.96$，本例题中 $Z=3.854>1.96$，故 $P<0.05$。

**4. 得出统计推断结论** 按 $\alpha=0.05$ 水准，拒绝 $H_0$，接受 $H_1$，差异有统计学意义，可认为轻度早产儿和足月儿出生后 18 月龄时体重有差别。

**考点：**两独立样本资料 $Z$ 检验的条件、统计量计算和 $P$ 值的判断

## 四、*t* 检验注意事项

$t$ 检验是检验小样本（$n<50$）资料的一种假设检验方法，要求样本来自正态总体（两样本均数比较时还要求两样本的总体方差相等）。当样本含量大时（如单样本 $n\geqslant50$，两样本 $n_1\geqslant50$ 且 $n_2\geqslant50$），可选择 $Z$ 检验。两样本均数比较时，若两总体方差不齐，可采用 $t'$检验或进行变量变换后综合考虑研究目的、设计类型、变量类型、样本含量等要素之后才能选择合适的检验方法。

### （一）正态性检验

$t$ 检验、$Z$ 检验、方差分析等统计分析方法都要求资料服从正态分布，因此，在应用这些分析方法之前，需要首先判定资料是否服从正态分布，或样本是否来自正态总体，这就是正态性检验。当样本含量较小时，资料是否来自正态分布难以直观判断和检验，常需要根据以往的经验做出判断。但当样本含量较大时，无论资料是否来自正态分布总体，根据数理统计的中心极限定理，样本均数的抽样分布仍然服从或近似服从正态分布。但是，如果总体呈现极度偏态分布，则需要进行数据变换，改善其正态性。正态性检验的方法有两大类：一是图示法，主要采用概率-概率图（probability probability plot，P-P plot）和分位数-分位数图（quantile- quantile plot，Q-Q plot）；二是统计检验法，主要有 $W$ 检验法和 $D$ 检验法。

### （二）两样本方差齐性检验

两独立样本资料均数比较的 $t$ 检验除了要求样本来自正态总体，也要求总体方差相等，即在选用合

适的统计分析方法前先做两样本资料的正态性检验，然后做方差齐性检验。方差齐性检验的方法有 *F* 检验、Bartlett 检验和 Levene 检验。*F* 检验要求资料服从正态分布，只用于两样本方差齐性检验。Bartlett 检验要求资料服从正态分布，可用在两样本、多样本方差齐性检验（具体计算方法参考有关书籍）。Levene 检验不依赖总体分布具体形式，更为稳健，可用于两样本、多样本方差齐性检验（具体计算方法参考有关书籍）。

（三）变量变换

进行参数检验时，要求资料满足正态性和方差齐性，但在实际工作中收集到的许多资料却不能满足这些条件。为了达到正态性和方差齐性的要求，可以通过变量变换的方法将原始数据作某种函数变换，使资料转换为正态分布，并同时使各组达到方差齐性，以满足 *t* 检验及方差分析的应用条件。通常情况下，一种适当的函数变换可同时达到上述两个目的。在变量变换时，应根据资料的性质选择适当的方法，但变量变换后，在结果解释上不如原始观测尺度方便。几种常用的变量变换方法有对数变换、平方根变换、倒数变换和平方根反正弦变换等。

（四）*t'* 检验

当服从正态分布的两个小样本总体方差不齐时，可采用近似 *t* 检验即 *t'* 检验。*t'* 检验有三种方法，即 Satterhwaite 法、Welch 法和 Cochran & Cox 法。其中 Cochran & Cox 法是对临界值进行校正，而 Satterhwaite 法和 Welch 法是对自由度进行校正。

# 第 2 节　SPSS 实践训练

## 一、单样本资料 *t* 检验

**【例 7-5】** 采用传统的健康教育方法，健康教育后患者健康知识水平的问卷调查平均得分为 58.15，某护士引用了新的健康教育方法，健康教育后对 73 名患者健康知识水平进行问卷调查，资料如表 7-3 所示，问新方法较以往的健康教育方法效果有无差别？该护士计算 73 名患者平均得分为 51.58，标准差为 13.85。因 51.58＜58.15，认为新的健康教育方法较以往的方法效果差。

**问题：**新方法较以往的健康教育方法教育效果有无差别？该资料应该用何种方法进行比较？

**表 7-3　73 名患者健康知识水平问卷调查得分**（单位：分）

| | | | | | | | | | |
|---|---|---|---|---|---|---|---|---|---|
| 53 | 60 | 45 | 63 | 65 | 42 | 51 | 33 | 62 | 52 |
| 58 | 53 | 44 | 45 | 38 | 51 | 52 | 51 | 51 | 26 |
| 50 | 46 | 45 | 50 | 50 | 55 | 78 | 22 | 69 | 60 |
| 27 | 43 | 46 | 54 | 50 | 38 | 54 | 47 | 58 | 64 |
| 55 | 57 | 30 | 28 | 55 | 62 | 35 | 45 | 49 | 36 |
| 47 | 73 | 38 | 81 | 80 | 54 | 55 | 47 | 29 | 44 |
| 69 | 86 | 49 | 52 | 59 | 30 | 69 | 72 | 63 | 29 |
| 55 | 76 | 55 | | | | | | | |

本例已知总体均数 $\mu_0$=58.15，该护士调查新健康教育方法后 73 名患者的健康知识得分，目的是推断该样本所代表的总体均数 $\mu$ 是否与已知总体均数 $\mu_0$ 不同，可采用单样本资料 *t* 检验，并且为双侧检验（得分可能比已知总体均数高或者低），与【例 7-1】不同的是本例题给出了原始数据。

（一）变量设置与数据录入

在 Variable View 中定义变量 score，如图 7-1 所示。

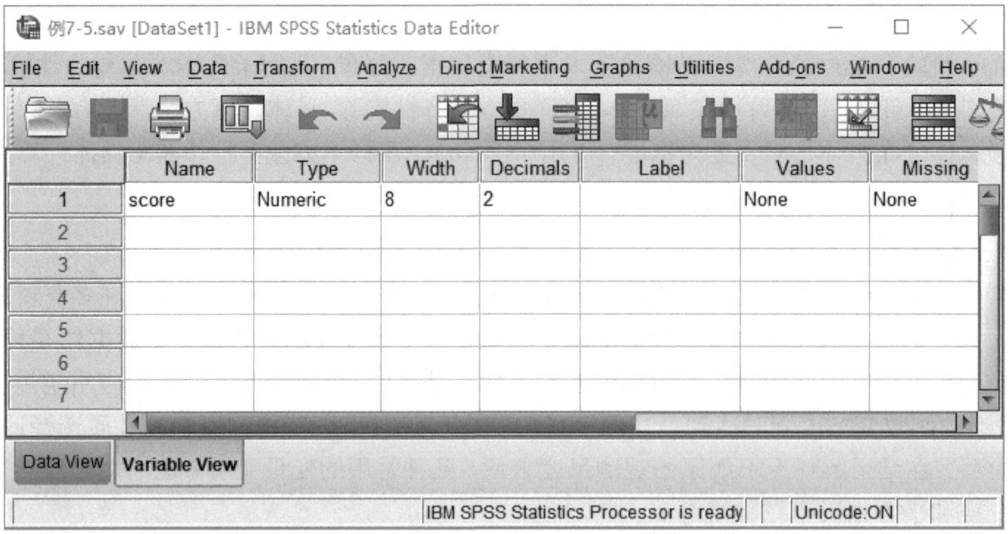


**图 7-1** 单样本资料 *t* 检验 Variable View 窗口

单击 Data View，在数据视图中录入数据，如图 7-2 所示。

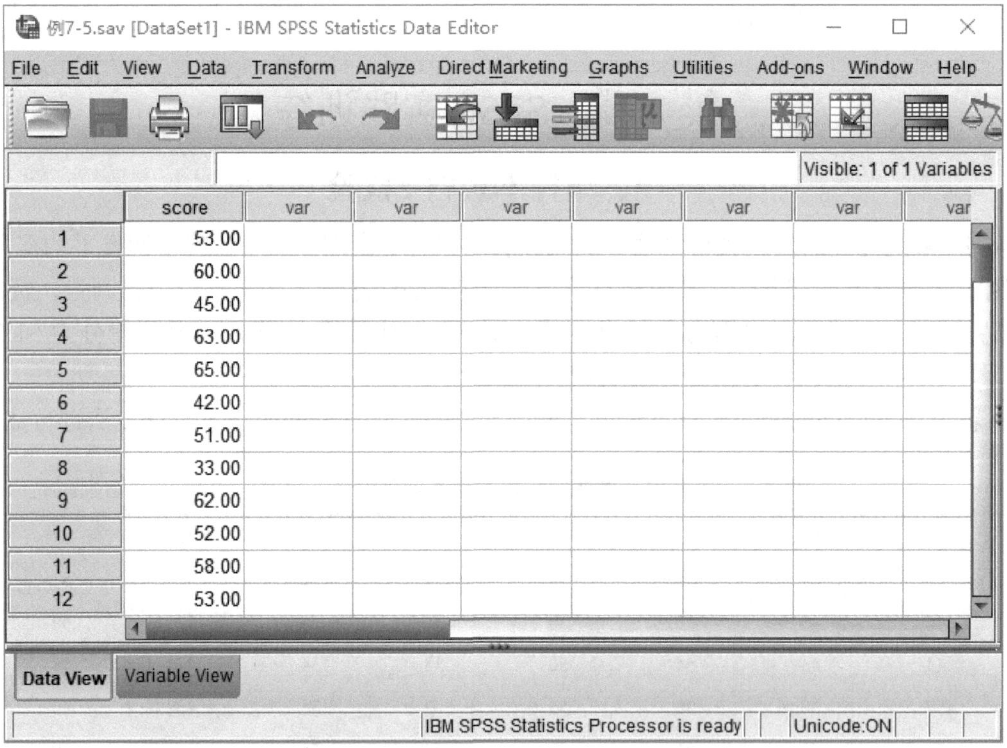


**图 7-2** 单样本资料 *t* 检验 Data View 窗口

## （二）统计过程

选择 Analyze→Compare Means→One-Sample T Test 按钮，弹出 One-Sample T Test（单样本 *t* 检验）对话框。选择变量 score，将其选入 Test Variable（s）（分析变量）框中，在 Test Value（输入已知的总体均数）框中输入 58.15，如图 7-3 所示，单击 OK，输出结果。

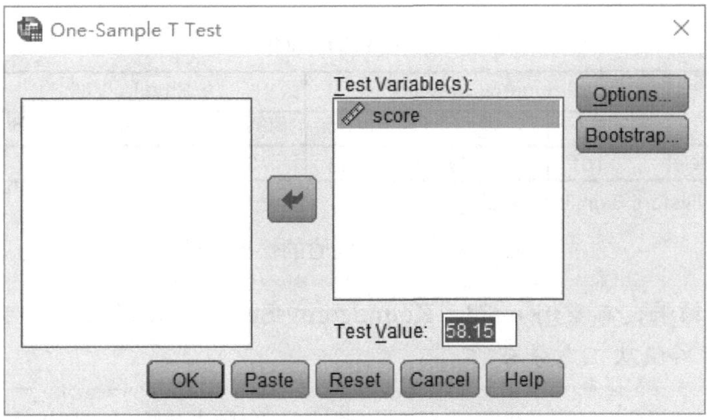


**图 7-3**　单样本资料 *t* 检验主对话框

## （三）结果分析

【例 7-5】的 SPSS 程序运行结果如图 7-4 所示。

**One-Sample Statistics**

| | N | Mean | Std. Deviation | Std. Error Mean |
|---|---|---|---|---|
| score | 73 | 51.5753 | 13.85031 | 1.62106 |

**One-Sample Test**

| | Test Value = 58.15 | | | | | |
|---|---|---|---|---|---|---|
| | | | | | 95% Confidence Interval of the Difference | |
| | t | df | Sig. (2-tailed) | Mean Difference | Lower | Upper |
| score | -4.056 | 72 | .000 | -6.57466 | -9.8062 | -3.3431 |

**图 7-4**　单样本资料 *t* 检验输出结果

第一个表格为统计描述表，描述了分析变量的基本情况。从左到右依次为 $N$（例数）、Mean（均数）、Std. Deviation（标准差）、Std. Error Mean（标准误）。

第二个表格为单样本 $t$ 检验的统计分析结果，第一行注明了用于比较的已知总体均数为 58.15，第二行依次为 $t$ 值、$df$（自由度）、Sig.（2-tailed）[双侧 $P$ 值]、Mean Difference（两均数的差值）、差值 95% 可信区间的 Lower（下限）和 Upper（上限）。本案例 $t$=–4.056，$\nu$=72，双侧 $P$<0.001，按 $\alpha$=0.05 水准，拒绝 $H_0$，接受 $H_1$，差异有统计学意义，可认为新健康教育方法与以往健康教育方法效果不同，新的健康教育方法较以往的方法效果差。

**链　接**　正态性检验

在 SPSS 的统计描述（Descriptive Statistics）中的 Explore…菜单可以进行正态性检验，步骤是 Analyze→Descriptive Statistics→Explore … Dependent List（用于选入检验的变量）→Plots … →Normality Plots with tests→Continue→OK。统计分析的结果输出 Tests of Normality（正态性检验）分两部分，第一部分 Kolmogorov-Smirnov 为大样本（$n$>50）依据的结果，第二部分 Shapiro-Wilk 为小样本（$n$<50）依据的结果。结果的内容从左到右依次为统计量的值、自由度、$P$ 值，要想推断数据是否服从正态分布，一般根据 $\alpha$=0.05 判断 $P$ 值的大小，$P$>0.05 接受 $H_0$，可认为数据服从正态分布，$P$<0.05 拒绝 $H_0$，接受 $H_1$，尚不能认为数据服从正态分布。如【例 7-5】样本资料正态性检验的结果如图 7-5 所示。

**Tests of Normality**

| | Kolmogorov-Smirnov[a] | | | Shapiro-Wilk | | |
|---|---|---|---|---|---|---|
| | Statistic | df | Sig. | Statistic | df | Sig. |
| score | .101 | 73 | .063 | .981 | 73 | .334 |

a. Lilliefors Significance Correction

图 7-5　正态性检验的输出结果

根据上面输出的结果，本案例 $n$=73，Kolmogorov-Smirnov 结果显示 $P$=0.063，大于 0.05，接受 $H_0$，可认为样本资料服从正态分布。

**考点：**单样本 $t$ 检验 SPSS 软件操作过程及结果解释

## 二、配对资料的资料 $t$ 检验

以【例 7-2】为例说明配对设计资料的 $t$ 检验。该资料是配对设计资料（同一位患者的同侧两个部位配对），应选择配对设计资料的 $t$ 检验进行分析。

### （一）变量设置与数据录入

在 Variable View 中定义变量：三角肌下缘、大腿内侧，如图 7-6 所示。单击 Data View 输入数据，如图 7-7 所示。

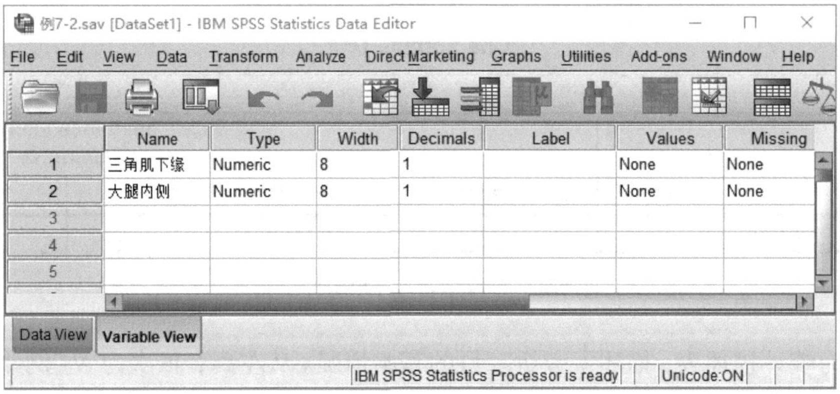


图 7-6　配对资料 $t$ 检验 Variable View 窗口

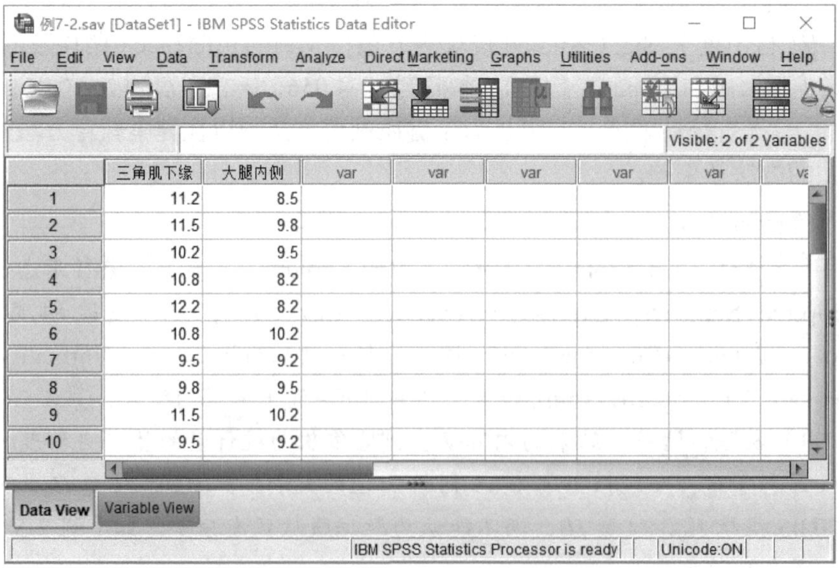


图 7-7　配对资料 $t$ 检验 Data View 窗口

## （二）统计过程

选择菜单 Analyze→Compare Means→Paired- Samples T Test，弹出 Paired- Samples T Test（配对设计资料的 *t* 检验）主对话框。依次选中两个变量“三角肌下缘”和“大腿内侧”，将其成对调入 Paired Variables（配对变量）框中，如图 7-8 所示，单击 OK，输出结果。

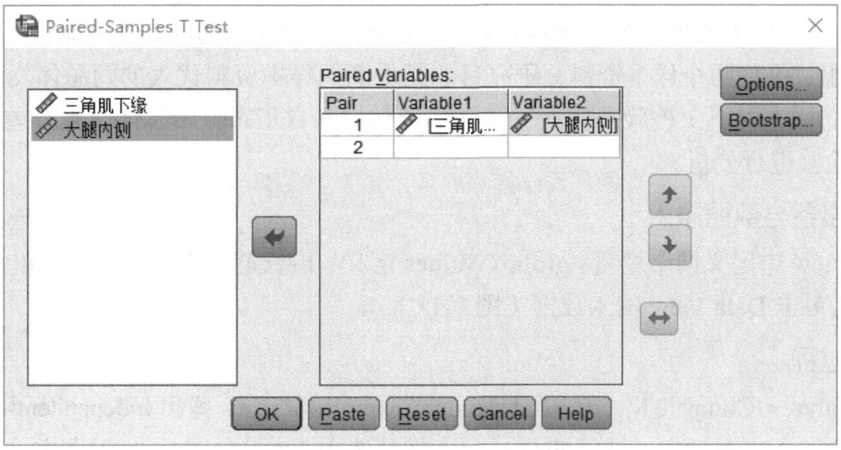


**图 7-8** 配对资料 *t* 检验主对话框

## （三）结果分析

【例 7-2】的 SPSS 运行结果如图 7-9 所示。

**Paired Samples Statistics**

| | | Mean | N | Std. Deviation | Std. Error Mean |
|---|---|---|---|---|---|
| Pair 1 | 三角肌下缘 | 10.700 | 10 | .9274 | .2933 |
| | 大腿内侧 | 9.250 | 10 | .7457 | .2358 |

**Paired Samples Correlations**

| | | N | Correlation | Sig. |
|---|---|---|---|---|
| Pair 1 | 三角肌下缘 & 大腿内侧 | 10 | -.159 | .661 |

**Paired Samples Test**

| | | Paired Differences | | | | | t | df | Sig. (2-tailed) |
|---|---|---|---|---|---|---|---|---|---|
| | | | | | 95% Confidence Interval of the Difference | | | | |
| | | Mean | Std. Deviation | Std. Error Mean | Lower | Upper | | | |
| Pair 1 | 三角肌下缘 - 大腿内侧 | 1.4500 | 1.2791 | .4045 | .5350 | 2.3650 | 3.585 | 9 | .006 |

**图 7-9** 配对资料 *t* 检验输出结果

第一个表格为统计描述表，描述了配对变量的基本情况，从左到右依次为 Mean、*N*、Std. Deviation 和 Std. Error Mean。

第二个表格为配对变量间的相关分析，本案例对子数 $N$=10，Correlation（相关系数）$r$=−0.159，$P$=0.661。

第三个表格为配对资料 *t* 检验的统计分析结果，从左到右依次为差值的 Mean、Std. Deviation、Std. Error Mean、95%可信区间、*t* 值、*df* 和双侧 Sig.（2-tailed）。本案例 $t$=3.585，$v$=9，双侧 $P$=0.006，按 $\alpha$=0.05 水准，拒绝 $H_0$，接受 $H_1$，差异有统计学意义，可以认为该药物注射左上臂三角肌下缘局部出现的红肿直径范围与注射大腿内侧局部出现红肿直径范围不同。

配对资料可以看成是差值的样本均数 $\overline{d}$ 所代表的未知总体均数 $\mu_d$ 与已知总体均数 $\mu_0=0$ 的比较，配对资料的 $t$ 检验是单样本资料 $t$ 检验的特例，故配对设计的资料也可以用单样本 $t$ 检验进行统计分析。

**考点：配对资料 $t$ 检验 SPSS 软件操作过程及结果解释**

## 三、两独立样本资料的 $t$ 检验

以【例 7-3】为例说明两独立样本资料 $t$ 检验的方法。本例随机选取 6 月龄雄性小鼠 20 只，随机分成实验组和对照组，得到两个样本资料，研究目的是推断两样本资料代表的两总体均数 $\mu_1$ 与 $\mu_2$ 是否相同，在符合两独立样本资料 $t$ 检验条件下（两样本资料均来自正态分布总体，且方差齐性），可选择两独立样本资料 $t$ 检验进行分析。

### （一）变量设置与数据录入

在 Variable View 中定义两个变量：group（Values 定义：1=长期自由饮酒组，2=正常对照组）和 time 变量（图 7-10），单击 Data View 输入数据（图 7-11）。

### （二）统计过程

选择菜单 Analyze→Compare Means→Independent-Samples T Test，弹出 Independent-Samples T Test（两独立样本资料 $t$ 检验）主对话框。选择变量 time，将其选入 Test Variable（s）框中；选择变量 group，将其选入 Grouping Variable 框中，单击 Grouping Variable 下方的 Define Groups（定义分组变量值），弹出 Define Groups 子对话框，在 Use specified values（使用指定数值）的 Group 1 框中输入 1（变量设置时 Valucs 定义：1=长期自由饮酒组），Group 2 框中输入 2（Values 定义：2=正常对照组），如图 7-12 所示，单击 Continue 返回，再单击 OK，输出结果。

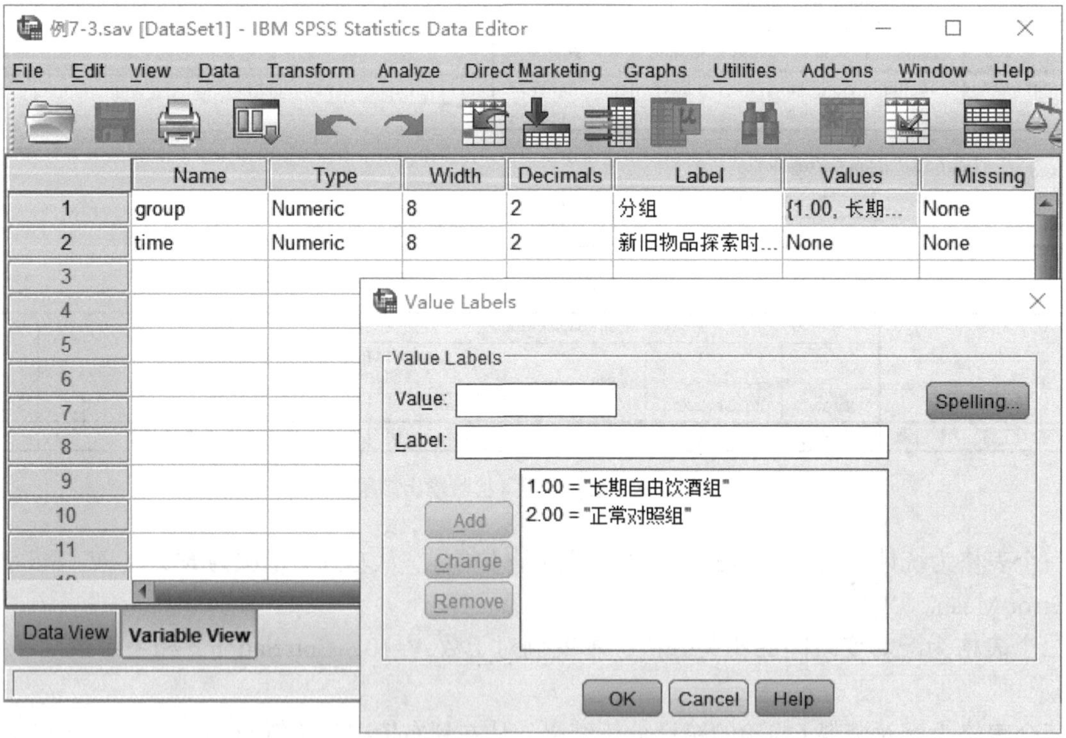


**图 7-10** 两独立样本资料 $t$ 检验 Variable View 窗口

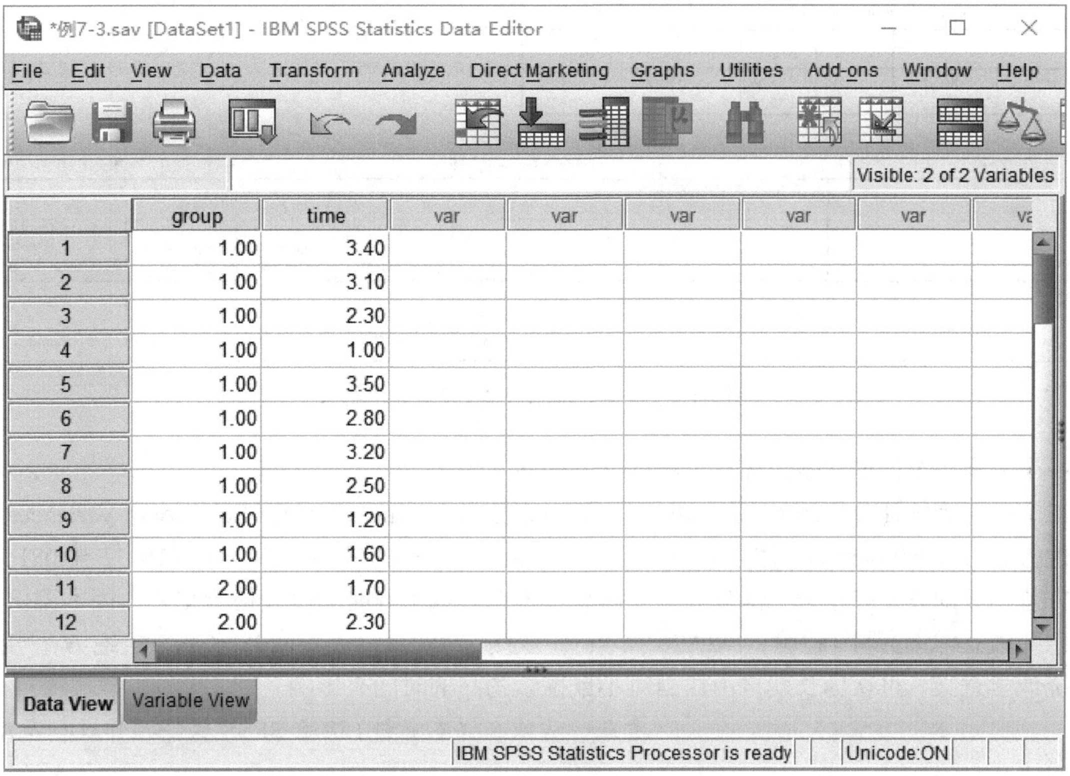


**图 7-11**　两独立样本资料 *t* 检验 Data View 窗口

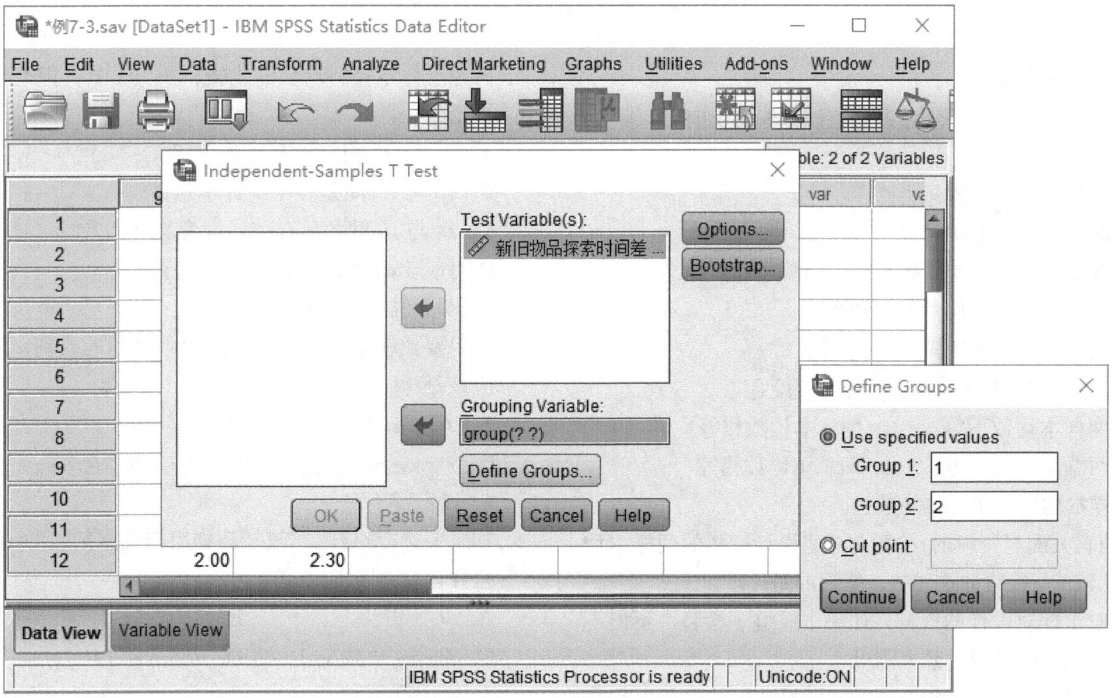


**图 7-12**　两独立样本资料 *t* 检验主对话框

## （三）结果分析

【例 7-3】的 SPSS 程序运行结果如图 7-13 所示。

**Group Statistics**

| | 分组 | N | Mean | Std. Deviation | Std. Error Mean |
|---|---|---|---|---|---|
| 新旧物品探索时间差 | 长期自由饮酒组 | 10 | 2.4600 | .91433 | .28914 |
| | 正常对照组 | 10 | 1.5200 | .52451 | .16586 |

**Independent Samples Test**

| | | Levene's Test for Equality of Variances | | t-test for Equality of Means | | | | | | |
|---|---|---|---|---|---|---|---|---|---|---|
| | | | | | | | | | 95% Confidence Interval of the Difference | |
| | | F | Sig. | t | df | Sig. (2-tailed) | Mean Difference | Std. Error Difference | Lower | Upper |
| 新旧物品探索时间差 | Equal variances assumed | 3.418 | .081 | 2.820 | 18 | .011 | .94000 | .33333 | .23969 | 1.64031 |
| | Equal variances not assumed | | | 2.820 | 14.345 | .013 | .94000 | .33333 | .22668 | 1.65332 |

**图 7-13** 两独立样本资料 *t* 检验输出结果

第一个表格为统计描述表，描述了两组变量的基本情况。

第二个表格为统计分析结果，分为两部分：第一部分为Levene's Test for Equality of Variances( Leven's方差齐性检验)，用于判断两总体方差是否相等，本例方差齐性检验结果为 $F$=3.418，$P$=0.081，可认为两总体方差相等即方差齐；第二部分分别为两总体方差齐或不齐时的假设检验结果。因本案例方差齐，因此选用两独立样本资料 $t$ 检验，$t$=2.820，$\nu$=18，双侧 $P$=0.011，按 $\alpha$=0.05 水准，拒绝 $H_0$，接受 $H_1$，差异有统计学意义，可认为长期自由饮酒对小鼠探索物品的时间有影响。

**考点：两独立样本资料 *t* 检验 SPSS 软件操作过程及结果解释**

## 自 测 题

### 一、单项选择题

1. 两独立样本资料 $t$ 检验，差别有统计学意义时，$P$ 越小，说明（　　）
   A. 两样本均数差别越大
   B. 两总体均数差别越大
   C. 越有理由认为两总体均数不同
   D. 越有理由认为两总体均数相同
   E. 越有理由认为两样本均数不同
2. 两独立样本资料 $t$ 检验中，无效假设是（　　）
   A. 两样本均数不等　B. 两样本均数相等
   C. 两总体均数不等　D. 两总体均数相等
   E. 样本均数等于总体均数
3. 下列有关配对资料的 $t$ 检验与成组设计资料的两样本均数比较的 $t$ 检验的描述中，错误的是（　　）
   A. 对于配对设计的资料，如果作成组 $t$ 检验，不但不合理，而且统计效率降低
   B. 成组设计资料的资料用配对资料的 $t$ 检验可以提高统计效率
   C. 成组设计的资料，不能选择配对资料的 $t$ 检验
   D. 做配对还是成组资料的 $t$ 检验，应根据原始资料的统计设计类型而定
   E. 配对资料的 $t$ 检验计算时可以看作是单个样本 $t$ 检验的一种特殊类型
4. 两独立样本资料均数的比较，$P$<0.001，拒绝 $H_0$，则推论为（　　）
   A. $\bar{X}_1$ 与 $\bar{X}_2$ 间差异有统计学意义
   B. $\bar{X}_1$ 与 $\bar{X}_2$ 间差异无统计学意义
   C. $\mu_1$ 与 $\mu_2$ 间差异有统计学意义
   D. $\mu_1$ 与 $\mu_2$ 间差异无统计学意义
   E. 以上说法均不对
5. 如果要比较某药物用药前后睡眠时间的差别，$H_0$ 假设应该是（　　）
   A. $\mu_{d某药物}=0$　B. $\mu_{前}=\mu_{后}$
   C. $\mu_{某药物}=\mu_{安慰剂}$　D. $\mu_{d某药物}=\mu_{d安慰剂}$
   E. 以上都不对
6. 如果要选择 $t$ 检验比较某药物组与安慰剂组的治疗效果差异，$H_0$ 假设应该是（　　）
   A. $\mu_d=0$　B. $\mu_{前}=\mu_{后}$
   C. $\mu_{某药物}=\mu_{安慰剂}$　D. $\mu_{d某药物}=\mu_{d安慰剂}$
   E. 以上都不对
7. 关于 $t$ 检验，下面说法错误的是（　　）
   A. $t$ 检验的应用条件包括样本含量较少（$n$<50），样本来自正态总体，两样本均数比较时还要求两样本的总体方差相等
   B. 单样本 $t$ 检验即已知样本均数（代表未知总体均数 $\mu$）与已知总体均数 $\mu_0$（一般为理论值、标准值或

经过大量观察所得稳定值等）的比较

C. 大样本资料（$n \geqslant 50$），可以用 $Z$ 检验进行比较（$P$ 判断可以查 $t$ 界值表中 $v$ 为 $\infty$ 一行）

D. 两独立样本资料的 $t$ 检验的应用条件是两组数据均服从正态分布，且两总体的方差齐

E. 成组设计的资料可以选择配对资料的 $t$ 检验，以提高检验效率

8. 不属于配对设计的是（　　）

A. 配对的两个受试对象分别接受两种处理，然后观察比较两组的实验结果

B. 同一样品用两种不同方法测量同一指标，或接受不同处理

C. 同一受试对象处理前后的结果进行比较

D. 试验组与对照组结果的比较

E. 同一对象的两个部位给予不同的处理

9. 经大量调查，某地 25～35 岁男子平均体重 69.06kg，该地某工厂随机抽取本厂25名25～35岁男性工人测量得其体重均数为 66.32kg，标准差为 4.5kg，选择单样本 $t$ 检验比较该厂 25～35 岁男子体重是否低于该地 5～35 岁男子体重，那么统计量 $t$ 值为（　　）

A. –3.040　　B. –0.609

C. 3.040　　D. 0.609

E. –2.74

10. 某实验室用两种不同抗原对恶性疟原虫阳性患者间接荧光素标记抗体的测定结果如下（滴度倒数），欲比较两种抗原测定结果之间有无差别，在统计分析的过程中，下面正确的是（　　）

恶性疟原虫　160　160　320　320　640　640　640　640　640　1280

诺氏疟原虫　80　160　160　160　160　320　320　320　320　640

A. 该研究是成组设计，滴度倒数对数变换后计算两样本均数，在符合条件要求后选择两独立样本资料 $t$ 检验进行统计分析

B. 该研究是配对设计，滴度倒数对数变换后计算两组间的差值均数 $\overline{d}$，在符合条件要求后选择配对资料的 $t$ 检验进行统计分析

C. 该研究是成组设计，计算两组滴度倒数均值（两样本均数 $\overline{X_1}$ 与 $\overline{X_2}$），在符合条件要求后选择两独立样本资料 $t$ 检验进行统计分析

D. 该研究是配对设计，计算两组间滴度倒数的差值均数 $\overline{d}$，在符合条件要求后选择配对资料的 $t$ 检验进行统计分析

E. 该研究是成组设计，滴度倒数对数变换后计算两样本均数，选择两独立样本资料 $t$ 检验进行统计分析

## 二、案例分析

1. 通过以往大量资料得知某地 20 岁男子平均身高为 170cm，今随机抽取当地 20 岁男子 25 名，测量其身高，得均数为 172cm，标准差为 8.6cm，问当地现在 20 岁男子的平均身高与以往是否不同？研究者认为该地 25 名男子实测的身高 172cm≠170cm，故该地 20 岁男子的平均身高与以往不同。

（1）该资料为何种类型资料？来自何种分布总体？

（2）研究者所得结论是否正确？为什么？

（3）该研究的目的是什么？

（4）该资料应该用何种方法进行比较？

2. 将大白鼠按照同窝、同性别和体重接近的原则配成 8 对，每对中 2 只大白鼠随机确定一只进食正常饲料，另一只进食缺乏维生素 E 饲料，一段时间以后，测量两组大白鼠的肝中维生素 A 的含量，结果如表 7-4 所示，问食物中维生素 E 的缺乏能否影响大白鼠肝中维生素 A 的含量？

**表 7-4　两种饲料喂养大白鼠肝中维生素 A 的含量（单位：μmol/L）**

| 对子号 | 正常饲料 | 缺乏维生素 E 饲料 | 差值 $d$ | $d^2$ |
|---|---|---|---|---|
| 1 | 3 550 | 2 450 | 1 100 | 1 210 000 |
| 2 | 2 000 | 2 400 | –400 | 160 000 |
| 3 | 3 000 | 1 800 | 1 200 | 1 440 000 |
| 4 | 3 950 | 3 200 | 750 | 562 500 |
| 5 | 3 800 | 3 250 | 550 | 302 500 |
| 6 | 3 750 | 2 700 | 1 050 | 1 102 500 |
| 7 | 3 450 | 2 500 | 950 | 902 500 |
| 8 | 3 050 | 1 750 | 1 300 | 1 690 000 |
| 合计 | — | — | 6 500 | 7 370 000 |

（1）该研究的目的是什么？

（2）该资料应该用何种方法进行比较？其步骤如何？

3. 某地抽查了 25～29 岁正常人群的红细胞数，男性 156 人，均数为 $4.65\times10^{12}$/L，标准差为 $0.55\times10^{12}$/L；女性 74 人，均数为 $4.22\times10^{12}$/L，标准差为 $0.44\times10^{12}$/L，问该人群男性、女性的红细胞数有无差别？

（袁焕章　陈玲玲）

# 第8章
# 方差分析

**学习目标**

1. 素质目标　培养数据分析能力，提升医学科研素养，养成认真细致、科学严谨的工作态度。

2. 知识目标　掌握方差分析的基本思想和适用条件；掌握完全随机设计、随机区组设计方差分析的检验步骤；理解方差分析与 $t$ 检验的关系。

3. 能力目标　能够熟练应用方差分析方法对医学实际问题进行统计分析。

**【例 8-1】** 某研究者为研究煤矿粉尘作业环境对尘肺的影响，将 24 只 Wistar 大鼠随机分到甲、乙、丙三组，每组 8 只，分别在地面办公楼、煤炭仓库和矿井下染尘，12 周后测量大鼠全肺湿重（g），结果见表 8-1，该研究者对上述资料采用两样本 $t$ 检验进行两两比较，得出结论：除乙组和丙组差异无统计学意义外（$P>0.05$），其余各两组间差异均有统计学意义（$P<0.05$）。

**表 8-1　三组大鼠全肺湿重**（单位：g）

| 甲组 | 乙组 | 丙组 |
|---|---|---|
| 4.2 | 4.5 | 5.6 |
| 3.3 | 4.4 | 3.6 |
| 3.7 | 3.5 | 4.5 |
| 4.3 | 4.2 | 5.1 |
| 4.1 | 4.6 | 4.9 |
| 3.3 | 4.2 | 4.7 |
| 3.5 | 4.1 | 4.8 |
| 4.1 | 4.4 | 4.3 |

**问题：**该研究者采用的统计分析方法是否正确？

方差分析（analysis of variance，ANOVA）是 20 世纪 20 年代发展起来的一种统计方法，由英国著名统计学家 R. A. Fisher 首先提出，又称 $F$ 检验，是通过对数据变异的分析来推断多个样本均数所代表的多个总体均数是否有差别的一种统计推断方法。本章主要讨论单因素方差分析及多组均数间的两两比较。

## 第 1 节　方差分析概述

### 一、方差分析的基本思想

在【例 8-1】中，首先，研究者将多个样本均数的同时比较转化为多次的两两比较，违背了设计的初衷；其次，多次的两两比较会增大第一类错误的概率。三组大鼠的全肺湿重样本均数各不相等，引起这种差异的原因可能来源于几方面。①随机误差：包括抽样误差、测量误差等，即各样本来自同一总体，但由于随机误差使得样本均数不同。②处理因素：即不同的处理引起不同的作用或效果，导致各处理组均数不同。

将【例 8-1】中的数据资料整理计算成表 8-2。

**表 8-2 三组大鼠全肺湿重方差分析**（单位：g）

| | 甲组 | 乙组 | 丙组 | 合计 |
|---|---|---|---|---|
| 观察值 $x_{ij}$ | 4.2 | 4.5 | 5.6 | |
| | 3.3 | 4.4 | 3.6 | |
| | 3.7 | 3.5 | 4.5 | |
| | 4.3 | 4.2 | 5.1 | |
| | 4.1 | 4.6 | 4.9 | |
| | 3.3 | 4.2 | 4.7 | |
| | 3.5 | 4.1 | 4.8 | |
| | 4.1 | 4.4 | 4.3 | |
| $n_i$ | 8 | 8 | 8 | 24（$N$） |
| $\bar{X}_i$ | 3.8125 | 4.2375 | 4.6875 | 4.2458（$\bar{X}$） |
| $S_i^2$ | 0.1698 | 0.1170 | 0.3469 | 0.3260（$S^2$） |

从表 8-2 可以看出，存在三种变异。

**1. 总变异** 24 只大鼠的全肺湿重大小各不相等，这种变异称为总变异。

$$SS_{总} = \sum_i \sum_j (X_{ij} - \bar{X})^2 \tag{8-1}$$

$$\nu_{总} = N - 1 \tag{8-2}$$

**2. 组间变异** 不同实验组的大鼠全肺湿重的样本均数大小不等，反映的是处理因素的影响和随机误差。

$$SS_{组间} = \sum_i n_i (\bar{X}_i - \bar{X})^2 \tag{8-3}$$

$$\nu_{组间} = k - 1 \tag{8-4}$$

**3. 组内变异** 各组内观察值大小不等，反映的是随机误差，故又称误差变异。

$$SS_{组内} = \sum_i \sum_j (X_{ij} - \bar{X}_i)^2 \tag{8-5}$$

$$\nu_{组内} = N - k \tag{8-6}$$

上述三种变异及相应自由度的关系为

$$SS_{总} = SS_{组间} + SS_{组内} \tag{8-7}$$

$$\nu_{总} = \nu_{组间} + \nu_{组内} \tag{8-8}$$

以上各离均差平方和均与自由度有关系，为了便于比较，将各离均差平方和除以相应的自由度，得到各自的均方 MS，均方反映平均变异的大小。

$$MS_{组间} = \frac{SS_{组间}}{\nu_{组间}} \tag{8-9}$$

$$MS_{组内} = \frac{SS_{组内}}{\nu_{组内}} \tag{8-10}$$

将组间均方除以组内均方即得方差分析的统计量 $F$：

$$F = \frac{MS_{组间}}{MS_{组内}} \tag{8-11}$$

1. 若 $F \geqslant F_{\alpha,(\nu_1,\nu_2)}$，则 $P \leqslant \alpha$，按 $\alpha$ 水准拒绝 $H_0$，接受 $H_1$，差别有统计学意义，可以认为各总体均数不等或不全相等，即可以认为处理因素有效应。

2. 若 $F < F_{\alpha,(\nu_1,\nu_2)}$，则 $P > \alpha$，按 $\alpha$ 水准不拒绝 $H_0$，差别无统计学意义，尚不能认为各总体均数不等或不全相等，即尚不能认为处理因素有效应。

方差分析是根据资料的设计类型（即变异的不同来源），将全部观察值之间的变异——总变异，分解为两个或多个部分，除随机误差外其余每个部分的变异都可由某个因素的作用加以解释，通过比较不同变异来源的均方，借助 $F$ 分布做出统计推断，以了解某因素对观察指标是否有影响或某因素是否有效应。

**链 接** 方差分析的基本思想

一个复杂的事物，其中往往有许多因素互相制约又互相依存。方差分析的目的是通过数据分析找出对该事物有显著影响的因素，各因素之间的交互作用及显著影响因素的最佳水平等。方差分析是在可比较的数组中，把数据间的总的“方差”按各指定的方差来源进行分解的一种技术。对变差的度量，采用离差平方和。方差分析方法就是从总离差平方和分解出可追溯到指定来源的部分离差平方和，这是一个很重要的思想。

## 二、完全随机设计资料的方差分析

完全随机设计资料的方差分析又称单因素方差分析（one-way ANOVA）。完全随机设计是将受试对象随机分配到各处理组，再观察其实验效应。各组样本含量可以相等，也可以不等。【例 8-1】就是一个完全随机设计的例子，即将同质的受试对象随机地分配到各处理组，再观察其实验效应。

【例 8-1】假设检验步骤如下。

**1. 建立检验假设，确定检验水准**

$H_0$：三组大鼠的全肺湿重总体均数相等，$\mu_1=\mu_2=\mu_3$。

$H_1$：三组大鼠的全肺湿重总体均数不等或不全相等。

$\alpha=0.05$

**2. 计算检验统计量 *F* 值**

随机区组设计的方差分析表见表 8-3。

$$SS_{总} = S^2(N-1) = 0.3260 \times (24-1) = 7.498$$

$$\nu_{总} = 24-1 = 23$$

$$\begin{aligned} SS_{组间} &= \sum n_i\left(\bar{X}_i - \bar{X}\right)^2 \\ &= 8 \times (3.8125-4.2458)^2 + 8 \times (4.2375-4.2458)^2 + 8 \times (4.6875-4.2458)^2 \\ &= 3.063 \end{aligned}$$

$$\nu_{组间} = 3-1 = 2$$

$$SS_{组内} = SS_{总} - SS_{组间} = 7.498 - 3.063 = 4.435$$

$$\nu_{组内} = 24-3 = 21$$

**表 8-3 随机区组设计的方差分析表**

| 变异来源 | SS | $\nu$ | MS | $F$ | $P$ |
|---|---|---|---|---|---|
| 组间变异 | 3.063 | 2 | 1.532 | 7.250 | <0.01 |
| 组内变异 | 4.435 | 21 | 0.211 | | |
| 总变异 | 7.498 | 23 | | | |

**3. 确定 $P$ 值** 以 $\nu_1=2$，$\nu_2=21$ 查 $F$ 界值表（附表 5）得 $F_{0.05,(2,21)}=3.47$，$F_{0.01,(2,21)}=5.78$，因本例 $F=7.25$，故 $P<0.01$。

**4. 得出统计推断结论** 按 $\alpha=0.05$ 水准，拒绝 $H_0$，接受 $H_1$，差异有统计学意义，可以认为不同粉尘环境影响大鼠的全肺湿重。

**链 接** 完全随机设计资料方差分析的特点

1. 完全随机设计资料的总变异可以分解为组间变异和组内变异两部分。

2. 方差分析常用于 3 个及以上均数的比较，当用于 2 个均数的比较时，同一资料所得结果与 $t$ 检验等价，即 $F=t^2$。

3. 方差分析的结果若拒绝 $H_0$，接受 $H_1$，只说明多个总体均数中至少有两个均数不同，不能说明任意两个总体均数都有差别；若要比较哪两组均数有差别，需进一步进行多个均数间的两两比较。

**考点：** 完全随机设计资料方差分析的特点

## 三、随机区组设计资料的方差分析

随机区组设计又称配伍设计，是配对设计的扩展，通常是将受试对象按对试验结果有影响的非处理因素（如窝别、性别、体重、职业、病情、病程等）相同或相近者组成 $b$ 个区组（又称配伍组），再将每个区组中的受试对象分别随机分配到 $k$ 个处理组中。随机区组设计的方差分析属于两因素方差分析（two-way ANOVA），该设计可以校正某些混杂因素对研究结果的干扰，提高统计效率。

**1. 特点** 按照随机区组设计的原则来分析两个因素对试验结果的影响及作用。其中一个因素称为处理因素，一般作为列因素；另一个因素称为区组因素或配伍组因素，一般作为行因素。两个因素相互独立，且无交互影响。双因素方差分析使用的样本例数较少，分析效率高，是一种经常使用的分析方法。但双因素方差分析的设计对选择受试对象及试验条件等方面要求较为严格，应用该设计方法时要十分注意。

**2. 变异分析** 该设计方法中，总变异可以分出三个部分，见表 8-4。

$SS_{总}$：总变异，由处理因素、区组因素及随机误差的综合作用而形成。

$SS_{处理}$：各处理组之间的变异，可由处理因素的作用所致。

$SS_{区组}$或$SS_{配伍}$：各区组之间的变异，可由区组因素的作用所致。

$SS_{误差}$：从总变异中去除$SS_{处理}$及$SS_{区组}$后剩余的变异。此变异由个体差异和测量误差等随机因素所致。

$$SS_{总}=SS_{区组}+SS_{处理}+SS_{误差} \tag{8-12}$$

$$\nu_{总}=\nu_{区组}+\nu_{处理}+\nu_{误差} \tag{8-13}$$

**表 8-4 随机区组设计资料方差分析表**

| 变异来源 | SS | $\nu$ | MS | $F$ | 临界值 |
|---|---|---|---|---|---|
| 总变异 | $\sum(X-\bar{X})^2$ | $n-1$ | | | |
| 处理组 | $\sum n_i(\bar{X}_i-\bar{X})^2$ | $k-1$ | $SS_{处理}/k-1$ | $MS_{处理}/MS_{误差}$ | $F_\alpha(\nu_{处理},\nu_{误差})$ |
| 区组 | $\sum n_j(\bar{X}_j-\bar{X})^2$ | $b-1$ | $SS_{区组}/b-1$ | $MS_{区组}/MS_{误差}$ | $F_\alpha(\nu_{区组},\nu_{误差})$ |
| 误差 | $SS_{总}-SS_{处理}-SS_{区组}$ | $(k-1)\cdot(b-1)$ | $SS_{误差}/[(k-1)\cdot(b-1)]$ | | |

**【例 8-2】** 研究 A、B、C 三种营养素对小白鼠体重增加的影响，某研究者将同种系的 30 只小白鼠，按窝别相同、体重相近划分为 10 个区组，每 1 个区组中的 3 只小白鼠又被随机分配到喂养 ABC 三种营养素的 3 个处理组中，8 周后观察小白鼠体重增加情况，结果见表 8-5，该研究者用完全随机设

计的方差分析方法对资料进行了分析，结果是 $F$=1.159，$P$>0.05，故认为三种营养素的增重效果相同。

**表 8-5　三种营养素对小白鼠体重的影响**（单位：g）

| 区组 | A 营养素 | B 营养素 | C 营养素 | $n_j$ | $\bar{X}_j$ |
|---|---|---|---|---|---|
| 1 | 62.1 | 63.5 | 73.2 | 3 | 66.267 |
| 2 | 53.2 | 54.1 | 58.1 | 3 | 55.133 |
| 3 | 71.2 | 67.8 | 78.7 | 3 | 72.567 |
| 4 | 41.3 | 46.6 | 38.9 | 3 | 42.267 |
| 5 | 50.4 | 56.9 | 64.5 | 3 | 57.267 |
| 6 | 42.5 | 43.1 | 46.6 | 3 | 44.067 |
| 7 | 52.6 | 58.7 | 75.1 | 3 | 62.133 |
| 8 | 49.8 | 56.1 | 65.3 | 3 | 57.067 |
| 9 | 62.6 | 51.0 | 54.6 | 3 | 56.067 |
| 10 | 48.3 | 54.8 | 47.2 | 3 | 50.100 |
| $n_i$ | 10 | 10 | 10 | 30 | ($N$) |
| $\bar{X}_i$ | 53.400 | 55.260 | 60.220 | 56.293 | ($\bar{X}$) |
| $S_i^2$ | 87.893 | 53.660 | 180.131 | 108.406 | ($S^2$) |

**1. 建立检验假设，确定检验水准**

（1）对于处理组

$H_0$：三种营养素对小白鼠体重增加作用相同，$\mu_1=\mu_2=\mu_3$。

$H_1$：三种营养素对小白鼠体重增加作用不同或不全相同。

$\alpha$=0.05

（2）对于区组

$H_0$：10 个区组的总体均数相等。

$H_1$：10 个区组的总体均数不等或不全相等。

$\alpha$=0.05

**2. 计算检验统计量 $F$ 值**

（1）计算各项离均差平方和与自由度：

$$SS_{总}=S^2(N-1)=108.406\times(30-1)=3143.774$$

$$\nu_{总}=30-1=29$$

$$\begin{aligned}SS_{处理}&=\sum n_i\left(\bar{X}_i-\bar{X}\right)^2\\&=10\times\left(53.400-56.293\right)^2+10\times\left(55.260-56.293\right)^2+10\times\left(60.220-56.293\right)^2\\&=248.579\end{aligned}$$

$$\nu_{处理}=3-1=2$$

$$\begin{aligned}SS_{区组}&=\sum n_j\left(\bar{X}_j-\bar{X}\right)^2\\&=3\times\left(66.267-56.293\right)^2+3\times\left(55.133-56.293\right)^2+\cdots+3\times\left(50.1-56.293\right)^2\\&=2357.792\end{aligned}$$

$$\nu_{区组}=10-1=9$$

$$SS_{误差}=SS_{总}-SS_{处理}-SS_{区组}=3143.774-248.579-2357.792=537.373$$

$$\nu_{误差}=29-9-2=18$$

（2）计算 MS 与 $F$ 值，结果见表 8-6：

$$MS_{处理}=248.579/2=124.290$$

$$MS_{区组}=2357.792/9=261.976$$

$$MS_{误差}=537.373/18=29.854$$

$$F_{处理}=\frac{MS_{处理}}{MS_{误差}}=124.290/29.854=4.163$$

$$F_{区组}=\frac{MS_{区组}}{MS_{误差}}=261.978/29.844=8.778$$

**表 8-6　随机区组设计资料的方差分析表**

| 变异来源 | SS | $\nu$ | MS | $F$ | $P$ |
|---|---|---|---|---|---|
| 处理组 | 248.579 | 2 | 124.290 | 4.163 | <0.005 |
| 区组 | 2357.792 | 9 | 261.976 | 8.778 | <0.001 |
| 误差 | 537.373 | 18 | 29.854 | | |
| 总变异 | 3143.774 | 29 | | | |

**3. 确定 $P$ 值**

（1）对处理组　以 $\nu_1=2$，$\nu_2=18$，查 $F$ 界值表，$F_{0.05,(2,18)}=3.55$，本例中 $F_{处理}=4.165>3.55$，$P<0.05$。

（2）对区组　以 $\nu_1=9$，$\nu_2=18$，查 $F$ 界值表，$F_{0.01,(8,18)}=3.71$，$F_{0.01,(12,18)}=3.37$，$F_{0.01,(9,18)}$介于 3.37 与 3.71 之间，$F_{区组}=8.778>3.71$，故 $P<0.01$。

**4. 得出统计推断结论**

（1）对处理组　按 $\alpha=0.05$ 水准，拒绝 $H_0$，接受 $H_1$，差异有统计学意义，可以认为三种营养素对小白鼠体重增加作用不同或不全相同。

（2）对区组　按 $\alpha=0.05$ 水准，拒绝 $H_0$，接受 $H_1$，差异有统计学意义，可以认为不同窝别对小白鼠体重增加有影响。

**链　接**　随机区组设计的方差分析

①随机区组设计方差分析用于推断各处理组的多个总体均数及各区组的多个总体均数是否相同。随机区组设计资料的总变异可分解为处理组间变异、区组间变异和误差变异三个部分。其中区组变异和误差两部分相当于单因素方差分析的组内变异。②随机区组设计与完全随机设计相比，由于利用区组控制了可能的混杂因素，并在进行方差分析时，将区组变异从原组内变异中分离出来，当区组间变异有统计学意义时，由于减少误差均方使处理组间的 $F$ 值更容易出现显著性，从而提高了实验效率。③随机区组设计方差分析的前提条件：资料服从正态分布。由于设计的特殊性，随机区组设计资料无法进行方差齐性检验，不要求方差齐。④随机区组设计是配对设计的扩展，当 $k=2$ 时，随机区组设计的方差分析与配对设计资料的 $t$ 检验完全等价，即 $F=t^2$。

**考点**：随机区组设计资料的方差分析

## 四、多个样本均数间的两两比较

### （一）特点及意义

1. 当分析结果为 $P\leqslant\alpha$，拒绝 $H_0$ 时，得出的结论只是指各总体均数不全相等。如果想要确切了解哪两个样本均数之间的差异有统计学意义（总体均数不等），哪两个样本均数之间的差异无统计学意义（总体均数相等），可以进行多个样本均数的两两比较。

2. 当有3个及3个以上样本均数比较时，如果仍使用一般的 $t$ 检验对样本均数两两组合后进行比较，会使检验水平 $\alpha$ 值增大，即增大第一类错误的概率，这样，就可能把本来无差别的两个总体均数判为有差别。

### （二）SNK-$q$ 检验法

SNK-$q$ 检验法，全称为 Student-Newman-Keuls $q$ 检验法，也简称为 SNK 法。这是国内外常用而较为经典的检验方法，可以对所有对照组及处理组的样本均数进行两两比较。

$$q=\frac{\left|\bar{X}_{\mathrm{A}}-\bar{X}_{\mathrm{B}}\right|}{S_{\bar{X}_{\mathrm{A}}-\bar{X}_{\mathrm{B}}}},\quad \nu=\nu_{误差} \tag{8-14}$$

式中，$q$ 为检验统计量；$\bar{X}_{\mathrm{A}}$ 及 $\bar{X}_{\mathrm{B}}$ 为任意比较的两样本均数；$S_{\bar{X}_{\mathrm{A}}-\bar{X}_{\mathrm{B}}}$ 为两样本均数差值的标准误。

当两样本相等时：$S_{\bar{X}_{\mathrm{A}}-\bar{X}_{\mathrm{B}}}=\sqrt{\dfrac{\mathrm{MS}_{误差}}{n}}$

当两样本不相等时：$S_{\bar{X}_{\mathrm{A}}-\bar{X}_{\mathrm{B}}}=\sqrt{\dfrac{\mathrm{MS}_{误差}}{2}\left(\dfrac{1}{n_{\mathrm{A}}}+\dfrac{1}{n_{\mathrm{B}}}\right)}$

式中，$\mathrm{MS}_{误差}$ 在单因素方差分析中即为 $\mathrm{MS}_{组内}$。

计算步骤及方法：

（1）首先将多个样本均数按由大到小顺序排列。

（2）按照两均数组合原则，计算出每两个样本均数比较的统计量 $q$ 值。

（3）根据误差的自由度和两样本间隔组数 $a$，查 $q$ 界值表得 $q$ 界值。注意：组数 $a$ 的计算方法：由于各样本均数已按由大到小顺序排列，因此，相邻两样本均数比较时，组数 $a$=2，中间间隔一个样本均数时，组数 $a$=3，间隔两个样本均数时，组数 $a$=4，以此类推。

**【例 8-3】** 某科研人员为了研究增殖细胞核抗原（PCNA）在胃癌组织（A 组）、胃癌旁组织（B 组）及正常胃黏膜组织（C 组）中的表达状况，所获得试验数据见表 8-7，检测结果用表达指数来表示，试分析 PCNA 在三种胃组织中的表达有无差异。

**表 8-7　PCNA 在三种不同胃组织中的表达结果**

| 标本 $X_j$ | 不同胃组织 $X_i$ | | | |
|---|---|---|---|---|
| | A | B | C | |
| 1 | 56 | 30 | 21 | |
| 2 | 46 | 37 | 14 | |
| 3 | 39 | 20 | 27 | |
| … | … | … | … | |
| $\sum X_j$ | 553 | 221 | 100 | 874（$\sum X$） |
| $n_i$ | 10 | 9 | 8 | 27（$N$） |
| 均数 | 55.30 | 24.56 | 12.50 | 32.37（总均值） |
| $\sum X_j^2$ | 31 291 | 6 273 | 1 672 | 39 236（$\sum X^2$） |

【例 8-3】中的数据经单因素方差分析，$P<0.01$，拒绝 $H_0$，接受 $H_1$。可以认为三种胃组织的 PCNA 表达指数不全相等，下一步需进行样本均数的两两比较。

**1. 建立检验假设**

$H_0$：任意两样本的总体均数相等，$\mu_A=\mu_B$。

$H_1$：任意两样本的总体均数不相等，$\mu_A \neq \mu_B$。

$\alpha=0.05$

**2. 计算检验统计量 $q$ 值**

（1）将三个样本均数由大到小顺序排列，见表 8-8。

**表 8-8 三个样本均数顺序排列结果**

| 顺序 | 1 | 2 | 3 |
|---|---|---|---|
| 均数 | 55.30 | 24.56 | 12.50 |
| 组别 | A | B | C |

（2）计算统计量 $q$ 值，结果见表 8-9。

**表 8-9 样本均数两两比较 $q$ 检验表**

| 比较组 A 与 B<br>（1） | 两均数之差<br>（2） | 组数 $a$<br>（3） | 标准误<br>（4） | $q$ 值<br>（5） | $q_{0.05(a,\ 24)}$<br>（6） | $q_{0.01(a,\ 24)}$<br>（7） | $P$ 值<br>（8） |
|---|---|---|---|---|---|---|---|
| 1 与 2 | 30.74 | 2 | 2.95 | 10.42 | 2.92 | 3.96 | ＜0.01 |
| 1 与 3 | 42.80 | 3 | 3.05 | 14.03 | 3.54 | 4.55 | ＜0.01 |
| 2 与 3 | 12.06 | 2 | 3.12 | 3.87 | 2.92 | 3.96 | ＜0.05 |

应用第（2）栏数据除以第（4）栏数据即得 $q$ 值。以第 1 组与第 2 组比较为例：

$$q=\frac{\left|\bar{X}_1-\bar{X}_2\right|}{S_{\bar{X}_1-\bar{X}_2}}=\frac{30.74}{2.95}=10.42$$

第 1 组与第 3 组相比，计算 $q$ 值为 14.03，第 2 组与第 3 组相比，计算 $q$ 值为 3.87。

**3. 确定 $P$ 值** 以误差（组内）的自由度和对比组包含的组数 $a$ 查 $q$ 界值表，若计算的 $q$ 值大于或等于 $q$ 界值，则可以推断比较的两组间差别有统计学意义，否则差别无统计学意义。本例三组比较的 $P$ 值分别为 $P<0.01$、$P<0.01$ 和 $P<0.05$。

**4. 得出统计推断结论** 在 $\alpha=0.05$ 水准上拒绝 $H_0$，接受 $H_1$，各样本均数的两两比较的差异均有统计学意义。可以认为，胃癌组织、胃癌旁组织及正常胃黏膜组织的 PCNA 表达指数各不相同。

### （三）LSD-$t$ 检验法

LSD 英文全称为 least-significant-difference，译为最小显著差异法或最小有意义差异法，也可简称为 LSD 法。LSD 法实际上是一种 $t$ 检验法，但它与以前描述的一般 $t$ 检验法有所不同。两种 $t$ 检验法的主要区别在于计算标准误中的合并方差及自由度的不同。

LSD 法在计算标准误时，用 $MS_{组内}$ 或 $MS_{误差}$ 取代一般 $t$ 检验标准误中的 $S_c^2$，自由度则用 $MS_{误差}$ 的自由度 $\nu_{误差}=N-K$ 或 $\nu_{误差}=(k-1)(b-1)$ 取代一般 $t$ 检验法中的自由度 $\nu=n_1+n_2-2$。根据 $\alpha$ 及 $\nu$，查 $t$ 界值表得到 $t$ 值，与 LSD 计算的统计量 $t$ 值的大小进行比较，并确定 $P$ 值。据此作出判断和结论。

$$t=\frac{\left|\bar{X}_A-\bar{X}_B\right|}{S_{\bar{X}_A-\bar{X}_B}}，\quad S_{\bar{X}_A-\bar{X}_B}=\sqrt{MS_{误差}\left(\frac{1}{n_A}+\frac{1}{n_B}\right)}，\quad 自由度=\nu_{误差}$$

LSD-$t$ 检验法在查 $t$ 值表确定 $t$ 界值时，不需要组数 $a$，故各样本均数也不需要按大小顺序排列。各样本均数两两比较时，仍需要进行组合。组合计算公式及方法与 $q$ 检验法相同。其他计算步骤与一般

$t$ 检验法相同。

仍然以【例 8-3】来分析：

**1. 建立检验假设**

$H_0$：任意两样本的总体均数相等，$\mu_A=\mu_B$。

$H_1$：任意两样本的总体均数不相等，$\mu_A\neq\mu_B$。

$\alpha=0.05$

**2. 计算检验统计量 $t$ 值** 列出样本均数两两比较 $t$ 检验表，见表 8-10。

**表 8-10 样本均数两两比较 $t$ 检验表**

| 比较组 A 与 B<br>（1） | 两均数之差<br>（2） | 标准误<br>（3） | $t$ 值<br>（4） | $t_{0.05,24}$<br>（5） | $t_{0.01,24}$<br>（6） | $P$ 值<br>（7） |
|---|---|---|---|---|---|---|
| 1 与 2 | 30.74 | 4.17 | 7.37 | 2.064 | 2.797 | ＜0.01 |
| 1 与 3 | 42.80 | 4.31 | 9.93 | 2.064 | 2.797 | ＜0.01 |
| 2 与 3 | 12.06 | 4.41 | 2.73 | 2.064 | 2.797 | ＜0.05 |

以第 1 组与第 2 组相比为例计算 $t$ 值：

$$S_{\bar{X}_1-\bar{X}_2}=\sqrt{\mathrm{MS}_{误差}\left(\frac{1}{n_1}+\frac{1}{n_2}\right)}=\sqrt{82.43\times\left(\frac{1}{10}+\frac{1}{9}\right)}=4.17$$

$$t=\frac{\left|\bar{X}_1-\bar{X}_2\right|}{S_{\bar{X}_1-\bar{X}_2}}=\frac{30.74}{4.17}=7.37$$

第 1 组与第 3 组相比，计算 $t$ 值为 9.93，第 2 组与第 3 组相比，计算 $t$ 值为 2.73。

**3. 确定 $P$ 值** 查 $t$ 界值表，$t_{0.05,24}=2.064$，$t_{0.01,24}=2.797$，三组比较的 $P$ 值分别为 $P<0.01$，$P<0.01$ 和 $P<0.05$。

**4. 得出统计推断结论** 在 $\alpha=0.05$ 水准上拒绝 $H_0$，接受 $H_1$，各样本均数的两两比较的差异均有统计学意义。此结论与 $q$ 检验法的结论完全相同。

**链 接** 多个样本均数的两两比较

（1）多个样本均数经方差分析后，若有统计学意义，需用采用两两比较的方法进一步确定哪些均数相等，哪些均数不等。

（2）两两比较的方法很多，常用的有 SNK-$q$ 检验、LSD-$t$ 检验、Dunnett-$t$ 检验和 Bonfferoni-$t$ 检验等。SNK-$q$ 检验适用于探索性研究，即事先没有计划的任意两个均数的事后比较；LSD-$t$ 检验常用于事先有明确假设的证实性研究，用于多组中某一对或某几对在专业上有特殊意义的均数间的比较。

# 第 2 节 SPSS 实践训练

## 一、完全随机设计资料的方差分析

**【例 8-4】** 研究药物 A 对脂肪细胞分化的影响，将 30 只肥胖大鼠随机等分为 3 组，每组 10 只，分别给予高脂饮食、高脂饮食+药物 A（25μg/100g）、高脂饮食+药物 A（50μg/100g）三种不同的处理，2 周后测量大鼠体内总脂肪组织的重量（g），结果见表 8-11，问三组大鼠脂肪重量是否相同？

表 8-11 三组大鼠体内总脂肪重量（单位：g）

| 高脂饮食组 | 高脂饮食+药物 A（25μg/100g） | 高脂饮食+药物 A（50μg/100g） |
| --- | --- | --- |
| 8.60 | 12.05 | 14.65 |
| 8.46 | 11.59 | 13.95 |
| 8.19 | 12.69 | 12.54 |
| 8.49 | 11.35 | 14.52 |
| 8.56 | 13.10 | 14.01 |
| 8.15 | 11.95 | 11.50 |
| 9.21 | 11.89 | 14.75 |
| 8.26 | 11.63 | 12.80 |
| 8.37 | 12.51 | 14.37 |
| 8.19 | 12.49 | 12.06 |

## （一）变量设置与数据录入

**1. 变量设置** 在 Variable View 中设置两个变量，分别是分组变量（分组）和效应变量（脂肪重量）。在“分组”的 Values 中用“1”定义为“高脂饮食组”，“2”定义为“高脂饮食+药物 A（25μg/100g）”组，“3”定义为“高脂饮食+药物 A（50μg/100g）”，如图 8-1 所示。

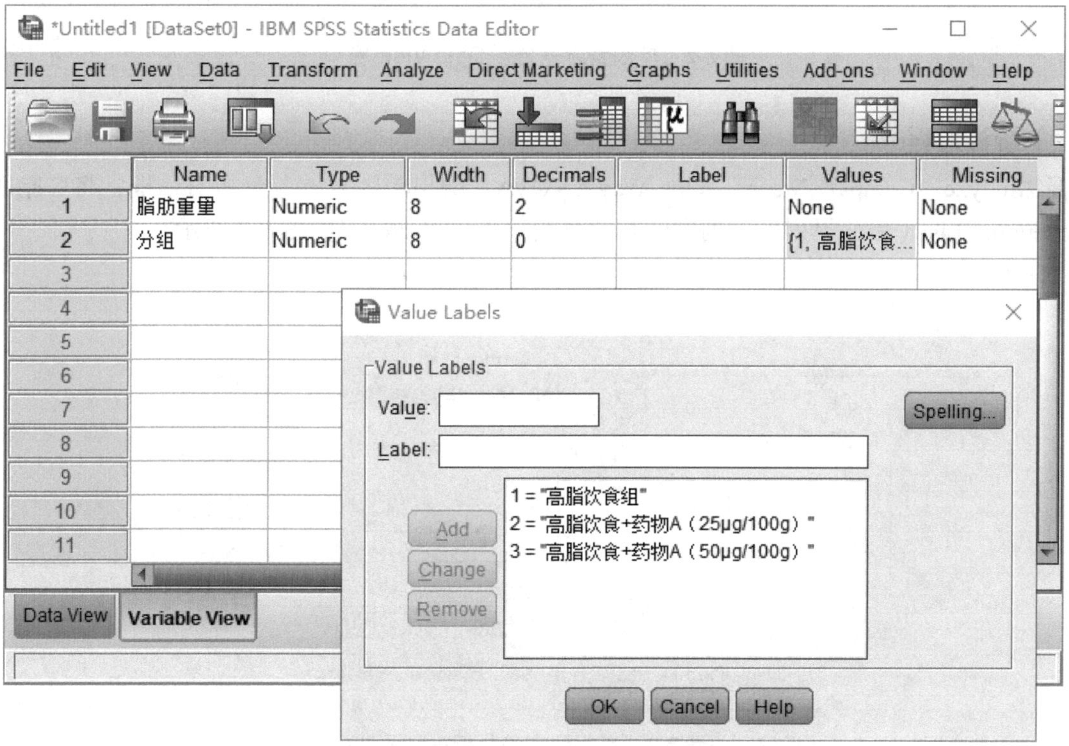


图 8-1 单因素方差分析 Variable View 窗口

**2. 数据录入** 在 Data View 中将相应的数据录入设置好的变量中，如图 8-2 所示。

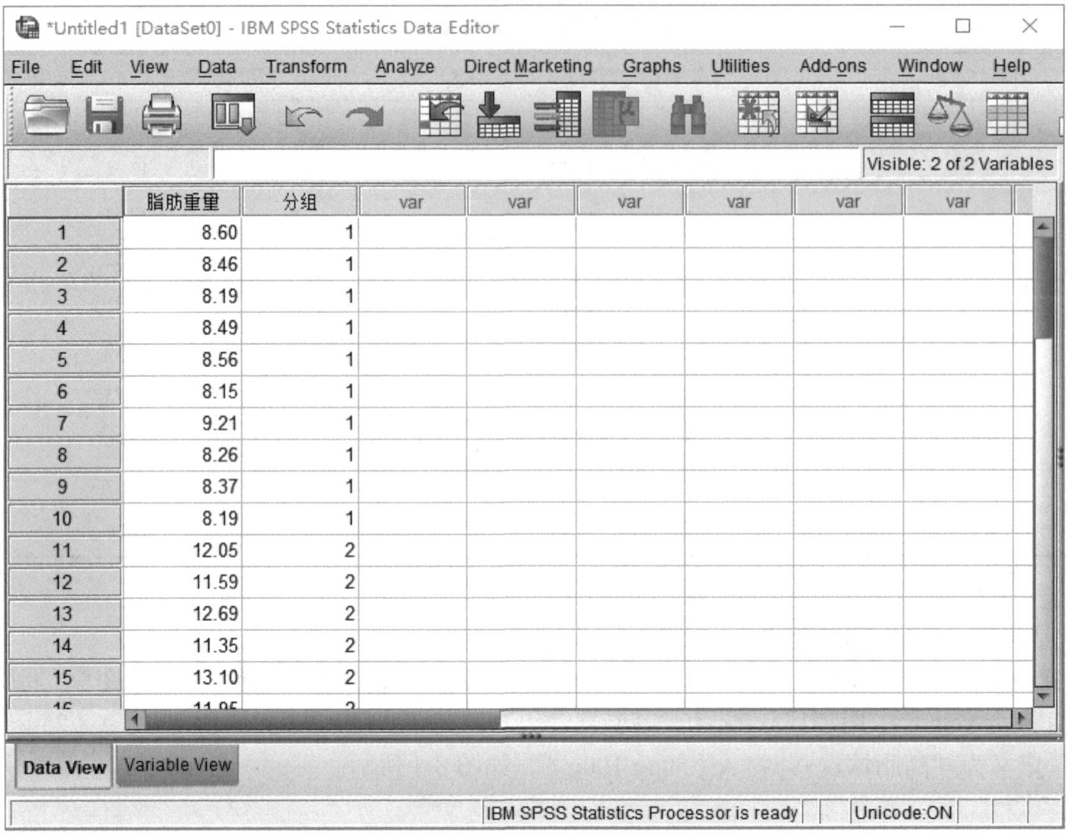


图 8-2　单因素方差分析 Data View 窗口

## （二）统计过程

选择 Analyze→Compare Means→One-Way ANOVA，输出单因素方差分析对话框，将“脂肪重量”选入 Dependent List（因变量列表）列表，将“分组”选入 Factor，如图 8-3 所示。

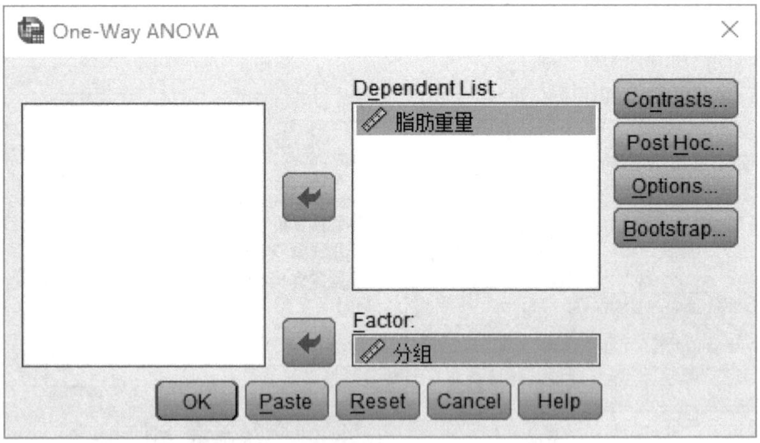


图 8-3　单因素方差分析主对话框

单击 Post Hoc 选择两两比较的检验方法，见图 8-4。

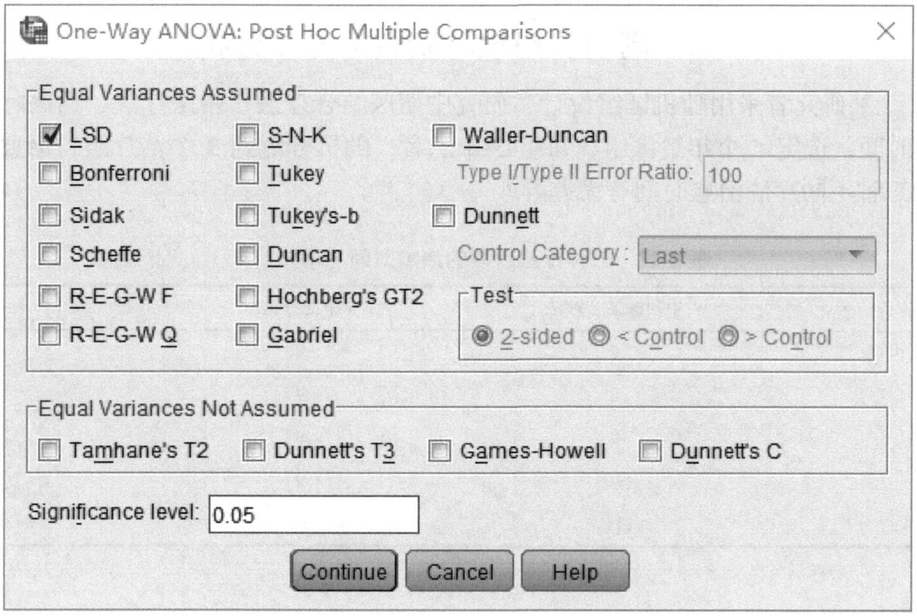


**图 8-4　单因素方差分析“两两比较”对话框**

然后单击确定即可输出结果，见图 8-5。

**ANOVA**

脂肪重量

| | Sum of Squares | df | Mean Square | F | Sig. |
|---|---|---|---|---|---|
| Between Groups | 137.090 | 2 | 68.545 | 113.652 | .000 |
| Within Groups | 16.284 | 27 | .603 | | |
| Total | 153.374 | 29 | | | |

**Post Hoc Tests**

**Multiple Comparisons**

Dependent Variable: 脂肪重量

LSD

| (I) 分组 | (J) 分组 | Mean Difference (I-J) | Std. Error | Sig. | 95% Confidence Interval Lower Bound | 95% Confidence Interval Upper Bound |
|---|---|---|---|---|---|---|
| 高脂饮食组 | 高脂饮食+药物A（25μg/100g） | -3.67700* | .34731 | .000 | -4.3896 | -2.9644 |
| | 高脂饮食+药物A（50μg/100g） | -5.06700* | .34731 | .000 | -5.7796 | -4.3544 |
| 高脂饮食+药物A（25μg/100g） | 高脂饮食组 | 3.67700* | .34731 | .000 | 2.9644 | 4.3896 |
| | 高脂饮食+药物A（50μg/100g） | -1.39000* | .34731 | .000 | -2.1026 | -.6774 |
| 高脂饮食+药物A（50μg/100g） | 高脂饮食组 | 5.06700* | .34731 | .000 | 4.3544 | 5.7796 |
| | 高脂饮食+药物A（25μg/100g） | 1.39000* | .34731 | .000 | .6774 | 2.1026 |

*. The mean difference is significant at the 0.05 level.

**图 8-5　单因素方差分析结果输出**

## （三）结果分析

在输出的结果中包括两个表格，分别是 ANOVA 和 Multiple Comparisons，其中 ANOVA 是单因素方差分析的结果，主要包括组间、组内和合计的 Sum of Squares（离均差平方和）、*df*（自由度）、Mean Square（均方）、*F* 值和 *P* 值，本例题 $F$=113.652，$P$<0.01，说明三个总体均数不等或不全相等。Multiple Comparisons 是多组均数两两比较的结果，从图 8-5 可见，三组之间均有统计学差异。

## 二、随机区组设计资料的方差分析

【例 8-5】 某研究者采用随机区组设计，研究中西医结合疗法、中医疗法、西医疗法三种疗法治愈某病所需的时间，选定 5 个年龄区组，每组 3 个患者，随机分配到 3 个治疗组，治愈所需天数如表 8-12 所示，问三种不同疗法治愈时间有无差异？

**表 8-12 三种疗法所需的治愈时间**（单位：天）

| 年龄（岁） | 中西医结合疗法 | 中医疗法 | 西医疗法 |
|---|---|---|---|
| 20 以下 | 7 | 9 | 10 |
| 20～ | 8 | 9 | 10 |
| 30～ | 9 | 9 | 12 |
| 40～ | 10 | 9 | 12 |
| 50 及以上 | 11 | 12 | 14 |

### （一）变量设置与数据录入

**1. 变量设置** 在 Variable View 中设置 3 个变量，分别是区组变量（年龄）、分组变量（疗法）和效应变量（治愈天数）。在“疗法”的 Values 中用“1”定义为“中西医结合”，“2”定义为“中医疗法”，“3”定义为“西医疗法”，“年龄”的 Values 中用“1”定义为“20 以下”，“2”定义为“20～”，“3”定义为“30～”，“4”定义为“40～”，“5”定义为“50 以上”，如图 8-6 所示。

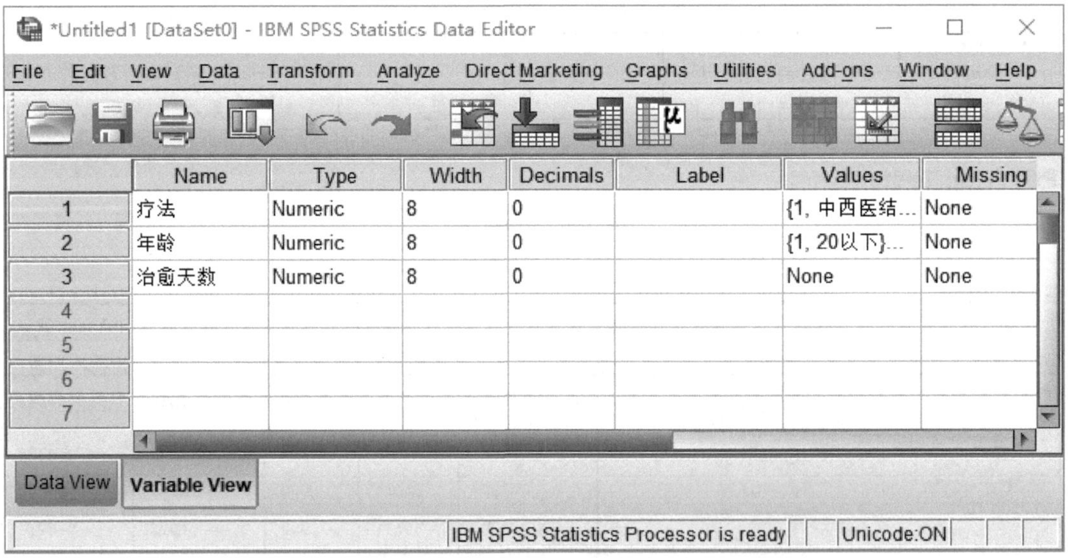


**图 8-6** 随机区组设计资料方差分析 Variable View 窗口

**2. 数据录入** 在 Data View 中将相应的数据录入设置好的变量中，如图 8-7 所示。

### （二）统计过程

选择 Analyze→General Linear Mode→Univariate 按钮，输出随机区组设计方差分析对话框，将“治愈天数”选入 Dependent Variable，将“疗法”和“年龄”选入 Fixed Factor(s)（固定因子列表），如图 8-8 所示。

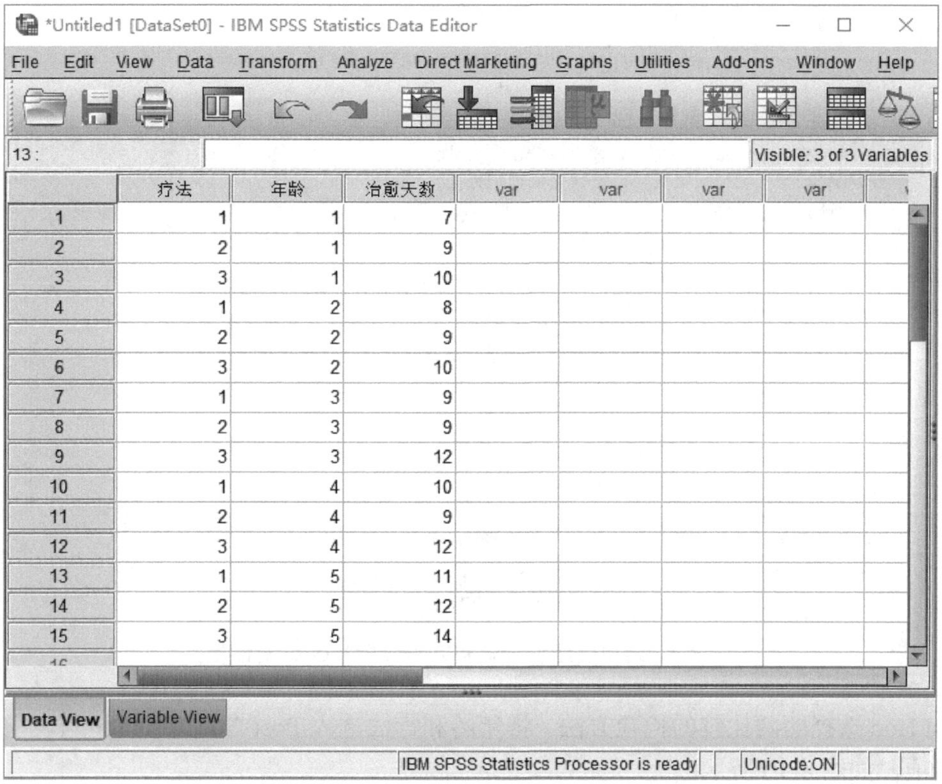


**图 8-7** 随机区组设计资料方差分析 Data View 窗口

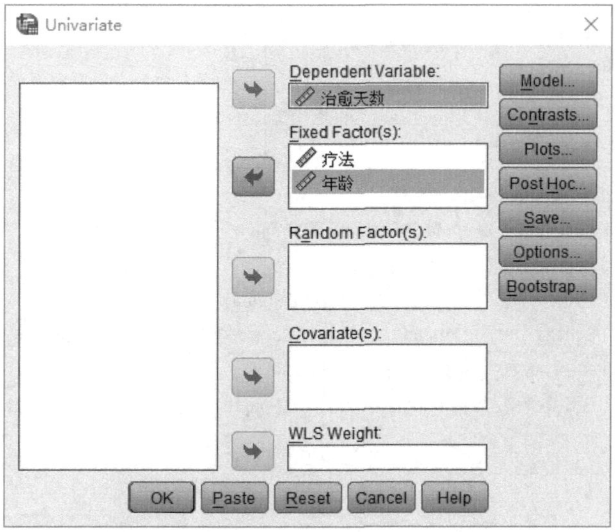


**图 8-8** 随机区组设计资料方差分析的主对话框

单击 Model（模型），选择 Custom（定制），再将“年龄”和“疗法”选入右侧的 Model（模型）列表中，Interaction（交互）选项下拉表中选择 Main effects（主效应），如图 8-9 所示。单击 Continue 完成 Model 的设置。

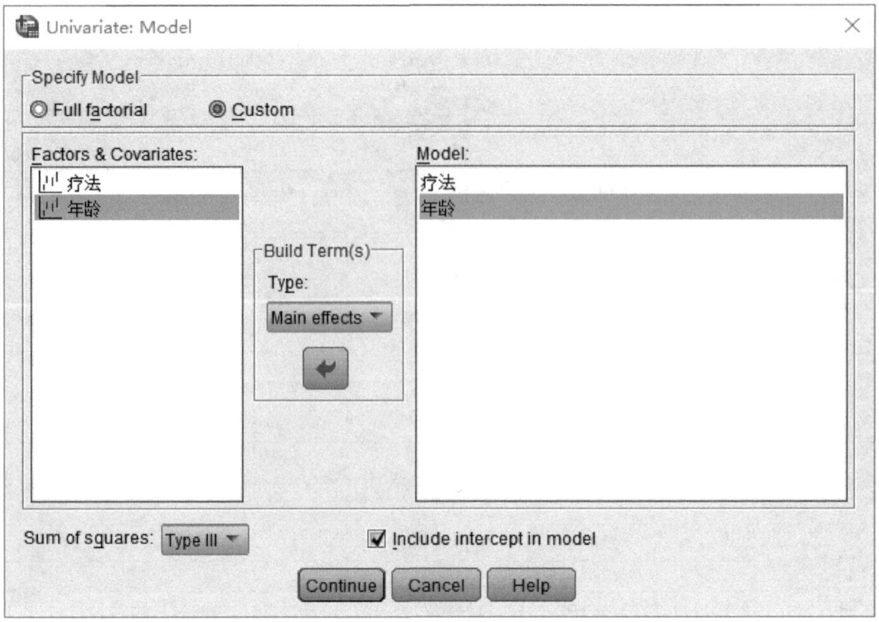


图 8-9　随机区组设计资料方差分析 Model 对话框

单击 Post Hoc 选择两两比较的检验方法，将年龄和疗法选入 Post Hoc Tests for 列表中，勾选 S-N-K 和 Dunnett 选项，如图 8-10 所示。

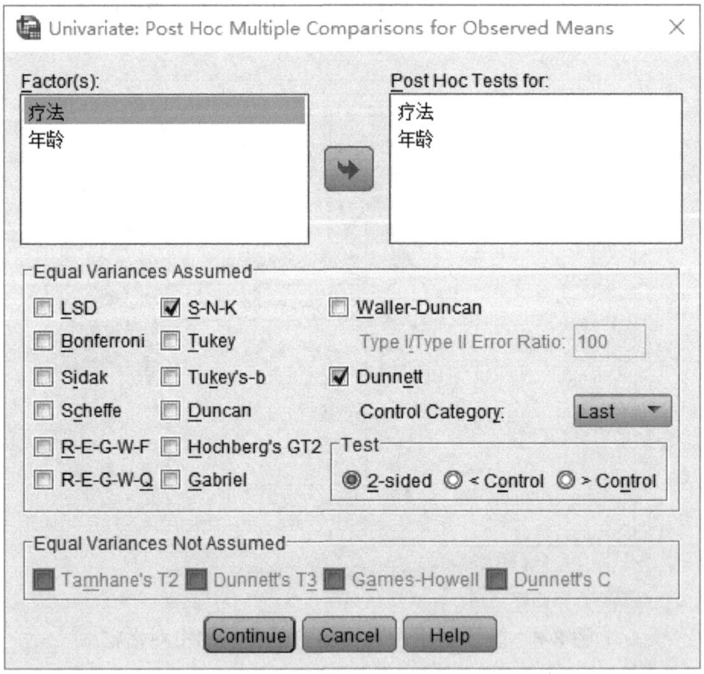


图 8-10　随机区组设计资料方差分析 Post Hoc Tests 对话框

单击 Continue 返回随机区组设计资料方差分析主对话框，选择 Options，将“年龄”和“疗法”选入显示平均值列表中，并勾选 Compare main effects（比较主效应）和 Descriptive statistics（描述统计选项），如图 8-11 所示。

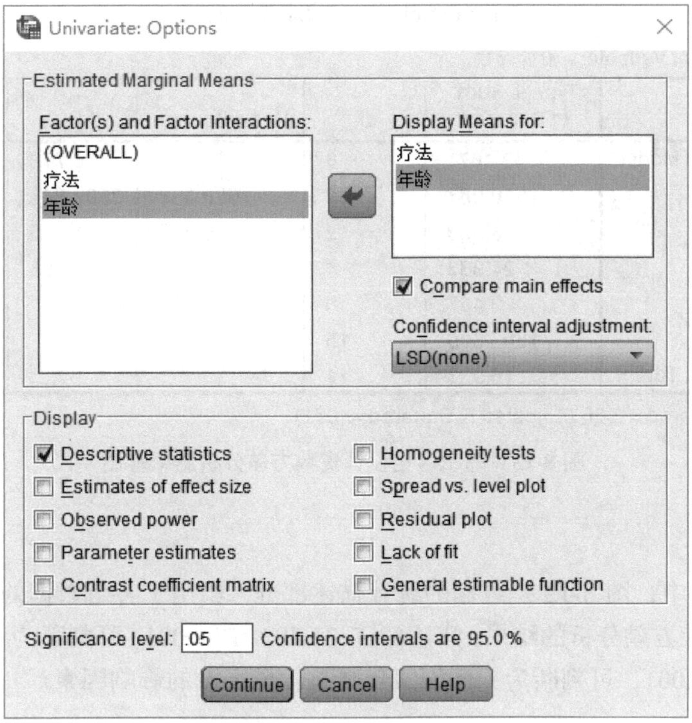


**图 8-11** 随机区组设计资料方差分析 Options 对话框

单击 Continue，返回主对话框，然后单击确定即可输出结果，如图 8-12 和图 8-13 所示。

**Descriptive Statistics**

Dependent Variable: 治愈天数

| 疗法 | 年龄 | Mean | Std. Deviation | N |
|---|---|---|---|---|
| 中西医结合疗法 | 20以下 | 7.00 | . | 1 |
| | 20~ | 8.00 | . | 1 |
| | 30~ | 9.00 | . | 1 |
| | 40~ | 10.00 | . | 1 |
| | 50以上 | 11.00 | . | 1 |
| | Total | 9.00 | 1.581 | 5 |
| 中医疗法 | 20以下 | 9.00 | . | 1 |
| | 20~ | 9.00 | . | 1 |
| | 30~ | 9.00 | . | 1 |
| | 40~ | 9.00 | . | 1 |
| | 50以上 | 12.00 | . | 1 |
| | Total | 9.60 | 1.342 | 5 |
| 西医疗法 | 20以下 | 10.00 | . | 1 |
| | 20~ | 10.00 | . | 1 |
| | 30~ | 12.00 | . | 1 |
| | 40~ | 12.00 | . | 1 |
| | 50以上 | 14.00 | . | 1 |
| | Total | 11.60 | 1.673 | 5 |
| Total | 20以下 | 8.67 | 1.528 | 3 |
| | 20~ | 9.00 | 1.000 | 3 |
| | 30~ | 10.00 | 1.732 | 3 |
| | 40~ | 10.33 | 1.528 | 3 |
| | 50以上 | 12.33 | 1.528 | 3 |
| | Total | 10.07 | 1.831 | 15 |

**图 8-12** 随机区组设计资料方差分析描述性统计结果输出

**Tests of Between-Subjects Effects**

Dependent Variable: 治愈天数

| Source | Type III Sum of Squares | df | Mean Square | F | Sig. |
|---|---|---|---|---|---|
| Corrected Model | 43.467[a] | 6 | 7.244 | 16.718 | .000 |
| Intercept | 1520.067 | 1 | 1520.067 | 3507.846 | .000 |
| 疗法 | 18.533 | 2 | 9.267 | 21.385 | .001 |
| 年龄 | 24.933 | 4 | 6.233 | 14.385 | .001 |
| Error | 3.467 | 8 | .433 | | |
| Total | 1567.000 | 15 | | | |
| Corrected Total | 46.933 | 14 | | | |

a. R Squared = .926 (Adjusted R Squared = .871)

**图 8-13** 随机区组设计资料方差分析结果输出

### （三）结果分析

在输出的若干表格中，图 8-12 是数据的统计描述部分，给出了各组数据的 Mean、Std.Deviation；图 8-13 是随机区组设计方差分析的结果，疗法的 $F$=21.385，$P$=0.001，可判断为不同疗法治愈天数不同；年龄的 $F$=14.385，$P$=0.001，可判断为配伍因素年龄是治愈天数的影响因素。

## 自　测　题

### 一、单项选择题

1. 成组设计的方差分析中，有（　　）

A. $MS_{组间} = MS_{组内}$

B. $SS_{组间} = SS_{组内}$

C. $MS_{总} = MS_{组间} + MS_{组内}$

D. $SS_{总} = SS_{组间} + SS_{组内}$

E. $\nu_{组间} = \nu_{组内}$

2. 同一两独立样本均数比较的资料，进行方差分析的结果与 $t$ 检验的结果（　　）

A. 完全等价，且 $t = F$

B. 完全等价，且 $\sqrt{t} = F$

C. 完全等价，且 $t^2 = F$

D. 不同，方差分析的结果更可靠

E. 两者没有任何关系

3.下列关于配伍组设计方差分析变异分解的式子正确的是（　　）

A. $SS_{总} = SS_{配伍} + SS_{误差}$

B. $SS_{总} = SS_{处理} + SS_{误差}$

C. $\nu_{总} = \nu_{配伍} + \nu_{处理}$

D. $SS_{总} = SS_{配伍} + SS_{处理} + SS_{误差}$

E. $MS_{总} = MS_{配伍} + MS_{处理} + MS_{误差}$

4. 方差分析的应用条件是（　　）

A. 样本小，来自正态总体，样本间相互独立

B. 样本来自正态总体，样本例数足够小

C. 样本例数小，样本相互独立

D. 样本来自正态总体，方差齐，样本数据独立

E. 样本例数小，方差齐

5. 完全随机设计的方差分析组间变异源于（　　）

A. 个体变异

B. 随机变异

C. 处理因素

D. 随机变异和处理因素

E. 个体变异、随机变异和处理因素

6. 若 4 个样本均数的比较，得到 $F > F_{0.01,(\nu_1,\nu_2)}$，按照 $\alpha$=0.01 检验水准，下列说法正确的是（　　）

A. 可以认为 4 个样本均数都不相同

B. 可以认为 4 个总体均数都不相同

C. 可以认为 4 个样本均数不全相同

D. 可以认为 4 个总体均数不全相同

E. 条件不全，无法判断

7. 欲比较 A、B、C 三种药物对雄性 Wistar 大鼠尿氨基氮排出量的影响，将 36 只大鼠按照体重和月龄相近的原则，每 3 只配为一个区组，每个区组的 3 只大鼠随机分配到 A、B、C 三个药物组。一个月后观察尿氨基氮的排出量。经方差分析得到三种药物对大鼠尿氨基氮的影响不全相同，现在欲进一步比较哪两种药物对大鼠尿氨基氮排出量的影响有差别，宜采用（　　）

A. SNK 法

B. 秩和检验
C. 配对 $t$ 检验
D. 成组设计两样本比较的 $t$ 检验
E. 卡方检验

8. 某研究者在 3 种不同温度、湿度条件下分别独立地重复 12 次试验，共测得某定量指标的数据 36 个，若采用完全随机设计方差分析进行处理，其组间自由度为（　　）
A. 35
B. 33
C. 11
D. 2
E. 12

9. 对于有 $k$ 个处理组的完全随机设计的方差分析，其组间自由度为（　　）
A. $k$
B. $k$–1
C. $k$–2
D. 1
E. 2

10. 在多组均数的两两比较中，若不用 $q$ 检验而用 $t$ 检验，则下面说法正确的是（　　）
A. 结果没有区别
B. 会增大第一类错误发生的概率
C. 会减小第一类错误发生的概率
D. 会增大第二类错误发生的概率
E. 会减小第二类错误发生的概率

## 二、案例分析

1. 为比较 4 种不同降脂药的效果，将 120 名高血脂患者随机分配到 4 组，接受 4 种降脂药，服用一个疗程后，受试者甘油三酯下降值（单位：mmol/L）结果如表 8-13 所示。

问题：
（1）该资料属于何种类型？该研究属于何种设计类型？
（2）4 种降脂药的效果是否不同？（请写出步骤，不必计算）

**表 8-13　服用降脂药物后受试者甘油三酯下降值**
（单位：mmol/L）

| A 药 | B 药 | C 药 | D 药 |
|---|---|---|---|
| 0.12 | 0.67 | 0.44 | 0.11 |
| 0.49 | 0.40 | 0.45 | 0.25 |
| 0.31 | 0.76 | 0.94 | 0.35 |
| … | … | … | … |
| 0.54 | 0.26 | 0.22 | 0.90 |
| 0.49 | 0.63 | 0.58 | 0.75 |
| 0.17 | 0.48 | 0.13 | 0.08 |
| 0.56 | 0.22 | 0.45 | 0.39 |

2. 为探讨不同蛋白质饲料的增重效果，某医师将月龄、体重相近的雄性大鼠 27 只随机分为 3 组，采用 A、B、C 3 种不同蛋白质饲料喂养 60 天后，测得 3 组大鼠体重增重结果如表 8-14 所示。

**表 8-14　3 种饲料喂养大鼠 60 天后体重增重**（单位：g）

| A 饲料 | B 饲料 | C 饲料 |
|---|---|---|
| 27.60 | 24.19 | 47.21 |
| 30.97 | 28.70 | 42.42 |
| 24.61 | 23.70 | 47.70 |
| 24.82 | 24.48 | 40.74 |
| 24.64 | 24.19 | 41.03 |
| 29.72 | 28.01 | 44.98 |
| 27.42 | 23.70 | 43.46 |
| 23.64 | 26.10 | 44.34 |
| 30.06 | 24.62 | 44.32 |

（1）该资料属于何种类型，该研究属于何种设计类型？
（2）请问 3 种不同蛋白质饲料喂养的大鼠体重增重效果是否不同？（假设满足参数检验的条件）请写出基本统计推断步骤，不必计算。

（左　莉　王锦霞）

# 第9章 率的 Z 检验与 $\chi^2$ 检验

**学习目标**

1. 素质目标　具备数据初步处理分析能力，增强医学科研素质，养成认真细致、科学严谨的工作态度。

2. 知识目标　熟悉率的 Z 检验的方法；掌握 $\chi^2$ 检验的基本思想；掌握 $\chi^2$ 检验的方法及其适用条件。

3. 能力目标　能够熟练应用 $\chi^2$ 检验方法对医学实际问题进行统计分析。

**【例 9-1】**　某医师分别采用西医和中西医结合两种疗法治疗慢性萎缩性胃炎患者，西医疗法治疗 41 人，有效 13 人，中西医结合疗法治疗 56 人，有效 39 例，结果见表 9-1。

**表 9-1　两种疗法治疗慢性萎缩性胃炎疗效的比较**

| 分组 | 例数 | 有效人数 | 无效人数 | 有效率（%） |
|---|---|---|---|---|
| 西医疗法 | 41 | 13 | 28 | 31.71 |
| 中西医结合疗法 | 56 | 39 | 17 | 69.64 |
| 合计 | 97 | 52 | 45 | 53.61 |

**问题：** 1. 该资料属于什么类型？

2. 如果要比较两种疗法治疗慢性萎缩性胃炎的疗效有无差别，该如何处理？

定性资料的统计推断同样需要进行假设检验，常用的方法有率的 Z 检验和 $\chi^2$ 检验。

## 第 1 节　率的 Z 检验

两个率比较采用 Z 检验的前提条件是率的抽样分布接近正态分布，此时可利用 Z 分布的规律进行假设检验。只有当样本例数较大（$n>50$），样本率 $p$ 和 $1-p$ 均不太小，且 $np$ 和 $n(1-p)$ 均大于 5 时，样本率的频数分布才近似正态分布。

### 一、样本率与总体率比较的 Z 检验

样本率与总体率比较的目的是推断该样本是否来源于已知的总体，即推断样本率与总体率的差异是否由抽样误差引起。总体率一般是理论值、标准值或大量观察所得到的稳定值。样本率 $p$ 与总体率 $\pi$ 比较的 Z 检验公式为

$$Z=\frac{|p-\pi|}{\sigma_p} \tag{9-1}$$

式中，$p$ 为样本率，$\pi$ 为总体率，$\sigma_p$ 为率的标准误。

**【例 9-2】**　一般情况下，结直肠癌手术围手术期并发症发生率为 28%，某医院手术治疗了 436 例结直肠癌患者，围手术期出现并发症的有 109 例，并发症发生率为 25%。

**问题**：该医院结直肠癌患者围手术期并发症发生率与一般情况相比是否有差异？

本例中 $n$=436，总体率 $\pi$ 为 28%，样本率 $p$ 为 25%，$np$ 和 $n(1-p)$ 均大于 5，可认为呈近似正态分布，可采用率的 $Z$ 检验。

**1. 建立检验假设，确定检验水准**

$H_0$：该医院结直肠癌患者围手术期并发症发生率与一般情况相同，即 $\pi_1=\pi_0$。

$H_1$：该医院结直肠癌患者围手术期并发症发生率与一般情况不同，即 $\pi_1\neq\pi_0$。

$\alpha=0.05$

**2. 计算检验统计量 $Z$ 值**

$$Z=\frac{|p-\pi|}{\sigma_p}=\frac{|0.25-0.28|}{\sqrt{\dfrac{0.28\times(1-0.28)}{436}}}=1.395$$

**3. 确定 $P$ 值**　查 $Z$ 界值表，双侧检验 $Z_{0.05}$=1.96，本例中 $Z$=1.395<1.96，所以 $P$>0.05。

**4. 得出统计推断结论**　按照 $\alpha$=0.05 的水准，接受 $H_0$，拒绝 $H_1$，差异无统计学意义，尚不能认为该医院结直肠癌患者围手术期并发症发生率与一般情况不同。

## 二、两个样本率比较的 $Z$ 检验

两个样本率比较的 $Z$ 检验的公式为

$$Z=\frac{|p_1-p_2|}{S_{p_1-p_2}}=\frac{|p_1-p_2|}{\sqrt{p_c(1-p_c)\left(\dfrac{1}{n_1}+\dfrac{1}{n_2}\right)}} \tag{9-2}$$

$$p_c=\frac{X_1+X_2}{n_1+n_2} \tag{9-3}$$

式中，$p_1$ 和 $p_2$ 为两个样本率；$S_{p_1-p_2}$ 为两个样本率差值的标准误；$p_c$ 为两个样本合并的样本率；$X_1$ 和 $X_2$ 分别为两个样本的阳性例数。

**【例 9-3】**　某医生为了比较神经节苷脂和胞二磷胆碱治疗新生儿缺氧缺血性脑病的疗效，将 200 例新生儿缺氧缺血性脑病患儿随机分为两组，采用胞二磷胆碱共治疗了 100 例，有效 86 例，有效率 86%，采用神经节苷脂共治疗了 100 例，有效 72 例，有效率 72%。

**问题**：两种药物治疗新生儿缺氧缺血性脑病的有效率是否相同？

本例中 $n_1$=100，$n_2$=100，样本率 $p_1$=86%，$p_2$=72%，$X_1$=86，$X_2$=72。$np$ 和 $n(1-p)$ 均大于 5，可认为呈近似正态分布，因此可以采用率的 $Z$ 检验。

**1. 建立检验假设，确定检验水准**

$H_0$：两种药物治疗新生儿缺氧缺血性脑病的有效率相同，即 $\pi_1=\pi_2$。

$H_1$：两种药物治疗新生儿缺氧缺血性脑病的有效率不同，即 $\pi_1\neq\pi_2$。

$\alpha=0.05$

**2. 计算检验统计量 $Z$ 值**

$$p_c=\frac{X_1+X_2}{n_1+n_2}=\frac{86+72}{100+100}=0.79$$

$$Z=\frac{|p_1-p_2|}{S_{p_1-p_2}}=\frac{|p_1-p_2|}{\sqrt{p_c(1-p_c)\left(\dfrac{1}{n_1}+\dfrac{1}{n_2}\right)}}=\frac{|0.86-0.72|}{\sqrt{0.79\times(1-0.79)\times\left(\dfrac{1}{100}+\dfrac{1}{100}\right)}}$$
$$=2.43$$

**3. 确定 $P$ 值**　查 $Z$ 界值表，双侧检验 $Z_{0.05}$=1.96，本例中 $Z$=2.43>1.96，所以 $P$<0.05。

**4. 得出统计推断结论** 按照 $\alpha$=0.05 的水准，拒绝 $H_0$，接受 $H_1$，差异有统计学意义，可以认为两种药物治疗新生儿缺氧缺血性脑病的有效率不同。

## 第 2 节 $\chi^2$ 检验

$\chi^2$ 检验是以 $\chi^2$ 分布为基础，以 $\chi^2$ 值为检验统计量的假设检验方法。$\chi^2$ 检验主要用于推断两个或多个总体率（或构成比）的差别有无显著性。

### 一、$\chi^2$ 检验的基本思想

**【例 9-4】** 将病情相似的 102 名胃溃疡患者随机分成两组，分别用甲、乙两种药物进行治疗。治疗 4 周后，甲药治疗的 52 名患者中 42 名有效；乙药治疗的 50 名患者中 30 名有效。

**问题：**试分析甲、乙两种药物治疗胃溃疡患者的有效率是否有差别？

将观察单位按二分类计数所得的资料形式称为 2×2 行列表，又称四格表。其基本数据只有 4 个，如【例 9-4】资料列成表 9-2，表内 42、10、30、20 为 4 个基本数据（实际频数 $a$、$b$、$c$、$d$），其余数据均可由这 4 个基本数据计算出来，这样的资料称为四格表资料。

**表 9-2 甲乙两种药物治疗胃溃疡的有效率比较**

| 分组 | 有效人数 | 无效人数 | 合计 | 有效率（%） |
|---|---|---|---|---|
| 甲药治疗组 | 42（$a$） | 10（$b$） | 52（$a+b$） | 80.77 |
| 乙药治疗组 | 30（$c$） | 20（$d$） | 50（$c+d$） | 60.00 |
| 合计 | 72（$a+c$） | 30（$b+d$） | 102（$n$） | 70.59 |

**考点：四格表基本数字的整理**

$\chi^2$ 检验的基本思想可通过其基本公式来理解：

$$\chi^2 = \sum \frac{(A-T)^2}{T} \tag{9-4}$$

式中，$A$ 为实际频数，是从实验或调查中实际收集得到的每个格子的实际发生数，如【例 9-4】中的 42、10、30、20。$T$ 为理论频数，是在假设总体率相等（$\pi_1=\pi_2$）的情况下计算出来的。【例 9-4】中假设甲、乙两种药物的有效率相同，都等于合计的样本有效率 70.59%（72/102），因此理论上甲药治疗组有效人数应该是 52×72/102=36.71，无效人数是 52×30/102=15.29；同理乙药治疗组有效人数应该是 50×72/102=35.29，无效人数是 50×30/102=14.71。因此 $a$、$b$、$c$、$d$ 四个实际频数对应的理论频数分别为 36.71、15.29、35.29、14.71。理论频数可以通过下列公式计算得到：

$$T_{RC} = \frac{n_R \times n_C}{n} \tag{9-5}$$

式中，$T_{RC}$ 为第 $R$ 行 $C$ 列的理论频数，$n_R$ 为相应的行合计，$n_C$ 为相应的列合计，$n$ 为总例数。

从公式 $\chi^2 = \sum \frac{(A-T)^2}{T}$ 中可以看到，$\chi^2$ 值反映的是实际频数与理论频数的吻合程度，在假设总体率相等（$\pi_1=\pi_2$）的情况下，实际频数（$A$）与理论频数（$T$）的差别仅仅是由于抽样误差造成的，$\chi^2$ 值会比较小；如果总体率不相等（$\pi_1\neq\pi_2$），实际频数（$A$）与理论频数（$T$）的差别会比较大，因此 $\chi^2$ 值也会比较大。

同时 $\chi^2$ 值的大小还受格子数的影响，即 $\chi^2$ 值的大小还与自由度（$\nu$）有关。

$$\nu = (R-1)(C-1) \tag{9-6}$$

式中，$R$ 为行数，$C$ 为列数，对于四格表资料行数和列数均为 2，因此自由度（$\nu$）为 1。当自由度确定

时，$\chi^2$ 值反映 $A$ 和 $T$ 的吻合程度，服从自由度为 $v$ 的 $\chi^2$ 分布。根据自由度（$v$）和检验水准（$\alpha$）查表可得到相应的 $\chi^2$ 界值，若 $\chi^2 \geqslant \chi^2_{0.05,v}$，则 $P \leqslant 0.05$，按 $\alpha=0.05$ 的检验水准拒绝 $H_0$，接受 $H_1$，说明两样本率所来源的总体率不同；若 $\chi^2 < \chi^2_{0.05,v}$，则 $P > 0.05$，按 $\alpha=0.05$ 的检验水准接受 $H_0$，拒绝 $H_1$，尚不能认为两样本率所来源的总体率不同。

考点：$\chi^2$ 值的意义与 $P$ 值的判定

## 二、四格表资料的 $\chi^2$ 检验

### （一）四格表 $\chi^2$ 检验的步骤

以【例 9-4】说明四格表 $\chi^2$ 检验的步骤。

解析：该资料是两组二分类定性资料，研究设计为完全随机设计。分析目的是比较甲、乙两种药物治疗胃溃疡疗效是否相同，即比较两组总体率是否相同，可以采用四格表 $\chi^2$ 检验进行统计推断。

**1. 建立检验假设，确定检验水准**

$H_0$：甲、乙两种药物治疗胃溃疡的有效率相同，$\pi_1=\pi_2$。

$H_1$：甲、乙两种药物治疗胃溃疡的有效率不同，$\pi_1 \neq \pi_2$。

$\alpha=0.05$

**2. 计算检验统计量 $\chi^2$ 值**

根据公式（9-5）计算四个格子的理论频数：

$$T_{11}=52\times72/102=36.71,\quad T_{12}=52\times30/102=15.29$$

$$T_{21}=50\times72/102=35.29,\quad T_{22}=50\times30/102=14.71$$

将上述计算的理论频数代入公式：

$$\chi^2=\frac{(42-36.71)^2}{36.71}+\frac{(10-15.29)^2}{15.29}+\frac{(30-35.29)^2}{35.29}+\frac{(20-14.71)^2}{14.71}=5.29$$

$$\text{自由度 } v=(2-1)\times(2-1)=1$$

**3. 确定 $P$ 值**　查 $\chi^2$ 界值表，当 $v=1$，$\alpha=0.05$ 时，$\chi^2_{0.05,1}=3.84$，本例题所计算的 $\chi^2=5.29>3.84$，故 $P<0.05$。

**4. 得出统计推断结论**　按照 $\alpha=0.05$ 的水准，拒绝 $H_0$，接受 $H_1$，差异有统计学意义，可以认为甲、乙两种药物治疗胃溃疡的有效率不同。

### （二）四格表 $\chi^2$ 检验的基本公式与专用公式

实际应用时，为省去计算理论频数的步骤，简化过程，常用四格表资料 $\chi^2$ 检验的专用公式：

$$\chi^2=\frac{(ad-bc)^2 n}{(a+b)(c+d)(a+c)(b+d)} \tag{9-7}$$

式中，$a$、$b$、$c$、$d$ 为四格表的实际频数；（$a+b$）、（$c+d$）、（$a+c$）、（$b+d$）为周边合计数；$n$ 为总例数。按公式（9-7）计算表 9-2 数据，得：

$$\chi^2=\frac{(ad-bc)^2 n}{(a+b)(c+d)(a+c)(b+d)}=\frac{(42\times20-30\times10)^2\times102}{52\times50\times72\times30}=5.296$$

四格表资料 $\chi^2$ 检验的基本公式和专用公式计算结果相同。

### （三）四格表资料 $\chi^2$ 检验的校正公式

对四格表资料进行 $\chi^2$ 检验时，通常规定：

1. 当 $N \geqslant 40$，$T \geqslant 5$ 时，不需要校正，直接计算 $\chi^2$ 值。

2. 当 $N \geqslant 40$，但 $1 \leqslant T < 5$ 时，需要校正，用校正公式计算 $\chi^2$ 值。

3. 当 $N<40$ 或 $T<1$ 时，不能进行 $\chi^2$ 检验，需用 Fisher 确切概率法（本书不做介绍）。

考点：四格表 $\chi^2$ 检验应用条件

四格表 $\chi^2$ 检验基本公式的校正公式

$$\chi_c^2 = \sum \frac{(|A-T|-0.5)^2}{T} \tag{9-8}$$

四格表 $\chi^2$ 检验专用公式的校正公式

$$\chi_c^2 = \frac{(|ad-bc|-n/2)^2 n}{(a+b)(c+d)(a+c)(b+d)} \tag{9-9}$$

**【例 9-5】** 某研究者欲观察某新药的治疗效果，进行研究后得到表 9-3 的数据。

**表 9-3 对照药和新药治疗有效率的比较**

| 分组 | 有效人数 | 无效人数 | 合计 | 有效率（%） |
|---|---|---|---|---|
| 对照药 | 30 | 15 | 45 | 66.67 |
| 新药 | 13 | 2 | 15 | 86.67 |
| 合计 | 43 | 17 | 60 | 71.67 |

**问题：**试分析新药和对照药的有效率是否相同?

**解析：**该资料是两组二分类定性资料，研究设计为完全随机设计。分析目的是比较两种药物治疗有效率是否相同，即比较两组总体率是否相同。应采用四格表 $\chi^2$ 检验进行统计推断。

**1. 建立检验假设，确定检验水准**

$H_0$：新药和对照药治疗有效率相同，即 $\pi_1=\pi_2$。

$H_1$：新药和对照药治疗有效率不同，即 $\pi_1\neq\pi_2$。

$\alpha=0.05$

**2. 计算检验统计量 $\chi^2$ 值**

因为本例中最小的理论频数 $T=\frac{15\times 17}{60}=4.25$

$$\chi^2=\frac{(|ad-bc|-n/2)^2 n}{(a+b)(c+d)(a+c)(b+d)}=\frac{(|30\times 2-15\times 13|-60/2)^2\times 60}{45\times 15\times 43\times 17}=1.34$$

$$v=(2-1)\times(2-1)=1$$

**3. 确定 $P$ 值** 查 $\chi^2$ 界值表，当 $v=1$，$\alpha=0.05$ 时，$\chi^2_{0.05,1}=3.84$，本例题所计算的 $\chi^2=1.34<3.84$，故 $P>0.05$。

**4. 得出统计推断结论** 按照 $\alpha=0.05$ 的水准，接受 $H_0$，拒绝 $H_1$，差异无统计学意义，尚不能认为新药和对照药治疗有效率不同。

## 三、配对四格表资料的 $\chi^2$ 检验

配对设计是将受试对象按某些重要特征相近的原则配成对子，每对中的两个个体随机地给予两种处理方式。配对设计可以减少实验误差和控制非处理因素，提高检验效率。配对设计资料的类型见第 7 章，如果处理效应指标为定量资料，采用前述的配对设计资料 $t$ 检验进行假设检验；如果效应指标为二分类定性资料，则采用配对设计四格表资料的 $\chi^2$ 检验。

**【例 9-6】** 为了考察两种检测试剂（A 和 B）对某临床指标的检验效果，某医师进行了一次配对实验，共有 80 份血清，每一份血清均用 A 试剂和 B 试剂进行检测，结果 A 试剂检测阳性血清有 34 份，B 试剂检测阳性血清有 55 份，结果见表 9-4。

表 9-4 AB 两种试剂对某临床指标检验结果的比较

| A 试剂 | B 试剂 | | 合计 |
|---|---|---|---|
| | + | − | |
| + | 23（$a$） | 11（$b$） | 34 |
| − | 32（$c$） | 14（$d$） | 46 |
| 合计 | 55 | 25 | 80 |

**问题：** 试比较两种试剂的检测结果是否相同？

**解析：** 在此例中，同一受试对象接受两种不同的处理方式，属于自身配对设计。两种检验方法的检测结果有四种情况，其中 $a$、$d$ 为两种检测结果一致的情况，$b$、$c$ 为两种检测结果不一致的情况。对于配对设计资料，比较甲、乙两种方法测定结果的阳性率是否有差别，应采用配对四格表资料的 $\chi^2$ 检验进行统计推断。

若 $b+c \geqslant 40$，配对四格表资料 $\chi^2$ 检验专用公式为

$$\chi^2 = \frac{(b-c)^2}{b+c} \tag{9-10}$$

若 $b+c < 40$，应对公式（9-10）进行校正，校正公式为

$$\chi_c^2 = \frac{(|b-c|-1)^2}{b+c} \tag{9-11}$$

**考点：** 配对四格表 $\chi^2$ 检验应用条件

**1. 建立检验假设，确定检验水准**

$H_0$：A、B 两种试剂检测某临床指标的阳性率相同，$B=C$。

$H_1$：A、B 两种试剂检测某临床指标的阳性率不同，$B \neq C$。

$\alpha=0.05$

**2. 计算检验统计量 $\chi^2$ 值**

因 $b+c=28+15=43>40$，故选用配对四格表资料 $\chi^2$ 检验的专用公式。

$$\chi^2 = \frac{(15-28)^2}{15+28} = 3.93$$

$$v = (2-1) \times (2-1) = 1$$

**3. 确定 $P$ 值** 查 $\chi^2$ 界值表，得 $\chi^2_{0.05,1}=3.84$，$\chi^2=3.93>3.84$，故 $P<0.05$。

**4. 得出统计推断结论** 按 $\alpha=0.05$ 水准，拒绝 $H_0$，接受 $H_1$，差异有统计学意义，可认为 A、B 两种试剂检测某临床指标的阳性率不相同。

## 四、$R \times C$ 表资料的 $\chi^2$ 检验

四格表资料的 $\chi^2$ 检验，只能用于两个样本率的比较。当多个样本率或构成比资料进行比较时，资料整理成 $R$ 行 $C$ 列的表格，称为行×列表（$R \times C$ 表）。

### （一）$R \times C$ 表 $\chi^2$ 检验的公式与检验步骤

$R \times C$ 表 $\chi^2$ 检验的专用公式：

$$\chi^2 = n\left(\sum \frac{A^2}{n_R n_C} - 1\right) \tag{9-12}$$

$$v = (R-1)(C-1) \tag{9-13}$$

【例 9-7】 某医院分别用三种方案治疗胃溃疡患者 480 例，治疗结果见表 9-5。

**表 9-5 三种方案治疗胃溃疡疗效的比较**

| 组别 | 例数 | 有效例数 | 无效例数 | 有效率（%） |
|---|---|---|---|---|
| 西药组 | 178 | 93 | 85 | 52.25 |
| 中药组 | 96 | 41 | 55 | 42.71 |
| 中西药结合组 | 206 | 144 | 62 | 69.90 |
| 合计 | 480 | 278 | 202 | 57.92 |

**问题：** 三种方案治疗胃溃疡的有效率是否不同？

**解析：** 该资料是三组二分类资料，研究设计为完全随机设计。分析目的是比较三种方案治疗胃溃疡的疗效是否相同，即三组的总体率是否相同。应采用 $R\times C$ 表资料的 $\chi^2$ 检验进行统计推断。

**1. 建立检验假设，确定检验水准**

$H_0$：三种方案治疗胃溃疡的有效率相同，$\pi_1=\pi_2=\pi_3$。

$H_1$：三种方案治疗胃溃疡的有效率不同或不全相同。

$\alpha=0.05$

**2. 计算检验统计量 $\chi^2$ 值**

$$\chi^2=480\times\left(\frac{93^2}{178\times278}+\frac{85^2}{178\times202}+\frac{41^2}{96\times278}+\frac{55^2}{96\times202}+\frac{144^2}{206\times278}+\frac{62^2}{206\times202}-1\right)=23.60$$

$$\nu=(3-1)\times(2-1)=2$$

**3. 确定 $P$ 值** 查 $\chi^2$ 界值表，当 $\nu=2$ 时，$\chi^2_{0.05,2}=5.99$。本例 $\chi^2=23.60>5.99$，因此，$P<0.05$。

**4. 得出统计推断结论** 按 $\alpha=0.05$ 水准，拒绝 $H_0$，接受 $H_1$，差异有统计学意义，可以认为三种方案治疗胃溃疡的有效率不同或不全相同。

### （二）$R\times C$ 表 $\chi^2$ 检验的注意事项

1. $R\times C$ 表 $\chi^2$ 检验要求各格子的理论频数不应小于 1，并且 $1\leqslant T<5$ 的格子数不宜超过格子总数的 1/5。如果有超过 1/5 格子的 $1\leqslant T<5$，或有 $T<1$ 的格子，可采用以下处理办法：①增加样本含量。②将理论频数太小的行或列与性质相近的邻行或邻列合并。③删去理论频数太小的格子所在的行或列。④用 Fisher 确切概率法计算概率 $P$ 值。

考点：$R\times C$ 表 $\chi^2$ 检验的应用条件及不满足条件时的处理方法

2. 多个样本率比较，若统计推断结果拒绝 $H_0$，接受 $H_1$ 时，只能说明各总体率（或构成比）总的来说有差别，不能认为各总体率（或构成比）均有差别。若要进一步分析组间是否有差别，可将 $R\times C$ 表分割后再进行 $\chi^2$ 检验。

3. 等级资料的 $R\times C$ 表，如表 9-6 所示，比较中药和西药两种疗法治疗某种疾病的疗效，由于结果分为治愈、好转、无效三类，属于等级资料，因此不宜用 $\chi^2$ 检验进行比较，应选用秩和检验。

**表 9-6 中药和西药治疗某疾病的疗效比较**

| 组别 | 治愈人数 | 好转人数 | 无效人数 | 合计 |
|---|---|---|---|---|
| 中药组 | 68 | 55 | 34 | 157 |
| 西药组 | 89 | 60 | 32 | 181 |
| 合计 | 157 | 115 | 66 | 338 |

# 第 3 节　SPSS 实践训练

## 一、四格表资料的 $\chi^2$ 检验

以【例 9-1】为例，比较两种疗法治疗慢性萎缩性胃炎的疗效有无差别。

### （一）变量设置与数据录入

**1. 变量设置**　在 Variable View 中设置三个变量，分别是分组变量（组别）、结果变量（疗效）和频数（*f*）。在“组别”的 Values 中用“1”定义为“西医治疗组”，用“2”定义为“中西医结合治疗组”。在“疗效”的 Values 中用“0”定义为“无效”，用“1”定义为“有效”。*f* 为四格表资料中四个格子的频数，也就是不同组别下某治疗结果出现的频数，如图 9-1 所示。

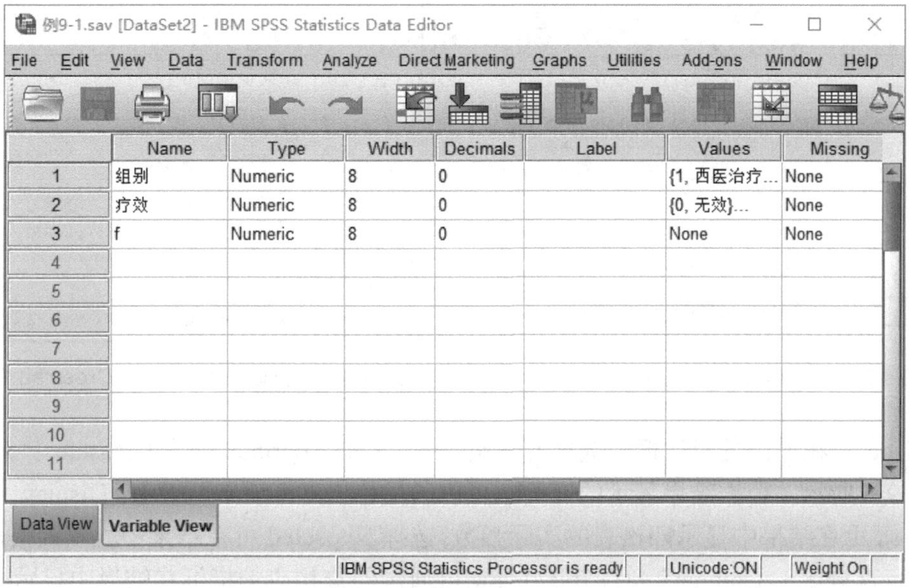


**图 9-1**　四格表资料 $\chi^2$ 检验 Variable View 窗口

**2. 数据录入**　在 Data View 中将相应的数值录入设置好的变量中，如图 9-2 所示。

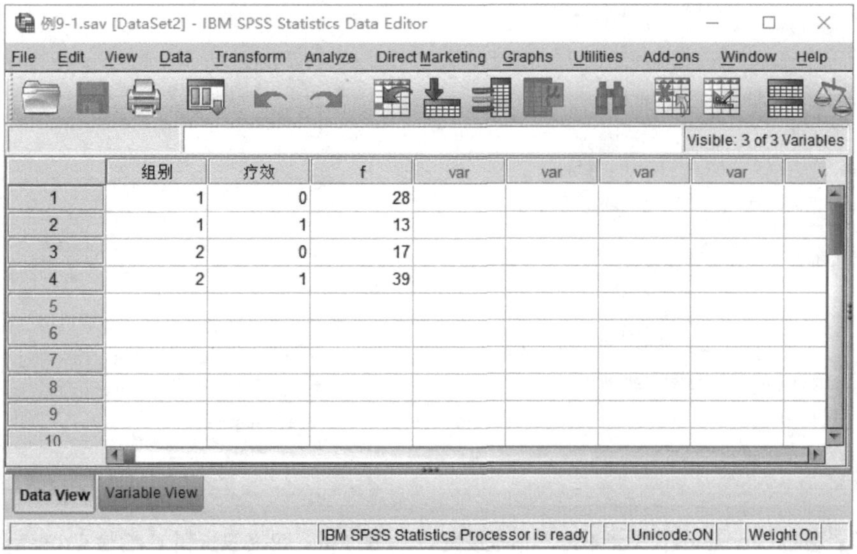


**图 9-2**　四格表资料 $\chi^2$ 检验 Data View 窗口

**3. 数据加权** 由于四格表资料是经过整理的数据，非原始数据，而统计软件通常是根据原始数据进行分析的，因此在进行 $\chi^2$ 检验前，需要用 $f$ 对数据进行加权。选择 Data→Weight Cases，弹出数据加权对话框，如图 9-3 所示。将频数变量 $f$ 选入 Frequency Variable 中，单击 OK。

## （二）统计过程

通过选择 Analyze→Descriptive Statistics→Crosstabs，在弹出的 Crosstabs 对话框中，将左侧分组变量（组别）选入 Row（s）框中，将结果变量（疗效）选入 Column（s）框中，如图 9-4 所示。注意频数 $f$ 不选入任何框中。

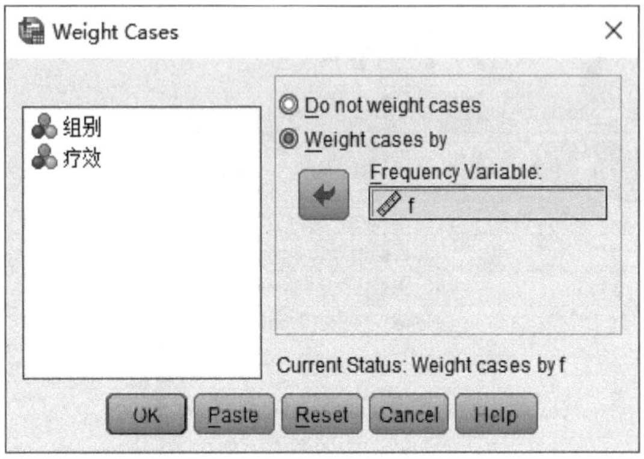


图 9-3 Weight Cases 对话框

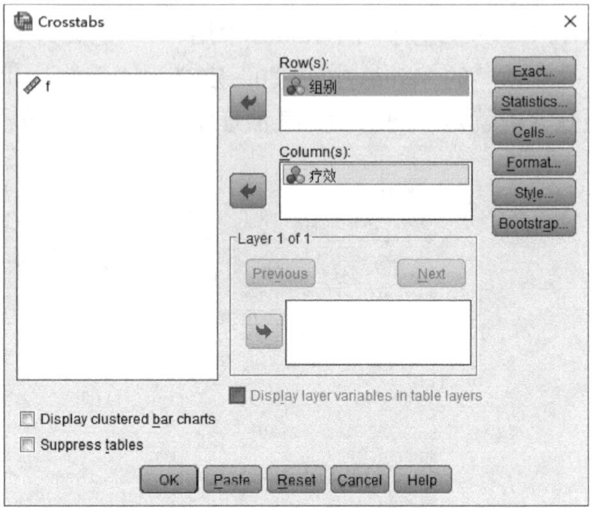


图 9-4 四格表资料 $\chi^2$ 检验 Crosstabs 对话框设置

单击 Statistics，在弹出的对话框中选择 Chi-square，单击 Continue 完成 Crosstabs：Statistics 对话框的设置，如图 9-5 所示。根据结果显示的需要，可以通过单击 Crosstabs：Cells Display，出现的对话框中选择 Observed 可在结果中显示四格表的实际频数，选择 Expected 可在结果中显示四格表的理论频数。其他如 Row（行百分比）、Column（列百分比）等均可通过勾选相应的指标在结果中显示，单击 Continue 完成 Crosstabs：Cell Display 对话框的设置，如图 9-6 所示。

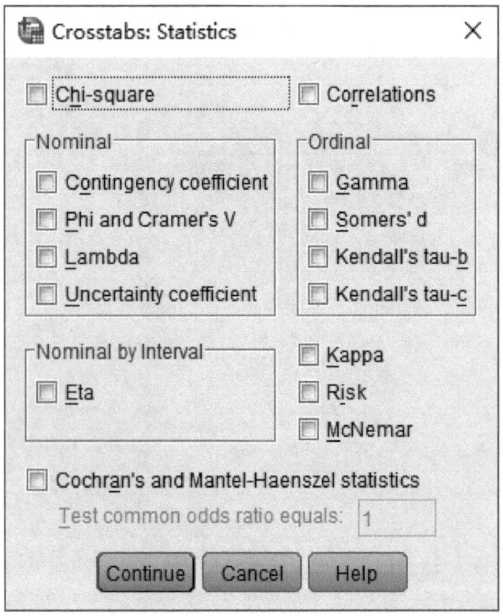


图 9-5 四格表资料 $\chi^2$ 检验 Crosstabs：Statistics 对话框设置

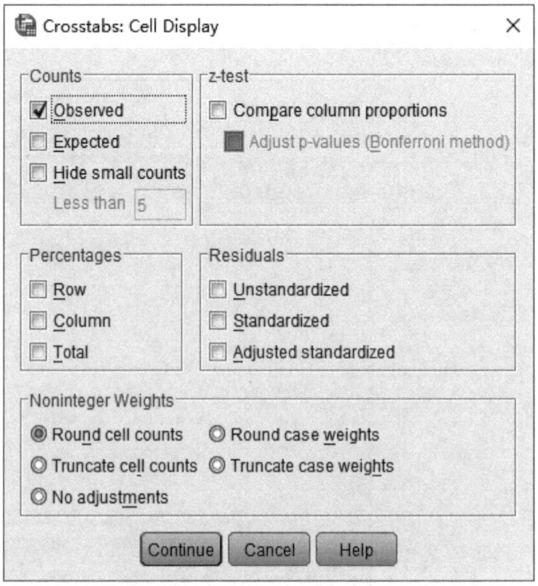


图 9-6 四格表资料 $\chi^2$ 检验 Crosstabs：Cell Display 对话框设置

在完成所有设置后，单击 OK 即可输出结果，如图 9-7 所示。

**Case Processing Summary**

| | Cases | | | | | |
|---|---|---|---|---|---|---|
| | Valid | | Missing | | Total | |
| | N | Percent | N | Percent | N | Percent |
| 组别 * 疗效 | 97 | 100.0% | 0 | 0.0% | 97 | 100.0% |

**组别 * 疗效 Crosstabulation**

Count

| | | 疗效 | | Total |
|---|---|---|---|---|
| | | 无效 | 有效 | |
| 组别 | 西医治疗组 | 28 | 13 | 41 |
| | 中西医结合治疗组 | 17 | 39 | 56 |
| Total | | 45 | 52 | 97 |

**Chi-Square Tests**

| | Value | df | Asymp. Sig. (2-sided) | Exact Sig. (2-sided) | Exact Sig. (1-sided) |
|---|---|---|---|---|---|
| Pearson Chi-Square | 13.697[a] | 1 | .000 | | |
| Continuity Correction[b] | 12.214 | 1 | .000 | | |
| Likelihood Ratio | 13.992 | 1 | .000 | | |
| Fisher's Exact Test | | | | .000 | .000 |
| Linear-by-Linear Association | 13.556 | 1 | .000 | | |
| N of Valid Cases | 97 | | | | |

a. 0 cells (0.0%) have expected count less than 5. The minimum expected count is 19.02.

b. Computed only for a 2x2 table

**图 9-7** 四格表资料 $\chi^2$ 检验输出结果

## （三）结果分析

在输出的结果中会出现三个表格，分别是 Case Processing Summary、“组别*疗效 Crosstabulation”和 Chi-Square Tests。其中 Case Processing Summary 主要描述纳入四格表资料 $\chi^2$ 检验的总例数、有效例数、缺失值等。“组别*疗效 Crosstabulation”主要描述四格表的实际频数、理论频数、行合计和列合计等。

Chi-Square Tests 是四格表 $\chi^2$ 检验的结果，结果分别展示了 5 种检验方法的计算结果，分别是 Pearson Chi-Square（Pearson 卡方检验），Continuity Correction（连续性校正的卡方检验），Likelihood Ratio（对数似然比卡方检验），Fisher's Exact Test（Fisher 确切概率法）和 Linear-by-Linear Association（线性趋势卡方检验）。同时提供了纳入检验的 N of Valid Cases（有效记录数）。

每种方法对应的结果包括 Value（统计量）、*df*（自由度）、Asymp.Sig.（2-sided）（双侧检验的 *P* 值），Fisher 确切概率法的 ExactSig.（2-sided）（双侧确切概率）和 ExactSig.（1-sided）（单侧确切概率）。在表格的下方备注了是否满足 $\chi^2$ 检验的条件，本案例中，备注 a 显示“0 cells（0.0%）have expected count less than 5. The minimum expected count is 19.02.”，也就是没有任何格子的理论频数小于 5，最小的理论频数是 19.02，因此可以采用 Pearson 卡方检验结果，$\chi^2=13.697$，$P=0.000$，可以认为西医疗法和中西医结合疗法治疗慢性萎缩性胃炎的疗效不同。

如果需要采用连续性校正的 $\chi^2$ 检验或 Fisher’s 确切概率法，SPSS 的操作过程是相同的，只是根据条件在输出的结果中选择合适的方法给出的结果即可。实际上本案例的结果中也给出了其他方法的计算结果，我们通过备注 a 的提示可以采用适当的结果。

## 二、配对四格表资料的 $\chi^2$ 检验

以【例 9-6】为例，比较两种试剂的检测结果是否相同。

### (一) 变量设置与数据录入

在 Variable View 中设置三个变量，分别是 A 试剂、B 试剂和频数 *f*。在 A 试剂和 B 试剂的 Values 中分别用“1”定义为“阳性”，用“0”定义为“阴性”。*f* 为配对四格表资料中四个格子的频数，即两种方法检测结果在不同组合下的频数，如图 9-8 所示。

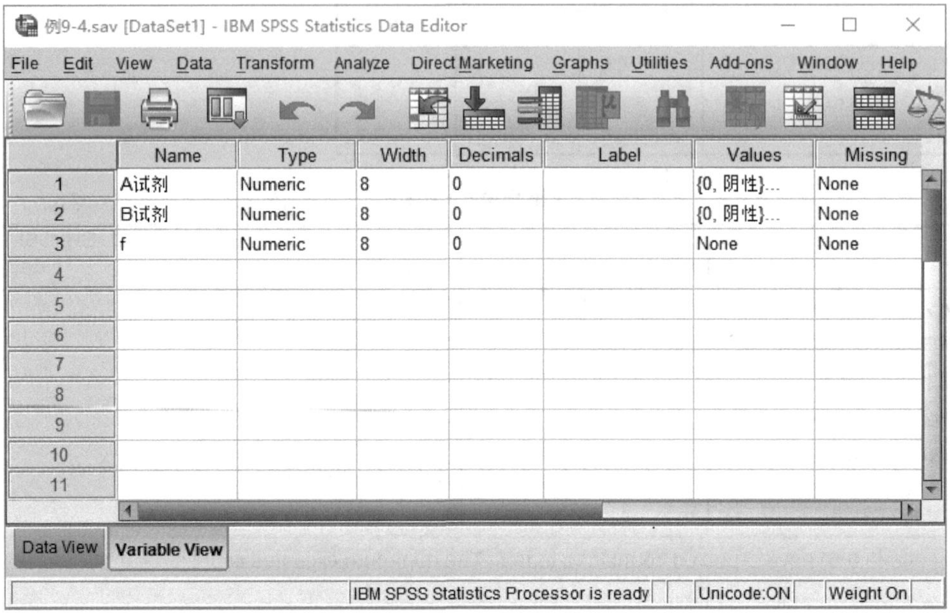


图 9-8 配对四格表资料 $\chi^2$ 检验 Variable View 窗口

在 Data View 中将相应的频数录入，如图 9-9 所示。

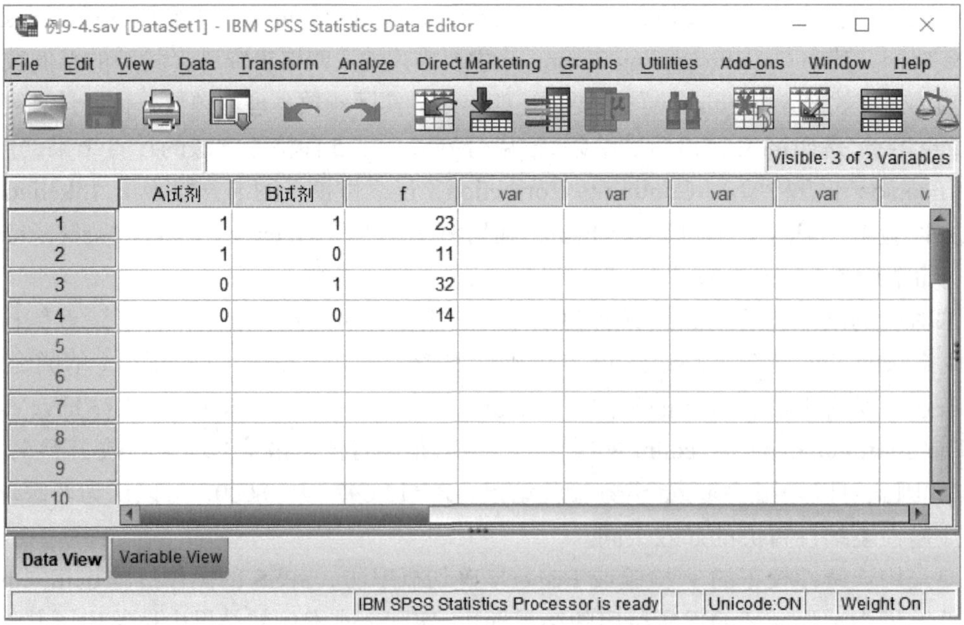


图 9-9 配对四格表资料 $\chi^2$ 检验 Data View 窗口

变量设置和数据录入结束后，仍然需要对频数进行加权，方法同四格表资料 $\chi^2$ 检验。

## （二）统计过程

通过选择 Analyze→Descriptive Statistics→Crosstabs，完成配对四格表 $\chi^2$ 检验。与四格表 $\chi^2$ 检验相同，在弹出的 Crosstabs 对话框中，将 A 试剂选入 Row（s）框中，将 B 试剂选入 Column（s）框中，如图 9-10 所示。

单击 Statistics，在弹出的对话框中选择 McNemar 和 Kappa，单击 Continue 完成 Crosstabs：Statistics 对话框的设置，如图 9-11 所示。

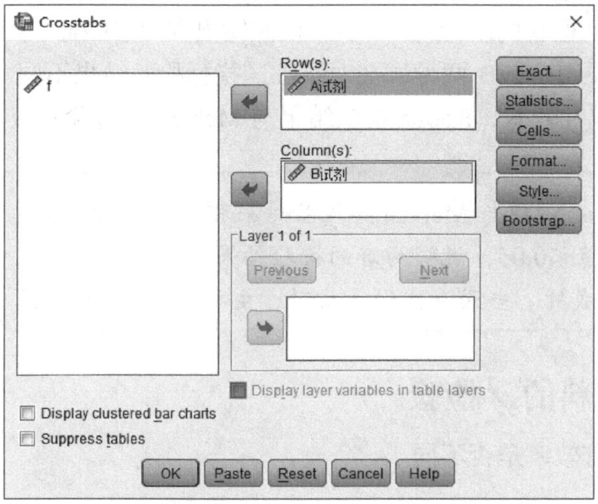


**图 9-10**　配对四格表资料 $\chi^2$ 检验 Crosstabs 对话框设置

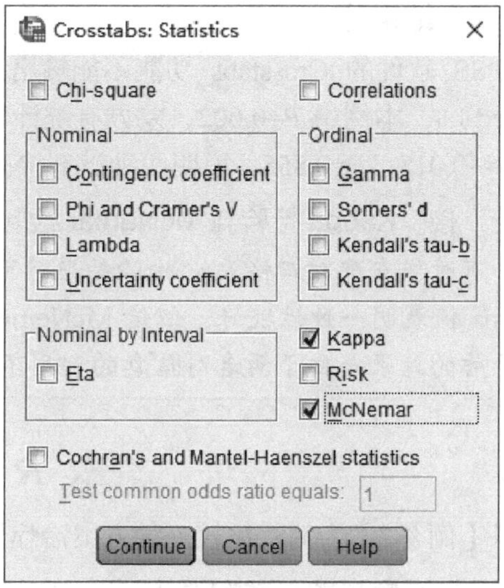


**图 9-11**　配对四格表资料 $\chi^2$ 检验 Crosstabs：Statistics 对话框设置

在完成所有设置后，单击 OK 即可输出结果，如图 9-12 所示。

**Case Processing Summary**

| | Cases | | | | | |
|---|---|---|---|---|---|---|
| | Valid | | Missing | | Total | |
| | N | Percent | N | Percent | N | Percent |
| A试剂 * B试剂 | 80 | 100.0% | 0 | 0.0% | 80 | 100.0% |

**A试剂 * B试剂 Crosstabulation**

Count

| | | B试剂 | | Total |
|---|---|---|---|---|
| | | 阴性 | 阳性 | |
| A试剂 | 阴性 | 14 | 32 | 46 |
| | 阳性 | 11 | 23 | 34 |
| Total | | 25 | 55 | 80 |

**Chi-Square Tests**

| | Value | Exact Sig. (2-sided) |
|---|---|---|
| McNemar Test | | .002[a] |
| N of Valid Cases | 80 | |

a. Binomial distribution used.

**Symmetric Measures**

| | | Value | Asymp. Std. Error[a] | Approx. T[b] | Approx. Sig. |
|---|---|---|---|---|---|
| Measure of Agreement | Kappa | -.018 | .097 | -.183 | .855 |
| N of Valid Cases | | 80 | | | |

a. Not assuming the null hypothesis.

b. Using the asymptotic standard error assuming the null hypothesis.

**图 9-12** 配对四格表资料 $\chi^2$ 检验输出结果

### （三）结果分析

SPSS 软件的 Crosstabs 功能不能输出 McNemar 检验的统计量 $\chi^2$ 值，仅能输出 $P$ 值[Exact Sig.（2-sided）]，本例中 $P$=0.002，差异有统计学意义，说明 A、B 两种试剂对某临床指标检验结果不同。Kappa=–0.018，$P$=0.855，说明两种试剂检验结果一致性较差，Kappa 检验结果与 McNemar 检验一致。

**链　接**　Kappa 检验与 McNemar 检验

有时候在配对四格表 $\chi^2$ 检验结果时可能出现 Kappa 值与 McNemar 检验结果相矛盾的情况，如 Kappa 值表明一致性较好，但是 McNemar 检验 $P$ 值<0.05，说明两者的检验结果有差别。出现这种矛盾的结果是由于两者对信息的利用不一致所造成的。当两者出现矛盾时，主要参考 Kappa 值。

## 三、$R\times C$ 表资料的 $\chi^2$ 检验

以【例 9-7】为例，比较三种方案治疗胃溃疡的有效率是否不同。

### （一）变量设置与数据录入

在 Variable View 中设置三个变量，分别是组别、疗效和频数（$f$）。在组别 Values 中分别用“1”定义为“西药组”，用“2”定义为“中药组”，用“3”定义为“中西药结合组”；在疗效 Values 中分别用“1”定义为“有效”，用“0”定义为“无效”。$f$ 为频数，即三组药物治疗结果在不同组合下的频数，如图 9-13 所示。

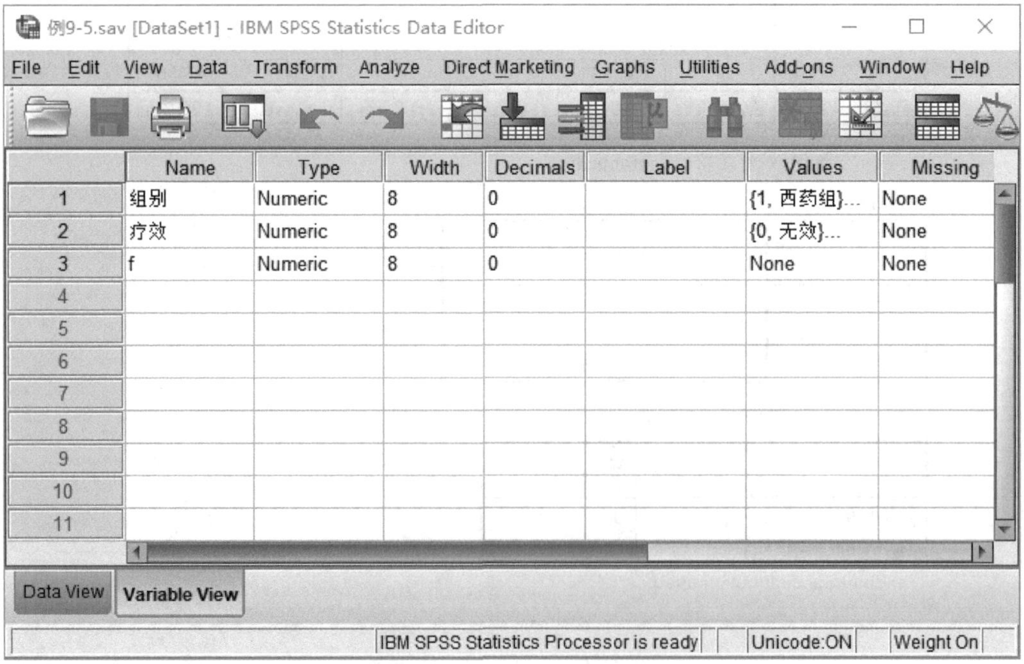


**图 9-13** $R\times C$ 表资料 $\chi^2$ 检验 Variable View 窗口

在 Data View 中将相应的频数录入，如图 9-14 所示。

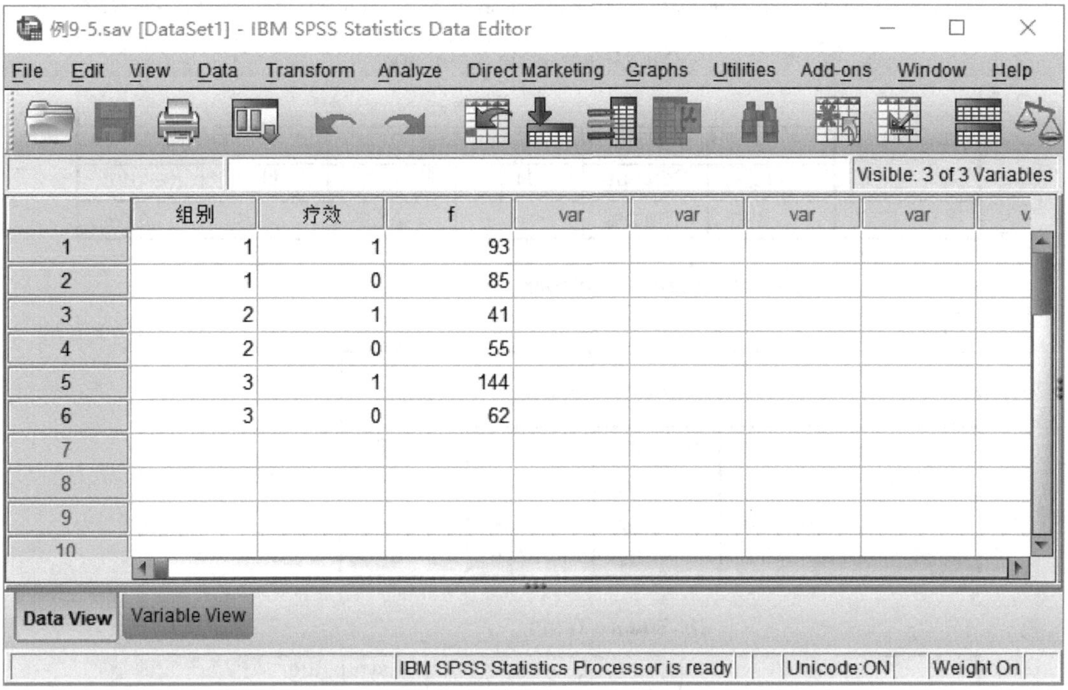


**图 9-14**　$R \times C$ 表资料 $\chi^2$ 检验 Data View 窗口

变量设置和数据录入结束后，需要对频数进行加权，方法同四格表资料 $\chi^2$ 检验。

## （二）统计过程

选择 Analyze→Descriptive Statistics→Crosstabs⋯，方法同四格表资料 $\chi^2$ 检验。在弹出的 Crosstabs 对话框中，将左侧分组变量（组别）选入 Row（s）框中，将结果变量（疗效）选入 Column（s）框中，如图 9-15 所示；在 Crosstabs：Statistics 对话框勾选 Chi-square，单击 OK 即可输出结果。如图 9-16 所示。

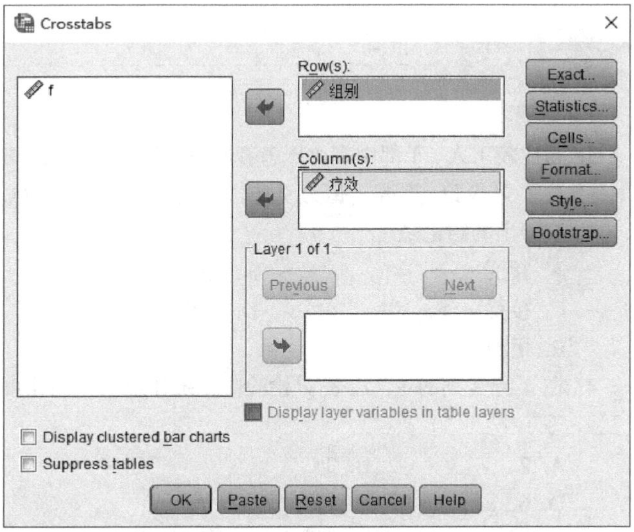


**图 9-15**　$R \times C$ 表资料 $\chi^2$ 检验 Crosstabs 对话框设置

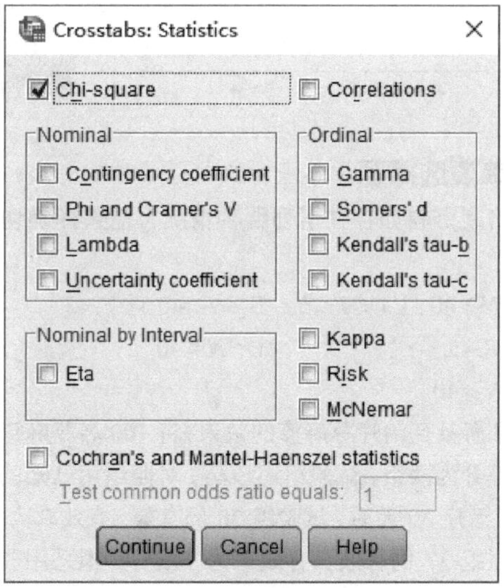


**图 9-16**　$R \times C$ 表资料 $\chi^2$ 检验 Crosstabs：Statistics 对话框设置

## （三）结果分析

对于本案例，根据备注 a：没有格子的理论频数小于 5，选用 Pearson Chi-Square 即可，$\chi^2$=23.60，

对应的 $P$ 值[Exact Sig.（2-sided）]=0.000，差异有统计学意义，说明三种方案治疗胃溃疡的有效率不同或不全相同，如图 9-17 所示。如果需要进一步判断任意两组之间是否存在差异，需要进行 $\chi^2$ 分割。

**Case Processing Summary**

| | Cases | | | | | |
|---|---|---|---|---|---|---|
| | Valid | | Missing | | Total | |
| | N | Percent | N | Percent | N | Percent |
| 组别 * 疗效 | 480 | 100.0% | 0 | 0.0% | 480 | 100.0% |

**组别 * 疗效 Crosstabulation**

Count

| | | 疗效 | | Total |
|---|---|---|---|---|
| | | 无效 | 有效 | |
| 组别 | 西药组 | 85 | 93 | 178 |
| | 中药组 | 55 | 41 | 96 |
| | 中西药结合组 | 62 | 144 | 206 |
| Total | | 202 | 278 | 480 |

**Chi-Square Tests**

| | Value | df | Asymp. Sig. (2-sided) |
|---|---|---|---|
| Pearson Chi-Square | 23.600[a] | 2 | .000 |
| Likelihood Ratio | 23.887 | 2 | .000 |
| Linear-by-Linear Association | 12.955 | 1 | .000 |
| N of Valid Cases | 480 | | |

a. 0 cells (0.0%) have expected count less than 5. The minimum expected count is 40.40.

**图 9-17** $R\times C$ 表资料 $\chi^2$ 检验输出结果

## 自 测 题

### 一、单项选择题

1. 四格表资料如存在下列哪种情况，需选择确切概率法（　　）
   A. $N\geqslant 40$ 且 $1\leqslant T<5$　B. $N\geqslant 40$ 且 $T\geqslant 5$
   C. $T\geqslant 5$　D. $N<40$
   E. $N\geqslant 40$
2. 欲了解某药治疗荨麻疹的效果，将 100 名荨麻疹患者随机等分为两组，试验组用该药，对照组用已知的阳性药物。治疗 30 天后，试验组 30 例有效，有效率为 60.0%；对照组 37 例有效，有效率为 74.0%。拟采用成组设计四格表资料 $\chi^2$ 检验进行分析，则四格表的 4 个基本数据是（　　）
   A. 50、30、50、37　B. 50、60、50、74
   C. 50、20、50、13　D. 30、20、37、13
   E. 30、60、37、74
3. 为比较工人、干部中高血压患者所占比例是否不同，进行了 $\chi^2$ 检验，算得 $\chi^2$ 值为 9.56，查表得 $\chi^2_{(0.05,1)}=3.84$，应得出的结论是（　　）
   A. 接受 $\pi_1=\pi_2$　B. 拒绝 $\pi_1=\pi_2$
   C. 接受 $\pi_1>\pi_2$　D. 拒绝 $\pi_1>\pi_2$
   E. 拒绝 $\mu_1=\mu_2$
4. 在 4 行 3 列的 $R\times C$ 表 $\chi^2$ 检验中，统计量 $\chi^2$ 的自由度等于（　　）
   A. 2　B. 3　C. 4
   D. 6　E. 12
5. 欲比较某药三个不同剂量水平对某病的疗效（显效、好转、无效），宜选用的假设检验方法是（　　）
   A. 四格表资料的 $\chi^2$ 检验　B. 成组资料的 $t$ 检验
   C. $R\times C$ 表资料的 $\chi^2$ 检验　D. 秩和检验
   E. 方差分析

6. 当四格表的周边合计数不变时，若某格子的实际频数有变化，则其相应的理论频数（　　）

   A. 增大　　B. 减小　　C. 不变

   D. 不确定　　E. 随该格实际频数的增减而增减

7. 欲比较甲、乙两法检测结果是否有差异，分别用甲、乙两法检查了 160 例确诊的肝癌患者，甲法检测结果阳性 112 例，乙法阳性 105 例，其中甲、乙两法均为阳性的 90 例，可采用的检验方法是（　　）

   A. 两样本率比较的 $Z$ 检验

   B. 两样本率比较的四格表 $\chi^2$ 检验

   C. 配对设计四格表的 $\chi^2$ 检验

   D. 成组设计两样本秩和检验

   E. 配对设计的符号秩和检验

8. 两种疗法治疗某种疾病疗效比较，当 $n$=24 时，检验两种疗法疗效有无差别，可采用（　　）

   A. $t$ 检验

   B. 秩和检验

   C. 四格表资料的 $\chi^2$ 检验

   D. 配对资料四格表的 $\chi^2$ 检验

   E. Fisher 确切概率法

## 二、案例分析

1. 某新药和对照药的治疗效果比较，新药治疗 30 例，有效 25 例；对照药治疗 50 例，有效 30 例。

   （1）根据上述数据结果列出统计表。

   （2）比较新药和对照药治疗结果有无差别？

2. 某医生为了比较甲、乙两种方法诊断乳腺癌的灵敏度和特异度，分别采用甲、乙两种方法对 55 例乳腺癌患者进行检测，结果显示，甲、乙两种方法均为阳性 26 例，两种方法均为阴性 15 例，甲方法阳性而乙方法阴性 11 例，乙方法阳性而甲方法阴性 3 例。

   （1）根据上述数据结果列出统计表。

   （2）比较甲、乙两种方法对诊断乳腺癌有无差别？

（张玉领　张庆远）

# 第10章 秩和检验

**学习目标**

1. 素质目标　培养分析问题、解决问题的能力，养成在学习中解放思想、开拓创新、积极探索的精神。

2. 知识目标　掌握配对资料的符号秩和检验方法；掌握完全随机设计两独立样本资料的秩和检验方法；掌握完全随机设计多个独立样本资料的秩和检验方法。

3. 能力目标　能够熟练运用秩和检验方法对医学实际问题进行统计分析。

**【例 10-1】**　测得某工厂铅作业与非铅作业工人的血铅值如表 10-1 所示。

**表 10-1　某工厂铅作业与非铅作业工人的血铅测定结果**（单位：μmol/L）

| 编号 | 铅作业组 | 非铅作业组 |
|---|---|---|
| 1 | 0.82 | 0.24 |
| 2 | 0.87 | 0.24 |
| 3 | 0.97 | 0.29 |
| 4 | 1.21 | 0.33 |
| 5 | 1.64 | 0.44 |
| 6 | 2.08 | 0.58 |
| 7 | 2.13 | 0.63 |
| 8 | | 0.72 |
| 9 | | 0.87 |
| 10 | | 1.01 |

某医师采用两样本均数比较的 $t$ 检验，得到 $t$=4.194，$P$<0.05，差异有统计学意义，即铅作业工人与非铅作业工人的血铅值不同。

**问题**：该医师选用的统计分析方法是否正确，为什么？

## 第 1 节　秩和检验概述

根据统计分析时是否涉及特定的总体分布和是否对总体参数作推断，可将假设检验分为参数检验与非参数检验。以特定的总体分布为前提，对未知的总体参数做推断的假设检验方法统称为参数检验。但在实际问题中，总体分布的形式往往是不知道的，这时参数检验就不适用了，而是借助另一种不依赖总体分布形式及适用于任意分布的统计方法，这种方法称为非参数统计。这种假设检验方法比较的是分布而不是参数，故称为非参数检验。

非参数检验的主要优点是不受总体分布的限制，适用范围广，适用于有序分类资料、偏态分布资料、变异较大或方差不齐的资料、分布型不明的资料及有特大、特小值或数据的一端或两端有不确定数值的资料。

非参数检验的主要缺点是符合参数检验的资料（如两样本均数比较 $t$ 检验），如用非参数检验，因没有充分利用资料提供的信息，检验效率会降低。

非参数检验方法很多，本章仅介绍其中常用的、效率较高且比较系统完整的秩和检验。

## 一、配对资料的符号秩和检验

配对设计一般采用差值比较，对于不满足 $t$ 检验应用条件的配对设计的定量资料、有序分类资料及其他不能精确测量的资料常用 Wilcoxon 符号秩和检验方法。

### （一）基本思想

配对设计资料的检验主要是对差值进行分析，符号秩和检验主要是通过检验配对样本的差值是否来自中位数为 0 的总体，来推断两个总体中位数有无差别及推断两种处理结果是否不同。

基本思想是若检验假设成立，则差值的总体分布应是对称的，故正负秩和相差不应悬殊。如果 $H_0$ 成立，即差值的总体中位数为 0，则理论上样本的正负秩和应相等，即 $T$ 值应为总秩和 $n(n+1)/2$ 的一半；由于存在抽样误差，$T$ 值应接近 $n(n+1)/4$，$T$ 值越小，$T$ 值与 $n(n+1)/4$ 的差距越大，相应的 $P$ 值就越小，当 $P \leqslant \alpha$ 时，拒绝 $H_0$。

**考点**：配对资料的符号秩和检验的应用条件及 $P$ 值的判定

### （二）查表法

当 $5 \leqslant n \leqslant 50$ 时，查 $T$ 界值表（附表 8）。在表的左侧找到 $n$ 所在的行，将统计量 $T$ 值与该行界值比较，若 $T$ 值在上下界值范围内，其 $P$ 值大于表上方相应的概率水平；若 $T$ 值在上下界值上或范围外，其 $P$ 值等于或小于相应的概率水平，即内大外小。

**【例 10-2】** 某环境保护研究所，在一个镇的甲、乙两个地点同时测定空气中铀的浓度（$10^{-9}g/m^3$），每一时间两个采样点各测 1 次，其结果见表 10-2。

**表 10-2 两采样点空气中铀浓度测定结果**（单位：$10^{-9}g/m^3$）

| 编号 | 采样点甲 | 采样点乙 | 差值 $d$ | 秩次 |
|---|---|---|---|---|
| 1 | 1.52 | 1.28 | 0.24 | 9 |
| 2 | 1.40 | 1.27 | 0.13 | 5 |
| 3 | 1.27 | 1.10 | 0.17 | 7 |
| 4 | 1.52 | 1.41 | 0.11 | 4 |
| 5 | 1.16 | 1.10 | 0.06 | 2.5 |
| 6 | 0.69 | 1.04 | −0.35 | −10 |
| 7 | 1.40 | 1.38 | 0.02 | 1 |
| 8 | 0.62 | 0.68 | −0.06 | −2.5 |
| 9 | 0.64 | 0.47 | 0.17 | 8 |
| 10 | 0.66 | 1.08 | −0.42 | −11 |
| 11 | 0.68 | 0.68 | 0.00 | — |
| 12 | 0.68 | 0.52 | 0.16 | 6 |

**问题**：两采样点空气中铀浓度有无差别？

**解析**：该资料中空气中铀的浓度值波动相差较大，不满足 $t$ 检验的前提条件正态分布，宜采用非参数检验方法，即配对资料的符号秩和检验，目的是推断配对资料的差值是否来自中位数为零的总体。

检验基本步骤如下。

**1. 建立检验假设，确定检验水准**

$H_0$：两采样点测得空气中铀浓度差值的总体中位数为零，即 $M_d=0$。

$H_1$：两采样点测得空气中铀浓度差值的总体中位数不为零，即 $M_d\neq 0$。

$\alpha$=0.05

**2. 编秩次并计算检验统计量 *T* 值**

（1）求差值 *d*，见表 10-2 第（4）栏。

（2）编秩次，按差值的绝对值从小到大编秩次，并将各秩次加上原差值的正、负号。当差值为零，舍去不计，*n* 相应减少，当差值绝对值相等，符号相反时取平均秩次。例如，本例第 5 号和与第 8 号样品，绝对值相等，而符号相反，它们的秩次为第 2、第 3，其平均秩次为（2+3）/2=2.5，编秩后还要冠以原差值的符号。如遇差数绝对值相等，符号相同，可任意定先后秩次，如本例第 3 号及第 9 号样品。

（3）求秩和，确定检验统计量 *T* 值　分别计算正差值的秩和与负差值的秩和。正秩和用 $T_+$表示，负秩和用 $T_-$表示，取两者中较小的秩和作为检验统计量 *T*。总秩和 $T_+$与 $T_-$之和应为 $n(n+1)/2$（*n* 为差值不为 0 的对子数）。

正秩和 $T_+=9+5+7+4+2.5+1+8+6=42.5$

负秩和 $T_-=(-10)+(-2.5)+(-11)=-23.5$

取 $T_-$为 *T*，*T*=23.5，总秩和 $T_+$与 $T_-$之和为 66，*n*=11（11 号差值为 0，舍去不计）则 $n(n+1)/2=66$，表明秩和计算无误。

**3. 确定 *P* 值**　根据 *n* 及 *T*，查配对比较的秩和检验 *T* 界值表（附表 8），从表中可看出，*n* 必须≥6，对同一个 *n*，*T* 值大，*P* 值亦大，*T* 值小，*P* 值亦小，本例 *n*=11，*T*=23.5，而双侧 0.05 的 *T* 值在 10～56 之内，故 *P*＞0.05。

**4. 得出统计推断结论**　按 $\alpha$=0.05 的水准，接受 $H_0$，拒绝 $H_1$，可认为两采样点测得空气中铀浓度无差别。

### （三）正态近似法

随着样本含量 *n* 的增大，统计量 *T* 的分布逐渐逼近均数为 $n(n+1)/4$，方差为 $n(n+1)(2n+1)/24$ 的正态分布，若 *n*＞50 时（超出 *T* 界值表的可查范围），可用秩和分布的正态近似法进行 *Z* 检验，按公式（10-1）计算标准正态统计量 *Z* 值。

$$Z=\frac{|T-n(n+1)/4|-0.5}{\sqrt{\dfrac{n(n+1)(2n+1)}{24}}} \qquad (10\text{-}1)$$

当 $|Z|<1.96$，$P>0.05$；当 $|Z|\geqslant 1.96$，$P\leqslant 0.05$。

式中，0.5 为连续性校正因子，因为 *Z* 值是连续的，而 *T* 值不连续。

如果相同秩次的个数出现较多时（大于 25%），用公式（10-1）求得的 *Z* 值偏小，应按公式（10-2）计算校正的统计量 $Z_c$。

$$Z_c=\frac{|T-n(n+1)/4|-0.5}{\sqrt{\dfrac{n(n+1)(2n+1)}{24}-\dfrac{\sum t_j^3-t_j}{48}}} \qquad (10\text{-}2)$$

式中，$t_j$（*j*=1，2，…）为第 *j* 个相同秩次的个数，假定相同秩次有 2 个 1.5，5 个 8，3 个 14，则 $t_1=2$，$t_2=5$，$t_3=3$，所以有

$$\sum(t_j^3-t_j)=(2^3-2)+(5^3-5)+(3^3-3)=150$$

若无相同秩次，则 $\sum(t_j^3-t_j)=0$

## 二、完全随机设计两独立样本资料的秩和检验

完全随机设计的两个样本比较，如果总体呈偏态分布或方差不齐，观察结果不满足 $t$ 检验条件的数值变量或是有序分类变量，则用两样本比较的秩和检验。推断的目的是推断两样本所来自的总体的分布是否相同。

### （一）基本思想

如果 $H_0$ 成立，则两样本来自分布相同的总体，将两样本统一由小到大编秩，然后分别计算两组的秩和 $T_1$ 与 $T_2$，取 $T_1$（样本例数较小组的秩和）作为检验统计量 $T$。两样本的平均秩次 $T_1/n_1$ 与 $T_2/n_2$ 应相等或很接近，且都和总体的平均秩次 $(N+1)/2$ 相差很小。含量为 $n_1$ 样本的秩和 $T_1$，应在 $n_1(N+1)/2$ 的左右变化，当 $T$ 值偏离此值太远，$H_0$ 发生的可能性就很小；若偏离出给定界值所确定的范围，即 $P<\alpha$ 时，拒绝 $H_0$。

**考点：** 完全随机设计两独立样本资料秩和检验的应用条件及 $P$ 值的判定

### （二）查表法

查 $T$ 界值表（附表9），查找较小的样本量 $n_1$ 与 $n_2-n_1$ 相交处对应的 $T$ 界值。$T$ 界值将检验统计量与各行界值比较，若 $T$ 值在某界值范围内，其 $P>\alpha$，若 $T$ 值等于某界值或在界值范围外，其 $P\leqslant\alpha$，即内大外小。

根据【例10-1】的资料试比较铅作业工人和非铅作业工人的血铅值是否不同？

解析：该资料中的血铅值的分布为偏态分布，不满足成组设计两样本均数比较 $t$ 检验的应用条件，因此该医师的统计分析方法是错误的。根据上述有关条件，应选用两样本比较的秩和检验。

检验基本步骤如下。

**1. 建立检验假设，确定检验水准**

$H_0$：铅作业与非铅作业工人的血铅值两总体分布无差异。

$H_1$：铅作业工人的血铅值高于非铅作业工人的血铅值。

$\alpha=0.05$

**2. 编秩次并计算检验统计量 $T$ 值**

（1）编秩次 见表10-3。

**表10-3 某工厂铅作业与非铅作业工人的血铅值含量**（单位：μmol/L）

| 铅作业工人 | | 非铅作业工人 | |
|---|---|---|---|
| 血铅值 | 秩次 | 血铅值 | 秩次 |
| 0.82 | 9 | 0.24 | 1.5 |
| 0.87 | 10.5 | 0.24 | 1.5 |
| 0.97 | 12 | 0.29 | 3 |
| 1.21 | 14 | 0.33 | 4 |
| 1.64 | 15 | 0.44 | 5 |
| 2.08 | 16 | 0.58 | 6 |
| 2.13 | 17 | 0.63 | 7 |
| | | 0.72 | 8 |
| | | 0.87 | 10.5 |
| | | 1.01 | 13 |
| $n_1=7$ | $T_1=93.5$ | $n_2=10$ | $T_2=59.5$ |

（2）求秩和，确定检验统计量 $T$ 值：取较小样本量 $n_1$ 的秩次为 $T$，因此 $T$ 值=93.5。

**3. 确定 $P$ 值** 根据 $n_1$ 与 $n_2-n_1$，查两样本比较的秩和检验 $T$ 界值表，$n_1=7$，$n_2-n_1=3$，单侧概率0.05对应的 $T$ 界值为45～81，得 $T$=93.5在界值范围外，故 $P$<0.05。

**4. 得出统计推断结论** 按 $\alpha = 0.05$ 的水准，拒绝 $H_0$，接受 $H_1$，可认为铅作业与非铅作业工人的血铅值两总体分布不同，且铅作业工人的血铅值高于非铅作业工人。

### （三）正态近似法

若 $n_1 > 10$ 或 $n_2 - n_1 > 10$，超出 $T$ 界值表（附表 9）的可查范围，可根据大样本时秩和近似地服从正态分布的性质进行 $Z$ 检验，按公式（10-3）计算统计量 $Z$ 值。

$$Z = \frac{\left|T - n_1(N+1)/2\right| - 0.5}{\sqrt{\dfrac{n_1 n_2 (N+1)}{12}}} \tag{10-3}$$

当相同秩次较多时（超过 25%），采用校正公式（10-4）：

$$Z_c = \frac{Z}{\sqrt{C}} \tag{10-4}$$

其中 $C = 1 - \sum \dfrac{t_j^3 - t_j}{N^3 - N}$，其中 $t_j$ 为相同秩次的个数。

## 三、完全随机设计多个独立样本资料的秩和检验

完全随机设计的多个样本比较，如果总体呈偏态分布或方差不齐，不满足多个样本均数比较的方差分析应用条件的定量资料，则用多个样本比较的秩和检验。其目的是推断多个样本所来自总体的分布是否有差别。

**【例 10-3】** 某医院检验科检测了急性肝炎患者、慢性迁延性肝炎患者及正常人血清中血清透明质酸（HA）含量（μg/L），结果见表 10-4，问三种人群的 HA 含量有无差别？

**表 10-4 三种人群血清 HA 含量的测定结果**（单位：μg/L）

| 急性肝炎患者 | | 慢性迁延性肝炎患者 | | 正常人 | |
|---|---|---|---|---|---|
| 测定值 | 秩次 | 测定值 | 秩次 | 测定值 | 秩次 |
| 170.69 | 11 | 35.6 | 1 | 41.78 | 2.5 |
| 170.69 | 12 | 41.78 | 2.5 | 43.34 | 4 |
| 221.79 | 13 | 71.04 | 6.5 | 50.45 | 5 |
| 240.34 | 14 | 93.65 | 9 | 71.04 | 6.5 |
| 250.43 | 15 | 105.78 | 10 | 85.21 | 8 |
| $R_i$ | 65 | | 29 | | 26 |
| $n_i$ | 5 | | 5 | | 5 |

**解析：** 该资料中三种人群透明质酸含量的分布为偏态分布，不满足多个样本均数比较的方差分析应用条件。根据上述有关条件，应选用多个样本比较的秩和检验。

检验基本步骤如下。

**1. 建立检验假设，确定检验水准**

$H_0$：急性肝炎患者、慢性迁延性肝炎患者和正常人血液中 HA 含量总体分布相同。

$H_1$：急性肝炎患者、慢性迁延性肝炎患者和正常人血液中 HA 含量总体分布不同。

$\alpha = 0.05$

**2. 计算检验统计量 *H* 值**

（1）编秩次 将三组数据统一从小到大编秩，相同数值，取平均秩次。

（2）求秩和 分别将秩次相加求得各组秩和 $R_i$，见表 10-4。

（3）计算检验统计量 $H$ 值 用公式（10-5）计算 $H$ 值。

$$H=\frac{12}{N(N+1)}\sum\frac{R_i^2}{n_i}-3(N+1) \tag{10-5}$$

式中，$R_i$ 为各组的秩和；$n_i$ 为各组的例数；各组总例数 $N=\sum n_i$。

$$H=\frac{12}{15\times(15+1)}\times\left(\frac{65^2+29^2+26^2}{5}\right)-3\times(15+1)=9.42$$

当各样本相同秩次较多时（如超过 25%），用公式（10-5）计算的 $H$ 值偏小，此时应进行校正，按式（10-6）计算校正 $H_c$ 值。

$$H_c=\frac{H}{C},\qquad C=1-\sum\frac{t_j^3-t_j}{N^3-\mathrm{N}} \tag{10-6}$$

式中，$C$ 为校正系数；$t_j(j=1,2,\cdots)$ 为第 $j$ 个相同秩次的个数。

**3. 确定 *P* 值**

（1）查表法　若组数 $k$=3，每组例数 $n_i\leqslant 5$，用观察例数 $n_1$ 可查 $H$ 界值表（附表 10）确定 $P$ 值。本例 $N$=15，$n_1=n_2=n_3=5$，查 $H$ 界值表，得 $H_{0.05}=5.78$，故 $P<0.05$。

（2）$\chi^2$ 分布近似法　若 $k$=3 且最小样本的例数大于 5 或 $k>3$ 时，则 $H$ 近似服从 $v=K-1$ 的 $\chi^2$ 分布，可通过查 $\chi^2$ 界值表来确定 $P$ 值。

**4. 得出统计推断结论**　按 $\alpha=0.05$ 的水准，拒绝 $H_0$，接受 $H_1$，可认为急性肝炎患者、慢性迁延性肝炎患者和正常人血液中 HA 含量总体分布不同。

**考点：** 完全随机设计多个独立样本资料秩和检验的应用条件

# 第 2 节　SPSS 实践训练

## 一、配对资料的符号秩和检验 SPSS 实践训练

以【例 10-2】为例，试分析两采样点空气中铀浓度是否有差别？

### （一）变量设置与数据录入

**1. 变量设置**　在 Variable View 中设置两个变量，分别是采样点甲和采样点乙，如图 10-1 所示。

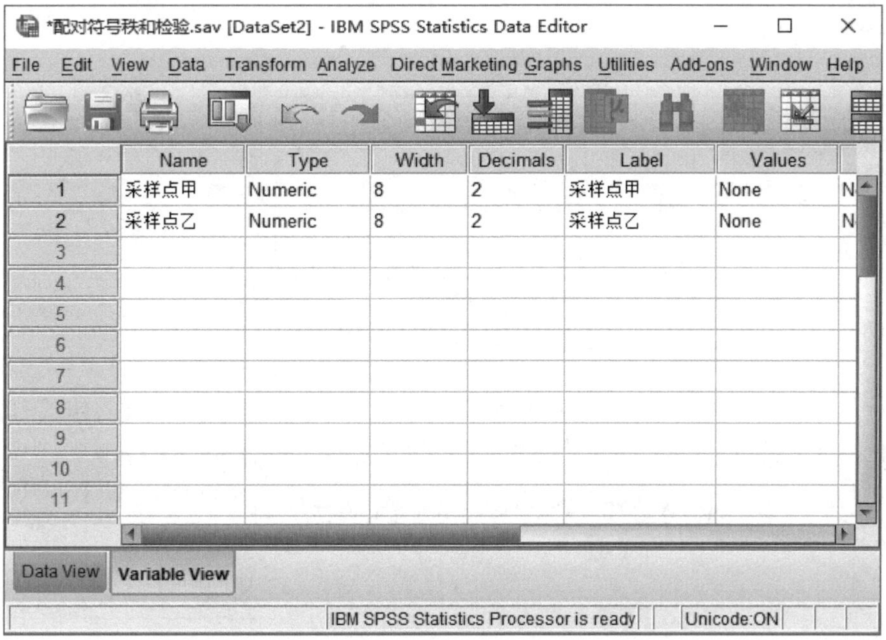


**图 10-1**　配对资料的符号秩和检验 Variable View 窗口

**2. 数据录入** 在 Data View 中将相应的数值录入设置好的变量中，如图 10-2 所示。

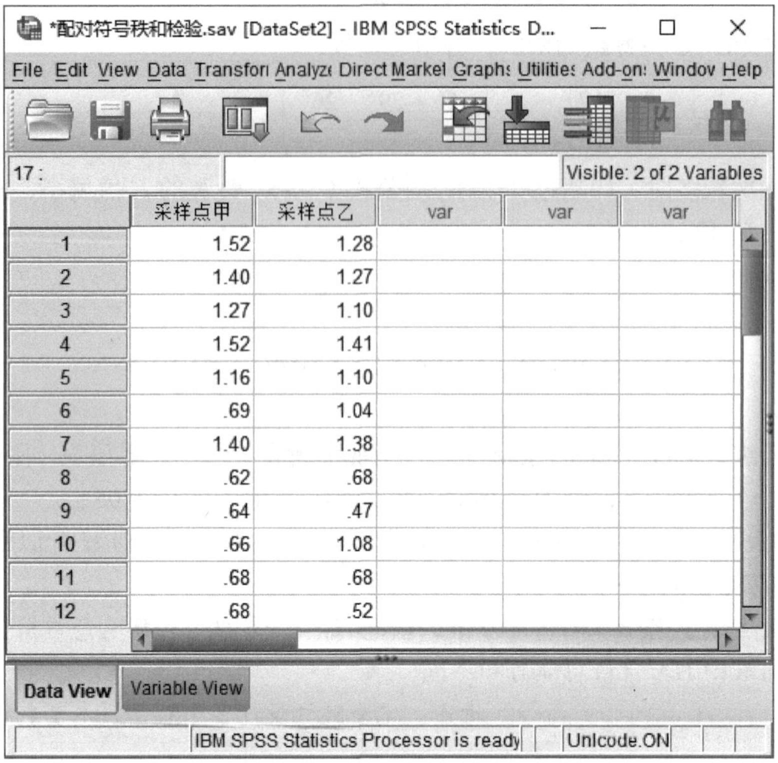


**图 10-2** 配对资料的符号秩和检验 Data View 窗口

## （二）统计过程

通过选择 Analyze→Nonparametric Tests→Legacy Dialogs→2 Related Samples，实现配对资料的符号秩和检验分析。在弹出的 Two-Related-Samples Tests 对话框中，将左侧“采样点甲”和“采样点乙”两变量分别选入 Variable 1 和 Variable 2 框中，单击 Options 进入对话框，选择 Descriptive 和 Quartiles，单击 Continue，如图 10-3 所示。在完成设置后，单击 OK 即可输出结果。

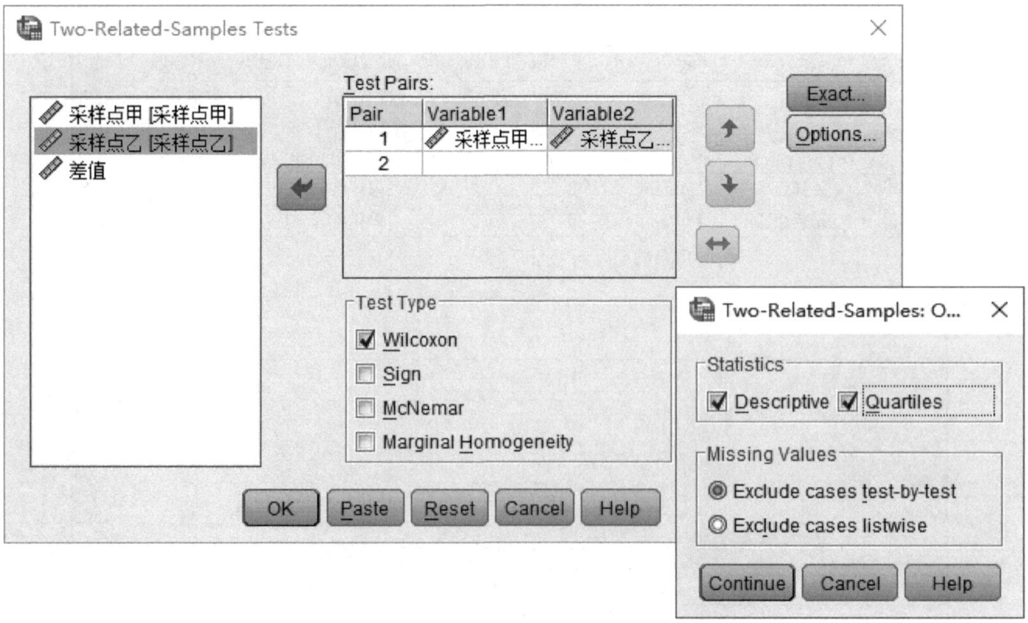


**图 10-3** 配对资料的秩和检验对话框设置

### （三）结果分析

在输出的结果中出现三个表格，如图 10-4 所示，分别是 Descriptive Statistics、Ranks 和 Test Statistics。其中 Descriptive Statistics 主要是描述性统计结果，分别为 *N*（样本量）、Mean（均数）、Std. Deviation（标准差）、Maximum（最大值）等。Ranks 主要是两组数据的 Negative Ranks（负秩）、Positive Ranks（正秩）、Mean Rank（平均秩）以及 Sum of Ranks（秩和）等，结果显示负秩和为 42.5，正秩和为 23.5。Test Statistics 是配对资料的符号秩和检验的结果，$Z$=–0.845，$P$=0.398，故 $P$>0.05，差异无统计学意义，可认为两采样点测得空气中铀浓度无差别。

**Descriptive Statistics**

| | N | Mean | Std. Deviation | Minimum | Maximum | Percentiles | | |
|---|---|---|---|---|---|---|---|---|
| | | | | | | 25th | 50th (Median) | 75th |
| 采样点甲 | 12 | 1.0200 | .38671 | .62 | 1.52 | .6650 | .9250 | 1.4000 |
| 采样点乙 | 12 | 1.0008 | .33137 | .47 | 1.41 | .6800 | 1.0900 | 1.2775 |

**Wilcoxon Signed Ranks Test**

**Ranks**

| | | N | Mean Rank | Sum of Ranks |
|---|---|---|---|---|
| 采样点乙 - 采样点甲 | Negative Ranks | 8[a] | 5.31 | 42.50 |
| | Positive Ranks | 3[b] | 7.83 | 23.50 |
| | Ties | 1[c] | | |
| | Total | 12 | | |

a. 采样点乙 < 采样点甲

b. 采样点乙 > 采样点甲

c. 采样点乙 = 采样点甲

**Test Statistics[a]**

| | 采样点乙 - 采样点甲 |
|---|---|
| Z | -.845[b] |
| Asymp. Sig. (2-tailed) | .398 |

a. Wilcoxon Signed Ranks Test

b. Based on positive ranks.

**图 10-4** 配对资料的符号秩和检验输出结果

## 二、完全随机设计两独立样本资料的秩和检验 SPSS 实践训练

根据【例 10-1】的资料试比较铅作业工人和非铅作业工人的血铅值是否不同？

### （一）变量设置与数据录入

**1. 变量设置** 在 Variable View 中设置两个变量，分别是分组变量（组别）、结果变量（血铅值）。在“组别”中用“1”定义为“铅作业工人组”，用“2”定义为“非铅作业工人组”，如图 10-5 所示。

**2. 数据录入** 在 Data View 中将相应的数值录入设置好的变量中，如图 10-6 所示。

### （二）统计过程

通过选择 Analyze→Nonparametric Tests→Legacy Dialogs→2 Independent Samples，实现两独立样本资料的秩和检验分析。在弹出的 Two- Independent -Samples Tests 对话框中，将左侧“血铅值”选入 Test Variable List 框中，“组别”选入 Grouping Variable 框中，单击 Define Groups，进入对话框，分别在“Group 1”和“Group 2”输入“1”和“2”，单击 Continue，如图 10-7 所示，在完成设置后，单击 OK 即可输出结果。

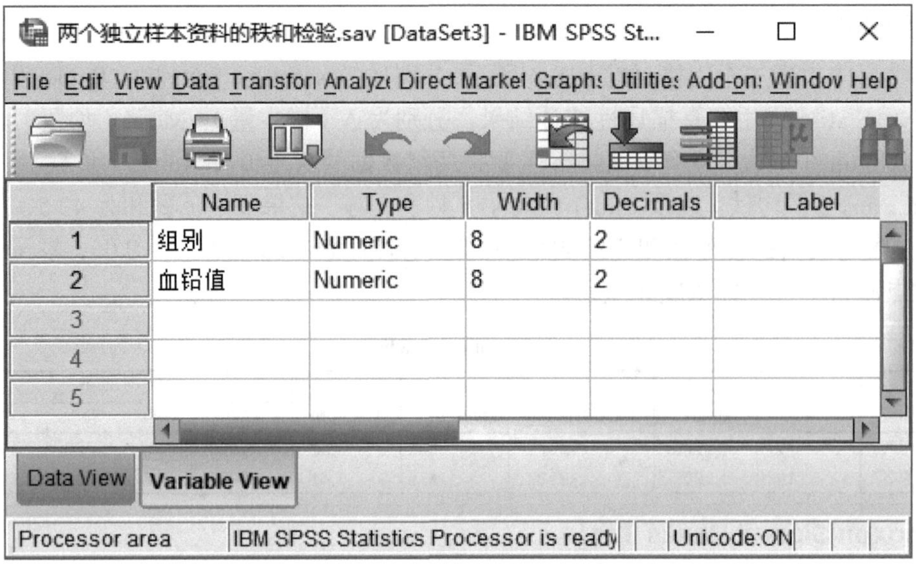


图 10-5　两独立样本资料的秩和检验 Variable View 窗口

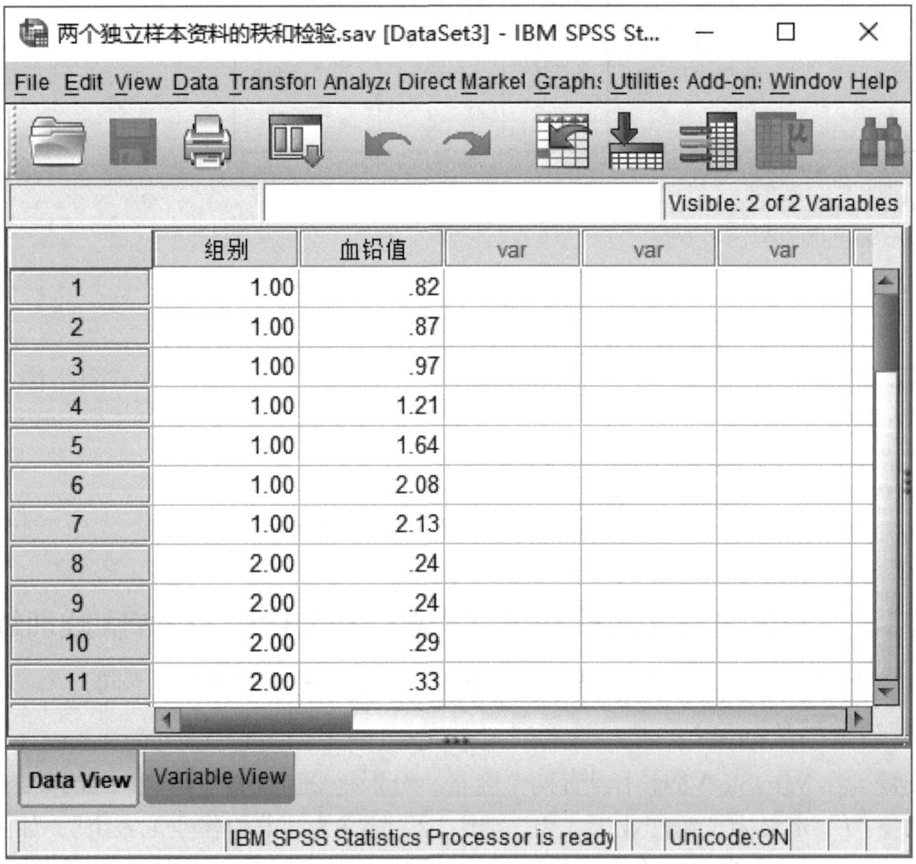


图 10-6　两独立样本资料的秩和检验 Data View 窗口

## （三）结果分析

在输出的结果中出现两个表格，分别是 Ranks 和 Test Statistics，如图 10-8 所示。Ranks 主要是两组数据的样本量与秩和等，结果显示铅作业工人秩和为 93.5，非铅作业工人秩和为 59.5。Test Statistics 是两独立样本资料的秩和检验的结果，$Z=-2.980$，$P=0.003$，故 $P<0.05$，差异有统计学意义，可认为铅作业与非铅作业工人的血铅值两总体分布不同，且铅作业工人的血铅值高于非铅作业工人。

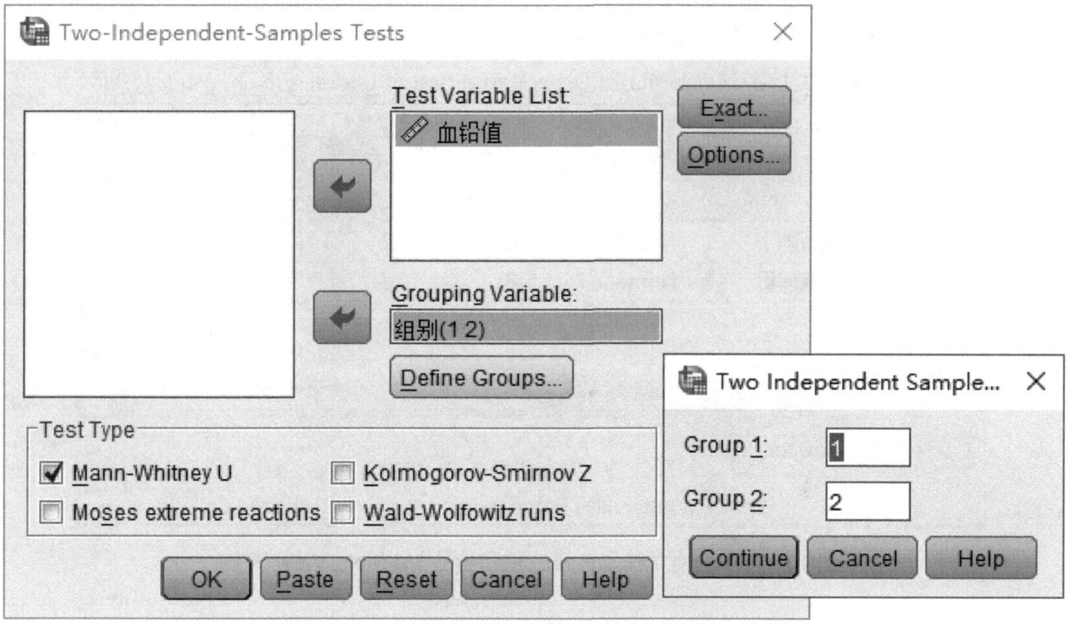


**图 10-7**　两独立样本资料的秩和检验主对话框

**Ranks**

| | 组别 | N | Mean Rank | Sum of Ranks |
|---|---|---|---|---|
| 血铅值 | 铅作业工人 | 7 | 13.36 | 93.50 |
| | 非铅作业工人 | 10 | 5.95 | 59.50 |
| | Total | 17 | | |

**Test Statistics**[a]

| | 血铅值 |
|---|---|
| Mann-Whitney U | 4.500 |
| Wilcoxon W | 59.500 |
| Z | -2.980 |
| Asymp. Sig. (2-tailed) | .003 |
| Exact Sig. [2*(1-tailed Sig.)] | .001[b] |

a. Grouping Variable: 组别

b. Not corrected for ties.

**图 10-8**　两独立样本资料的秩和检验输出结果

## 三、完全随机设计多个独立样本资料的秩和检验 SPSS 实践训练

根据【例 10-3】的资料，试比较急性肝炎患者、慢性迁延性肝炎患者及正常人血清中透明质酸（HA）含量有无差别？

### （一）变量设置与数据录入

**1. 变量设置**　在 Variable View 中设置两个变量，分别是分组变量（组别）、结果变量（HA 含量）。在“组别”中用“1”定义为“急性肝炎”，用“2”定义为“慢性迁延性肝炎”，用“3”定义为“正常人”，如图 10-9 所示。

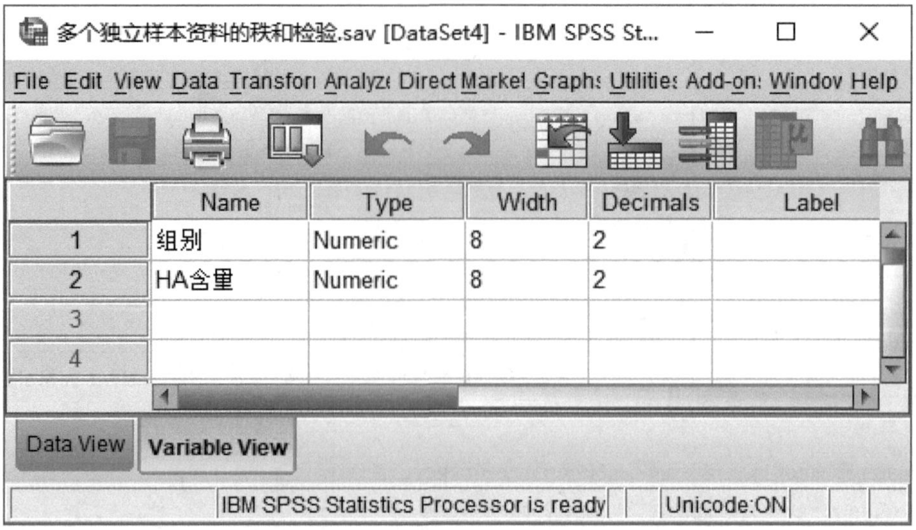


图 10-9　多个独立样本资料的秩和检验 Variable View 窗口

**2. 数据录入**　在 Data View 中将相应的数值录入设置好的变量中，如图 10-10 所示。

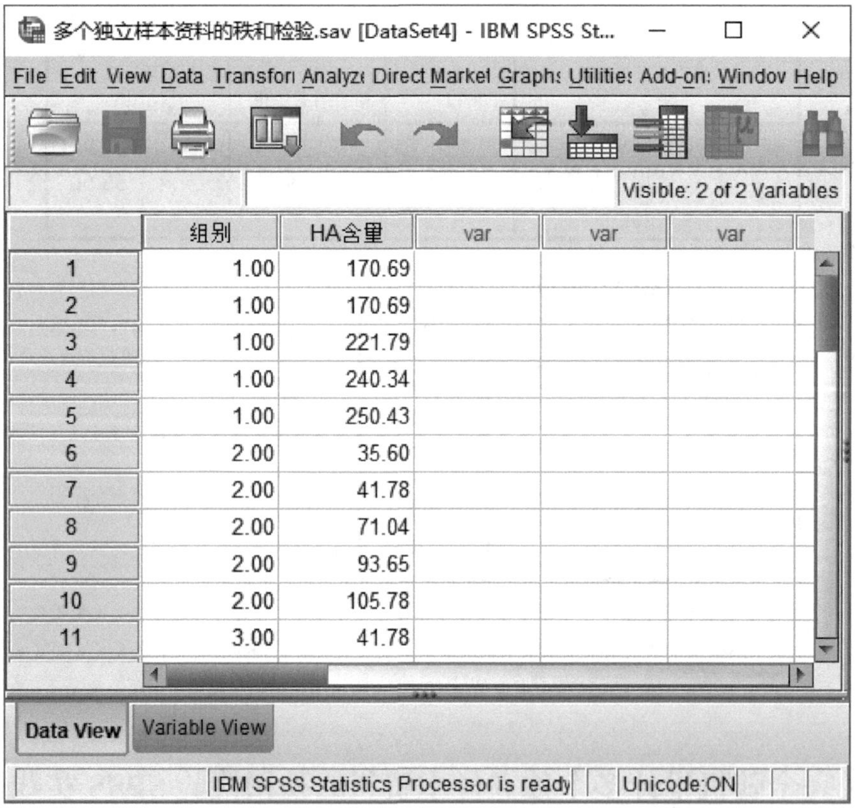


图 10-10　多个独立样本资料的秩和检验 Data View 窗口

## （二）统计过程

通过选择 Analyze→Nonparametric Tests→Legacy Dialogs→k Independent Samples 实现多个独立样本资料的秩和检验分析。在弹出的 Tests for Several Independent Samples 对话框中，将左侧“HA 含量”选入 Test Variable List（检验变量）框中，“组别”选入 Grouping Variable（分组变量）框中，单击 Define Groups（定义组别），进入对话框，分别在 Minimum 和 Maximum 输入“1”和“3”，单击 Continue，如图 10-11 所示，在完成设置后，单击 OK 即可输出结果。

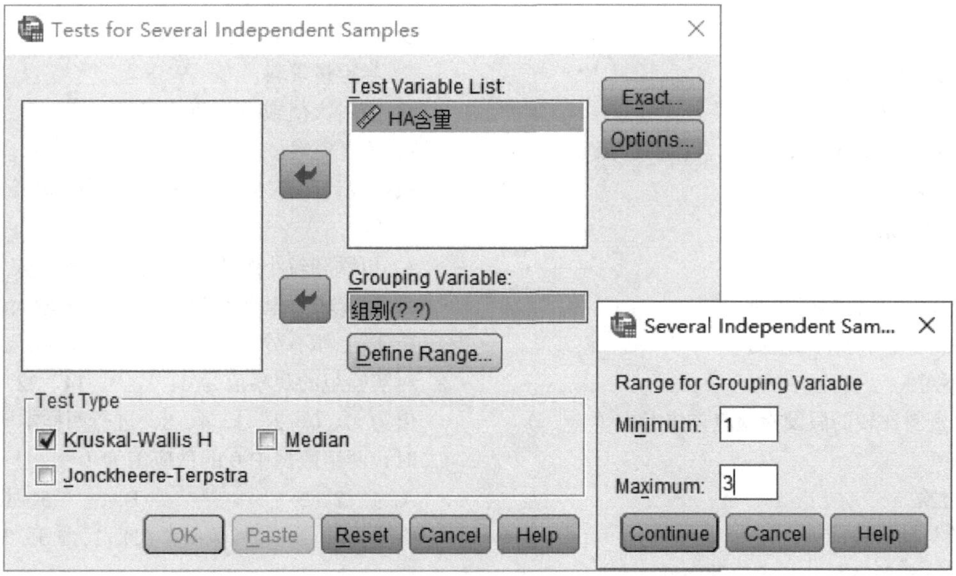


**图 10-11**　多个独立样本资料的秩和检验主对话框

## （三）结果分析

在输出的结果中会出现两个表格，如图 10-12 所示，分别是 Ranks 和 Test Statistics。Ranks 主要是三组数据的 $N$（样本量）和 Mean Rank（平均秩）。Test Statistics 是多个独立样本资料的秩和检验的结果，$H$=9.471，$P$=0.009，故 $P<0.05$，差异有统计学意义，可认为急性肝炎患者、慢性迁延性肝炎患者和正常人血液中 HA 含量总体分布不同。

**Ranks**

| | 组别 | N | Mean Rank |
|---|---|---|---|
| HA含量 | 急性肝炎 | 5 | 13.00 |
| | 慢性迁炎性肝炎 | 5 | 5.80 |
| | 正常人 | 5 | 5.20 |
| | Total | 15 | |

**Test Statistics**[a,b]

| | HA含量 |
|---|---|
| Chi-Square | 9.471 |
| df | 2 |
| Asymp. Sig. | .009 |

a. Kruskal Wallis Test

b. Grouping Variable: 组别

**图 10-12**　多个独立样本资料的秩和检验输出结果

## 自　测　题

### 一、单项选择题

1. 在一项临床试验研究中，疗效分为“痊愈、显效、有效、无效”四个等级，现欲比较试验组与对照组治疗效果有无差别，宜采用的方法是（　　）

A. 两独立样本资料的秩和检验

B. 2×4 列联表 $\chi^2$ 检验

C. 四格表$\chi^2$检验
D. 计算标准化率
E. 配对四格表$\chi^2$检验

2. 两样本比较的秩和检验，如果样本含量一定，两组秩和的差别越大说明（　　）
A. 两总体的差别越大
B. 两总体的差别越小
C. 越有理由说明两总体有差别
D. 越有理由说明两总体无差别
E. 以上都不对

3. 两样本定量资料比较的假设检验应首先考虑（　　）
A. 用$t$检验
B. 用秩和检验
C. 用$t$检验与秩和检验
D. 资料符合$t$检验还是秩和检验的条件
E. 用$\chi^2$检验

4. 非参数统计的应用条件是（　　）
A. 样本数据来自正态总体
B. 若两组比较，要求两样本方差相等
C. 总体分布类型未知
D. 要求样本例数很大
E. 以上都不对

5. 配对设计资料的符号秩检验，对差值编秩，遇有差值绝对值相等时（　　）
A. 符号不同，按数值大小编秩
B. 取平均秩次
C. 符号不同，按顺序编秩
D. 不考虑符号，按顺序编秩
E. 以上都不对

6. 非参数统计方法不适合（　　）
A. 正态分布且方差齐的资料
B. 偏态分布的资料
C. 半定量资料
D. 有过大值或过小值的资料
E. 等级资料

7. 成组设计两样本比较的秩和检验，其检验统计量 $T$ 值是（　　）
A. 以秩和较小组为$T$　　B. 以秩和较大组为$T$
C. 以$n$较小组秩和为$T$　　D. 以$n$较大组秩和为$T$
E. 以上都不对

8. 对实验组的观察值为0、3、7、14、32，对照组的观察值为 0、0、2、4、4、8，进行两样本比较的秩和检验时，两组数据中0的秩应编为（　　）
A. 1，2，3　　B. 3，1.5，1.5
C. 2，2，2　　D. 1，2.5，2.5
E. 2，3，4

9. 配对符号秩和检验中，其$H_0$为（　　）
A. 差值总体均数等于0
B. 差值总体均数不等于0
C. 差值总体中位数等于0
D. 差值总体中位数不等于0
E. 以上都不对

10. 某医师做了一个两样本秩和检验，$n_1=12$，$T_1=35$，$n_2=10$，$T_2=80$，查 $T$ 界值表$T_{0.05}=84\sim146$，则 $P$ 值为（　　）
A. $P>0.05$　　B. $P<0.05$
C. $P=0.05$　　D. $P\geqslant0.05$
E. 以上都不对

## 二、案例分析

在一项农村生活饮用水水源水质卫生状况的调查中，测得两地山泉水水样的总硬度（以碳酸钙计）数据如表10-5所示。试分析两地山泉水的总硬度是否有差别？

**表10-5　两地山泉水水样的总硬度**（单位：mg/L）

| | | | | | | | | | | | | | | | | | |
|---|---|---|---|---|---|---|---|---|---|---|---|---|---|---|---|---|---|
| 甲地 | 32 | 12 | 20 | 36 | 44 | 18 | 16 | 24 | 18 | 12 | 18 | 51 | 9 | 10 | 6 | 64 | |
| 乙地 | 16 | 158 | 16 | 22 | 6 | 10 | 6 | 28 | 32 | 34 | 142 | 16 | 14 | 10 | 24 | 6 | 16 | 12 |

（史沁红　左　莉）

# 第11章 线性相关与回归

**学习目标**

1. 素质目标　培养数据初步处理分析能力，增强医学科研素质，养成实事求是、严谨细致的科学作风。

2. 知识目标　掌握直线相关与线性回归的概念；掌握直线相关系数和回归方程的计算；掌握相关系数和回归系数的假设检验。

3. 能力目标　能够熟练运用直线相关与回归方法对医学实际问题进行统计分析。

**【例 11-1】**　某市调查了 10 名 8 岁男孩的身高和体重，资料如表 11-1 所示。

**表 11-1　某市 10 名 8 岁男孩的身高与体重**

| 编号 | 身高值 $x$（cm） | 体重 $y$（kg） |
|---|---|---|
| 1 | 115 | 18.70 |
| 2 | 118 | 20.07 |
| 3 | 121 | 21.63 |
| 4 | 130 | 25.54 |
| 5 | 133 | 24.76 |
| 6 | 138 | 27.88 |
| 7 | 124 | 22.31 |
| 8 | 135 | 27.10 |
| 9 | 125 | 22.80 |
| 10 | 140 | 29.45 |

**问题：**该市 8 岁男孩的身高与体重之间是否有关联？如果有，是什么样的关联？如何进行分析和判断？

在医学科学研究中，经常需要从数量上研究同一观察单位的两个变量之间的相互关系，如年龄和体重、年龄与血压、胸围与肺活量、药物的剂量与疗效等，这些资料中的两个变量之间的关系具有随机性的一种趋势，即某一变量 $X$ 在一定的范围内取不同的值，另一变量 $Y$ 随自变量 $X$ 的变化呈现一定的趋势。对于这样的变量之间的统计分析，需用相关与回归方法进行分析。

## 第 1 节　直线相关分析

### 一、概　　念

相关又称相关关系，是指两个变量既存在密切的数量关系，又不像函数能以一个变量精确地求出另一个变量的值。

直线相关又称简单相关，统计学上将两个随机变量之间呈直线趋势的关系称为直线相关，它是用来说明两个变量间是否有直线相关关系，描述具有直线趋势的两变量间的相互关系，用于双变量正态分布资料。直线相关的性质可由散点图说明。根据【例 11-1】中的资料绘制的散点图如图 11-1 所示。

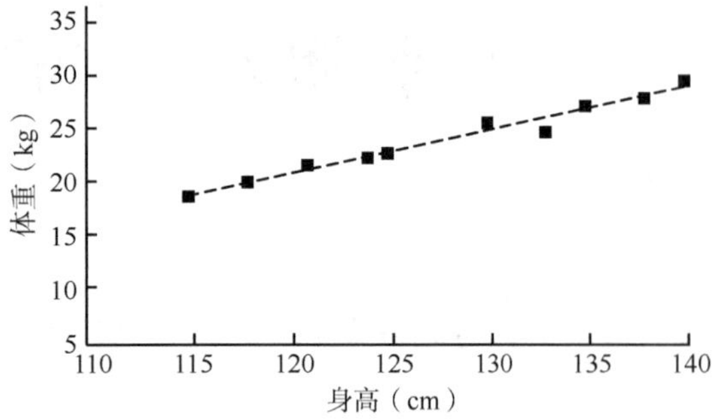


**图 11-1** 10 名 8 岁男孩的身高与体重散点图

由散点图可见，某市 8 岁男孩的身高越高，其体重就有越大的趋势。身高与体重之间有相关关系。

## 二、相关系数的计算

### （一）相关系数的意义

相关系数是描述具有线性关系的两个变量间相关关系的密切程度与相关方向的指标。总体相关系数以符号 $\rho$ 表示，样本相关系数以符号 $r$ 表示。相关系数没有单位，相关系数的取值 $-1 \leqslant r \leqslant 1$。

一般情况下，总体相关系数 $\rho$ 都是未知的。样品相关系数 $r$ 的正负号表示两变量间直线相关的方向，当 $0<r\leqslant 1$ 时，为正相关，说明两个变量 $X$、$Y$ 呈同向变化，当 $r=1$ 时，为完全正相关，说明两个变量 $X$、$Y$ 呈同向变化且散点在一条直线上。当 $-1\leqslant r<0$ 时，为负相关，说明两个变量 $X$、$Y$ 呈反向变化，当 $r=-1$ 时，为完全负相关，说明两个变量 $X$、$Y$ 呈反向变化且散点在一条直线上。当 $r=0$ 时，为零相关，如图 11-2 所示。

$|r|$ 的大小表示两组变量的密切程度，绝对值越接近于 1，说明两变量的相关密切程度越高；绝对值越接近于 0，说明两变量的相关密切程度越低。两 $r$ 的绝对值相等、符号相反，则表示两组变量的密切程度相同，方向相反。

考点：相关系数的取值范围及意义

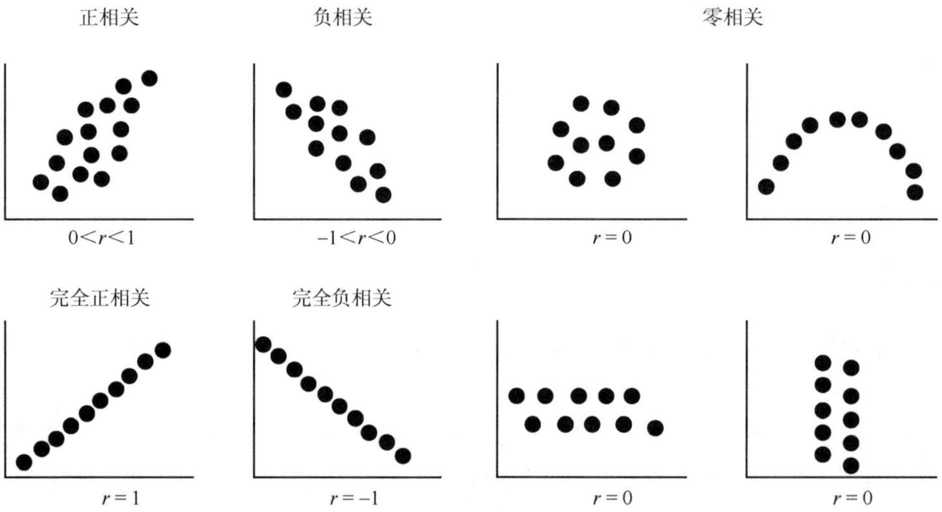


**图 11-2** 相关系数示意图

### （二）相关系数的计算公式

样本相关系数的计算公式为

$$r=\frac{\sum\left(X-\bar{X}\right)\left(Y-\bar{Y}\right)}{\sqrt{\sum(X-\bar{X})^2\sum(Y-\bar{Y})^2}}=\frac{l_{XY}}{\sqrt{l_{XX}l_{YY}}} \tag{11-1}$$

$$l_{XY}=\sum XY-\frac{\left(\sum X\right)\cdot\left(\sum Y\right)}{n} \tag{11-2}$$

$$l_{XX} = \sum X^2 - \frac{(\sum X)^2}{n} \tag{11-3}$$

$$l_{YY} = \sum Y^2 - \frac{(\sum Y)^2}{n} \tag{11-4}$$

考点：相关系数的计算

根据【例 11-1】的资料计算 8 岁男孩身高与体重的相关系数。

$l_{XY} = 271.03$，$l_{XX} = 680$，$l_{YY} = 110.76$，代入公式（11-1）。

$$r = \frac{l_{XY}}{\sqrt{l_{XX}l_{YY}}} = \frac{271.03}{\sqrt{680 \times 110.76}} = 0.9876$$

**【例 11-2】** 某医学院分子医学研究所测定 10 名正常人的血样，经分离后血小板总数与其所含蛋白量之间的关系如表 11-2 所示，计算其相关系数。判断是正相关还是负相关。

**表 11-2　血小板总数与蛋白量之间的关系**

| 编号 | 血小板总数（$\times 10^{12}$/L）<br>$X$ | $X^2$ | 蛋白量（μg/L）<br>$Y$ | $Y^2$ | $XY$ |
|---|---|---|---|---|---|
| 1 | 4.95 | 24.502 5 | 500 | 250 000 | 2 475.00 |
| 2 | 7.06 | 49.843 6 | 660 | 435 600 | 4 659.60 |
| 3 | 2.00 | 4.000 0 | 214 | 45 796 | 428.00 |
| 4 | 7.94 | 63.043 6 | 537 | 288 369 | 4 263.78 |
| 5 | 1.37 | 1.876 9 | 192 | 36 864 | 263.04 |
| 6 | 7.82 | 61.152 4 | 688 | 473 344 | 5 380.16 |
| 7 | 4.48 | 20.070 4 | 451 | 203 401 | 2 020.48 |
| 8 | 3.00 | 9.000 0 | 375 | 140 625 | 1 125.00 |
| 9 | 3.14 | 9.859 6 | 240 | 57 600 | 753.60 |
| 10 | 2.17 | 4.708 9 | 214 | 45 796 | 464.38 |
| 合计 | 43.93 | 248.057 9 | 4 071 | 1 977 395 | 21 833.04 |

代入公式（11-1）：

$$r = \frac{l_{XY}}{\sqrt{l_{XX}l_{YY}}} = \frac{21\,833.04 - \dfrac{43.93 \times 4071}{10}}{\sqrt{\left[248.0579 - \dfrac{(43.93)^2}{10}\right] \times \left[1\,977\,395 - \dfrac{(4071)^2}{10}\right]}} = 0.9406$$

从计算结果可见，相关系数 $r$=0.9406，说明经分离后血小板总数与其所含蛋白量之间呈正相关。

## 三、相关系数的假设检验

相关系数一般是由样本数据求得的样本相关系数，由于存在抽样误差，样本相关系数不等于总体相关系数，因此要对样本相关系数进行假设检验，只有否定了样本相关系数来自 $\rho = 0$ 的总体，才能认为两个变量间存在直线相关关系。常用的直线相关系数假设检验有查表法和 $t$ 检验两种方法。

### （一）查表法

根据自由度 $\nu = n - 2$，查 $r$ 界值表，比较$|r|$与界值，统计量绝对值越大，概率 $P$ 值越小，统计量绝对值越小，概率 $P$ 值越大。

根据【例 11-2】的资料，判断经分离后血小板总数与其所含蛋白量之间是否存在相关关系。

**1. 建立假设，确定检验水准**

$H_0$：即经分离后血小板总数与其所含蛋白量之间无线性相关关系，$\rho = 0$。

$H_1$：即经分离后血小板总数与其所含蛋白量之间有线性相关关系，$\rho \neq 0$。

$\alpha = 0.05$

**2. 查表确定 *P* 值** 按 $n$=10，$\nu = n-2$，$r$=0.9406，查 $r$ 界值表，$r_{0.05,8} = 0.632$，故 $P<0.05$。

**3. 得出统计推断结论** 按 $\alpha = 0.05$ 的水准，拒绝 $H_0$，接受 $H_1$，可认为经分离后血小板总数与其所含蛋白量之间有线性相关关系。

### （二）$t$ 检验

按公式（11-5）计算 $t$ 值。

$$t = \frac{r-0}{S_r} = \frac{r}{\sqrt{\dfrac{1-r^2}{n-2}}} \qquad (11\text{-}5)$$

式中，$S_r$ 为相关系数 $r$ 的标准误。

对【例 11-2】资料计算的 $r$=0.9406 进行假设检验。

**1. 建立检验假设，确定检验水准**

$H_0$：即经分离后血小板总数与其所含蛋白量之间无线性相关关系，$\rho = 0$。

$H_1$：即经分离后血小板总数与其所含蛋白量之间有线性相关关系，$\rho \neq 0$。

$\alpha = 0.05$

**2. 计算检验统计量 *t* 值** $n$=10，$r$=0.9406，按公式（11-5）计算得

$$t = \frac{r-0}{S_r} = \frac{0.9406}{\sqrt{\dfrac{1-0.9406^2}{10-2}}} = 7.84$$

**3. 确定 *P* 值** 按 $n$=10，$\nu = n-2$，查 $t$ 界值表，$t_{0.05,8} = 2.306$，故 $P<0.05$。

**4. 得出统计推断结论** 按 $\alpha = 0.05$ 的水准，拒绝 $H_0$，接受 $H_1$，差异有统计学意义，可以认为经分离后血小板总数与其所含蛋白量之间有线性相关关系。

# 第 2 节　线性回归分析

## 一、线性回归概述

线性回归又称直线回归，统计学上将定量描述与分析某一变量随另一变量变化线性依存关系的方法称为直线回归分析。它是通过拟合线性方程来描述两变量间的回归关系。直线回归分析是以类似函数形式（直线方程）描述两个变量间的线性依存关系，其表达式称直线回归方程。直线回归方程的表达式为

$$\hat{Y} = a + bX \qquad (11\text{-}6)$$

式中，$X$ 为自变量；$\hat{Y}$ 是 $X$ 取某一确定值时总体均数 $\mu_{\frac{\hat{Y}}{X}}$ 的一个估计值，也称为回归方程的预测值，即 $\hat{Y}$ 是与 $X$ 相对应的 $Y$ 的平均值的估计值。$a$ 是回归直线在 $Y$ 轴上的截距，即 $X$=0 时的 $Y$ 值。$a>0$ 表示直线与 $Y$ 轴的交点在原点的上方；$a<0$ 表示交点在原点的下方；$a$=0，则回归直线通过原点。$b$ 为样本回归系数，即回归直线的斜率，表示当 $X$ 变动一个单位时，$Y$ 平均变动 $b$ 个单位。$b>0$，表示直线从左下方走向右上方，即 $Y$ 随 $X$ 增大而增大；$b<0$，表示直线从左上方走向右下方，即 $Y$ 随 $X$ 增大而减小；

$b$=0，则表示直线与 $X$ 轴平行，即 $X$ 与 $Y$ 无直线关系。

**考点**：样本回归系数的意义

**链 接** 回归效应

“回归”是英国统计学家高尔顿在研究人类遗传问题时提出来的。为了研究父代与子代身高的关系，高尔顿搜集了 1078 对父亲及其儿子的身高数据，他发现这些数据的散点图大致呈直线状态，也就是说，总的趋势是父亲的身高增加时，儿子的身高也倾向于增加。但是，高尔顿对试验数据进行了深入的分析，发现了一个很有趣的现象——回归效应。因为当父亲高于平均身高时，他们的儿子身高比他更高的概率要小于比他更矮的概率；父亲矮于平均身高时，他们的儿子身高比他更矮的概率要小于比他更高的概率。它反映了一个规律，即这两种身高父亲的儿子的身高，有向他们父辈的平均身高回归的趋势。对于这个一般结论的解释是：大自然具有一种约束力，使人类身高的分布相对稳定而不产生两极分化，这就是所谓的回归效应。

## 二、回归方程的估计

根据直线回归方程的一般表达式，只要知道 $a$ 和 $b$ 的值就可建立直线回归方程。根据最小二乘法的原理，求满足各实测点至直线的纵向距离平方和最小的直线方程，即求使 $\sum\left(Y-\hat{Y}\right)^2$ 为最小的回归方程的常数项 $a$ 和回归系数 $b$，其计算式为

$$b=\frac{\sum\left(X-\bar{X}\right)\left(Y-\bar{Y}\right)}{\sum(X-\bar{X})^2}=\frac{\sum XY-\frac{\sum X\sum Y}{n}}{\sum X^2-\frac{\sum X^2}{n}} \quad (11\text{-}7)$$

$$a=\bar{Y}-b\bar{X} \quad (11\text{-}8)$$

式中，$\bar{X}$ 、$\bar{Y}$ 分别是 $X$ 和 $Y$ 的均数。

根据【例 11-2】的资料，试作回归分析。

1. 以血小板总数作为自变量，蛋白量作为因变量，作散点图（图 11-3），发现呈直线趋势，可拟合直线回归方程。

2. 求回归方程

（1）绘制散点图，由图 11-3 可知呈直线趋势。

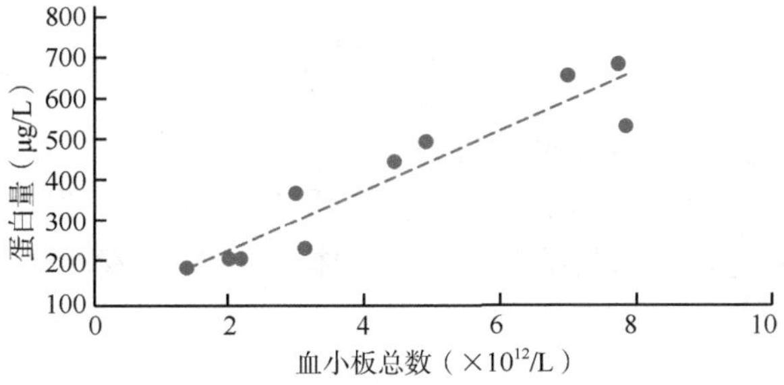


**图 11-3** 10 名正常人血样分离后血小板总数和蛋白量散点图

（2）计算回归系数 $b$ 与截距 $a$ 由表 11-2 数据计算可得 $n$=10，$\sum X=43.93$，$\sum X^2=248.0579$，$\sum Y=4071$，$\sum Y^2=1977395$，$\sum XY=21833.04$。

$$b=\frac{\sum(X-\bar{X})(Y-\bar{Y})}{\sum(X-\bar{X})^2}=\frac{\sum XY-\frac{\sum X\sum Y}{n}}{\sum X^2-\frac{\sum X^2}{n}}$$

$$=\frac{21833.04-\frac{43.93\times 4071}{10}}{248.0579-\frac{43.93^2}{10}}$$

$$=71.71$$

$$a=\bar{Y}-b\bar{X}=\frac{4071}{10}-71.71\times\frac{43.93}{10}=92.08$$

（3）建立回归方程　将计算得到的 $a$、$b$ 值代入公式（11-6），即得回归方程为

$$\hat{Y}=92.08+71.71X$$

（4）绘制回归直线　在 $X$ 的实际取值范围内任取相距较远且容易读数的两个 $X$ 值，即 $X_1$ 和 $X_2$，代入直线回归方程得相应的 $\hat{Y}$ 值，即 $(X_1,\hat{Y}_1)$ 、$(X_2,\hat{Y}_2)$ ，相连即得回归直线。

在自变量 $X$ 的实测范围内取相距较远的两个 $X$ 值代入方程求出相应的 $\hat{Y}$ 值，如 $X_1=2.00$ ，$\hat{Y}_1=235.5$ ，$X_2=4.00$ ，$\hat{Y}_2=378.92$ 。在直角坐标系中绘制出点（2.00，235.5）与（4.00，378.92）并连接两点，即可得到直线回归方程的图形，如图 11-3 所示。

考点：回归方程的建立

## 三、回归系数的假设检验

直线回归方程是从样本资料计算而得的，同样也存在着抽样误差问题。所以，需要对样本的回归系数 $b$ 进行假设检验，以判断 $b$ 是否从回归系数为零的总体中抽得。为了判断抽样误差的影响，需对回归系数进行假设检验。总体的回归系数一般用 $\beta$ 表示。总体回归系数的假设检验方法可用回归系数的 $t$ 检验或方差分析。

### （一）$t$ 检验

检验统计量 $t$ 的计算公式为

$$t=\frac{b-0}{S_b},\quad \nu=n-2 \tag{11-9}$$

$$S_b=\frac{S_{Y,X}}{\sqrt{\sum(X-\bar{X})^2}} \tag{11-10}$$

试对上述例题得到的样本回归方程作假设检验。

**解析：**该资料的直线回归方程是从样本资料计算而得的，存在抽样误差，因此需要对样本的回归系数 $b$ 进行假设检验，以判断 $b$ 是否从回归系数为零的总体中抽得。总体回归系数的假设检验方法可用回归系数的 $t$ 检验。

检验步骤如下。

**1. 建立假设，确定检验水准**

$H_0$：即经分离后血小板总数与其所含蛋白量之间无线性回归关系，$\beta=0$ 。

$H_1$：即经分离后血小板总数与其所含蛋白量之间有线性回归关系，$\beta\neq 0$ 。

$\alpha=0.05$

**2. 计算检验统计量 $t$ 值**　$n$=10，$b$=71.71，按公式（11-9）和公式（11-10）计算得

$$s_{Y,X}=\sqrt{\frac{l_{YY}-bl_{XY}}{n-2}}=\sqrt{\frac{320090.9-71.71\times 3949.137}{10-2}}=67.9$$

$$S_b=\frac{S_{Y,X}}{\sqrt{\sum(X-\bar{X})^2}}=\frac{67.9}{\sqrt{55.07341}}=9.15$$

$$t=\frac{b-0}{S_b}=\frac{71.71}{9.15}=7.84$$

**3. 确定概率 *P* 值**　按 $n$=10，$\nu=n-2$，查 $t$ 界值表，$t_{0.05,8}$=2.306，故 $P<0.05$。

**4. 得出统计推断结论**　按 $\alpha=0.05$ 的水准，拒绝 $H_0$，接受 $H_1$，差异有统计学意义，可以认为经分离后血小板总数与其所含蛋白量之间有线性回归关系。

（二）方差分析

检验统计量 $t$ 的计算公式为

$$F=\frac{\text{MS}_{\text{回}}}{\text{MS}_{\text{剩}}}=\frac{bl_{XY}/1}{(l_{YY}-bl_{XY})/(n-2)} \tag{11-11}$$

$$\nu_{\text{总}}=n-1\text{，}\nu_{\text{回}}=1\text{，}\nu_{\text{剩}}=n-2$$

试对上述例题得到的样本回归方程进行假设检验。

**解析：**该资料属于简单回归分析，因为只有一个自变量，也就只要一个回归系数，因此总体回归系数的假设检验方法也可用方差分析，方差分析和 $t$ 检验的结果是等价的。

检验步骤如下。

**1. 建立假设，确定检验水准**

$H_0$：即经分离后血小板总数与其所含蛋白量之间无线性回归关系，$\beta=0$。

$H_1$：即经分离后血小板总数与其所含蛋白量之间有线性回归关系，$\beta\neq 0$。

$\alpha=0.05$

**2. 计算检验统计量 *F* 值**

$$F=\frac{\text{MS}_{\text{回}}}{\text{MS}_{\text{剩}}}=\frac{bl_{XY}/1}{(l_{YY}-bl_{XY})/(n-2)}$$
$$=\frac{71.71\times 3949.137}{(320090.9-71.71\times 3949.137)/8}=61.4$$

**3. 确定 *P* 值**　按 $n$=10，$\nu_{\text{回}}=1$，$\nu_{\text{剩}}=n-2=8$，查 $F$ 界值表，$F_{0.05(1,8)}=5.318$，故 $P<0.05$。

**4. 得出统计推断结论**　按 $\alpha=0.05$ 的水准，拒绝 $H_0$，接受 $H_1$，差异有统计学意义，可以认为经分离后血小板总数与其所含蛋白量之间有线性回归关系。

在直线回归中，对同一资料作总体回归系数 $\beta$ 是否为 0 的假设检验，方差分析和 $t$ 检验的结果是一致的，而且 $t=\sqrt{F}$。

考点：回归系数的假设检验

# 第 3 节　SPSS 实践训练

## 一、线 性 相 关

以【例 11-1】为例，分析该市 8 岁男孩的身高与体重之间是否有关联？如有，是什么样的关联？如何进行分析和判断？

## （一）变量设置与数据录入

**1. 变量设置** 在 Variable view 中设置两个变量，分别是身高 $x$ 和体重 $y$，如图 11-4 所示。

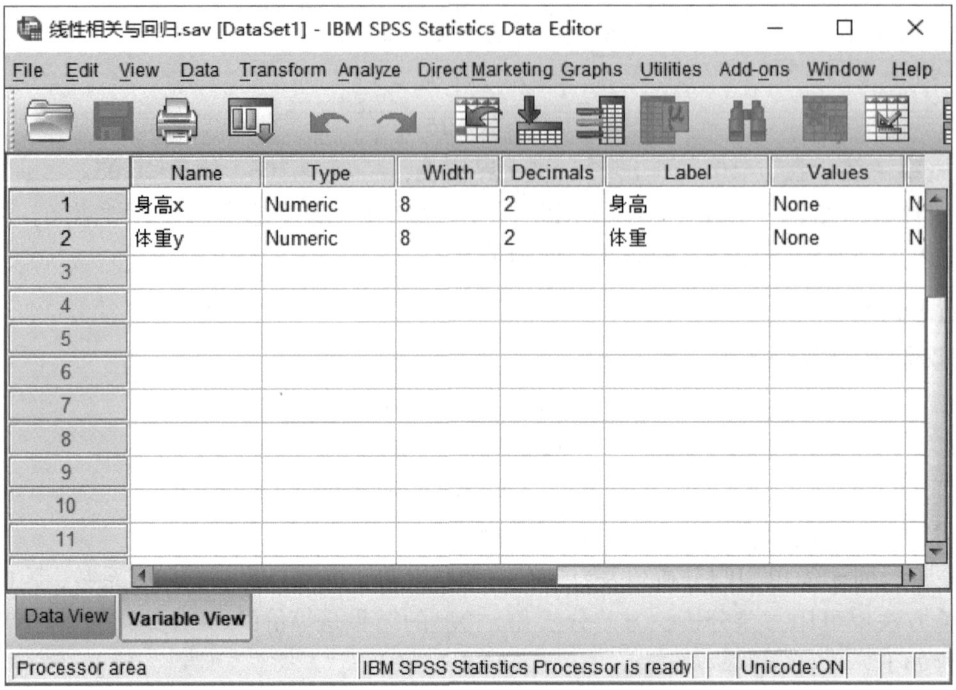


图 11-4 线性相关 Variable View 窗口

**2. 数据录入** 在 Data View 中将相应的数值录入设置好的变量中，如图 11-5 所示。

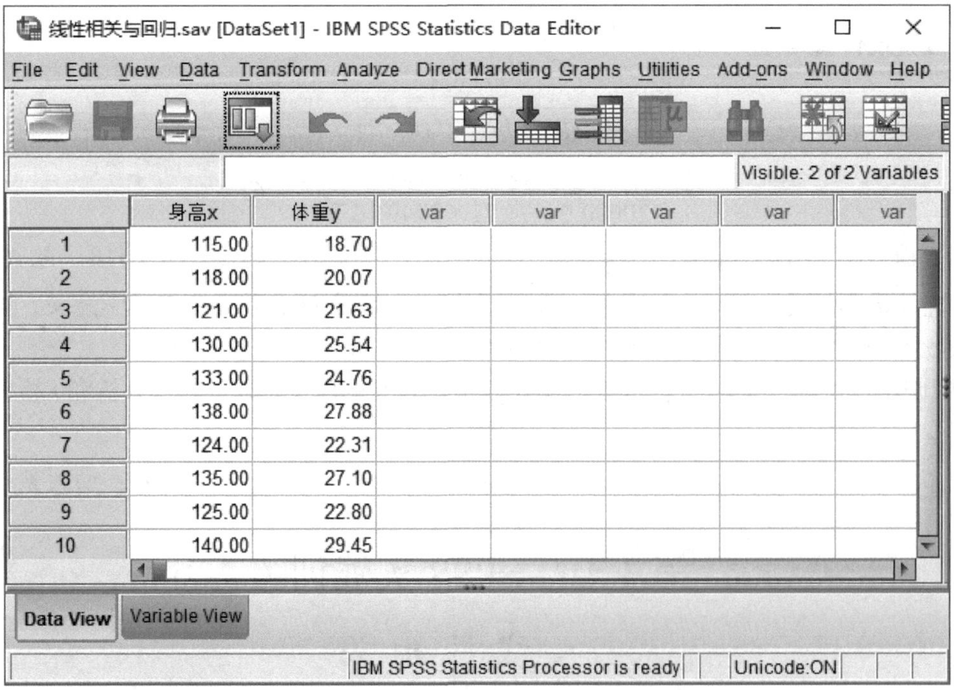


图 11-5 线性相关 Data View 窗口

**3. 做散点图** 选择 Graphs→Legacy Dialogs→Scatter/Dot，弹出 Scatter/Dot 对话框，如图 11-6 所示。

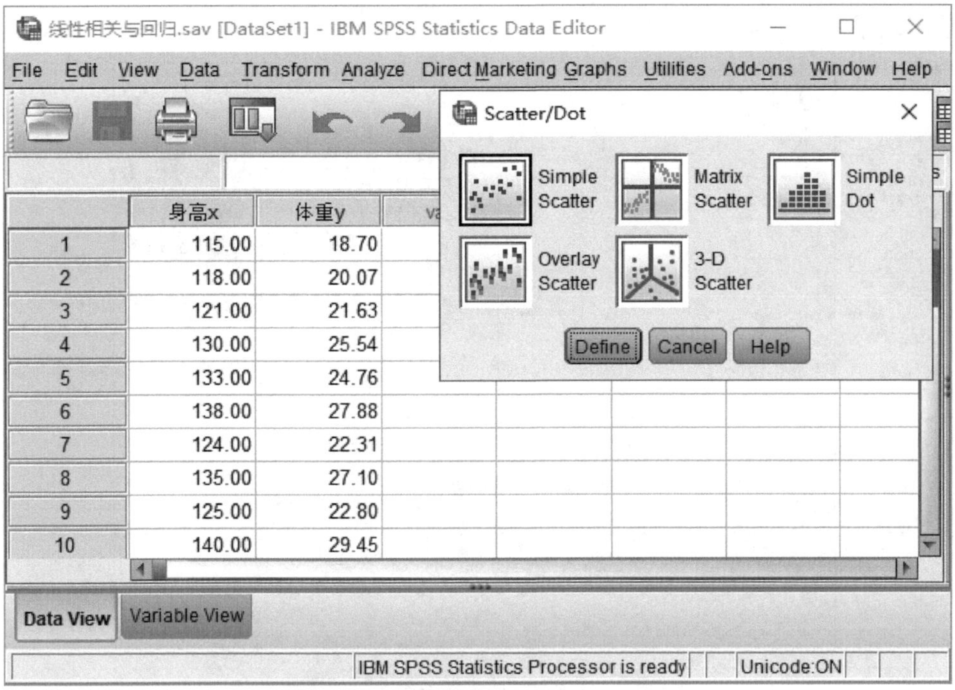


图 11-6　散点图 Scatter/Dot 对话框

选择 Simple Scatter，单击 Define，弹出 Simple Scatterplot 对话框，将变量“身高 *x*”选入 X Axis 中，变量“体重 *y*”选入 Y Axis 中，如图 11-7 所示，单击 OK，即可得到 10 名 8 岁男孩的身高与体重散点图，如图 11-8 所示。

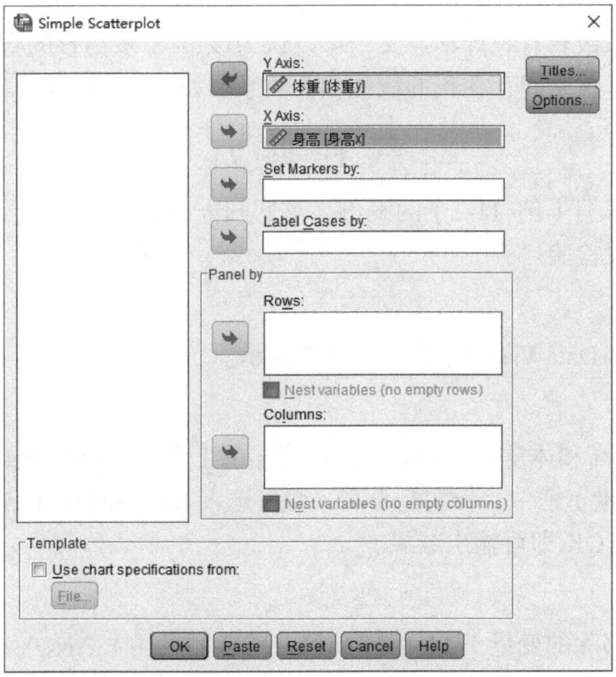


图 11-7　散点图 Simple Scatterplot 对话框

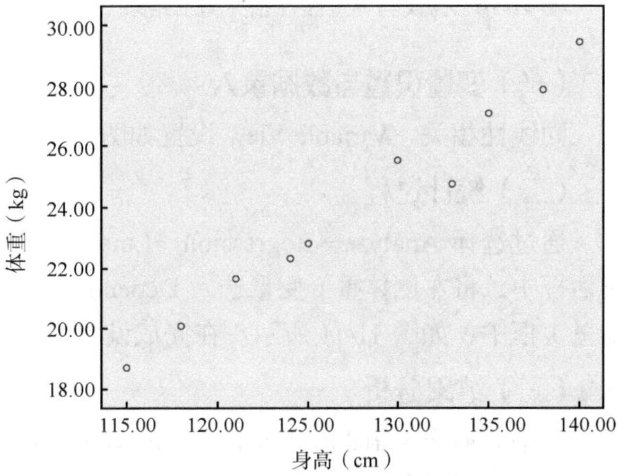


图 11-8　身高与体重相关性散点图

## （二）统计过程

通过选择 Analyze→Correlate→Bivariate…，实现身高和体重相关性分析。在弹出的 Bivariate Correlations 对话框中，将左侧身高与体重变量选入 Variables 框中，如图 11-9 所示。在完成设置后，单击 OK 即可输出结果。

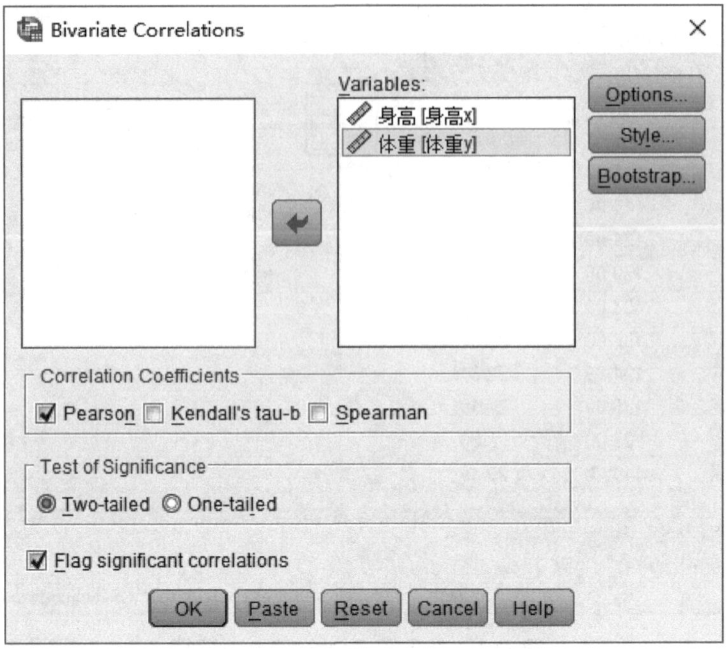


**图 11-9** Bivariate Correlations 对话框设置

**Correlations**

| | | 身高 | 体重 |
|---|---|---|---|
| 身高 | Pearson Correlation | 1 | .987** |
| | Sig. (2-tailed) | | .000 |
| | N | 10 | 10 |
| 体重 | Pearson Correlation | .987** | 1 |
| | Sig. (2-tailed) | .000 | |
| | N | 10 | 10 |

**. Correlation is significant at the 0.01 level (2-tailed).

**图 11-10** 身高与体重线性相关输出结果

### （三）结果分析

Correlations 是身高与体重的相关性的结果，采用 Pearson 相关分析，结果显示相关系数 $r$=0.987，$P$<0.05，相关系数具有统计学意义，可以认为该市 8 岁男孩的身高与体重之间存在正的线性相关关系，如图 11-10 所示。

## 二、线 性 回 归

根据【例 11-1】的案例，求回归方程并对回归系数做假设检验。

### （一）变量设置与数据录入

同线性相关，Variable View 设置如图 11-4 所示，Data View 设置如图 11-5 所示。

### （二）统计过程

通过选择 Analyze→Regression→Linear，实现身高和体重的回归分析。在弹出的 Linear Regression 对话框中，将左侧体重 $y$ 变量选入 Dependent（因变量）框中，将左侧身高 $x$ 变量选入 Independent（自变量）框中，如图 11-11 所示。在完成设置后，单击 OK 即可输出结果。

### （三）结果分析

结果共输出 Variables Entered/Removed（纳入或移除的变量）、Model Summary（模型概述）、ANOVA（单因素方差分析）和 Coefficients（回归系数）四个表格，其中 Coefficients 是身高与体重的线性回归的结果，采用线性回归分析，建立回归方程 $\hat{y}=0.403x-27.52$，对回归系数进行假设检验，$t$=17.65，$P$<0.05，回归系数具有统计学意义，可以认为该市 8 岁男孩的身高与体重之间存在直线回归关系，如图 11-12 所示。

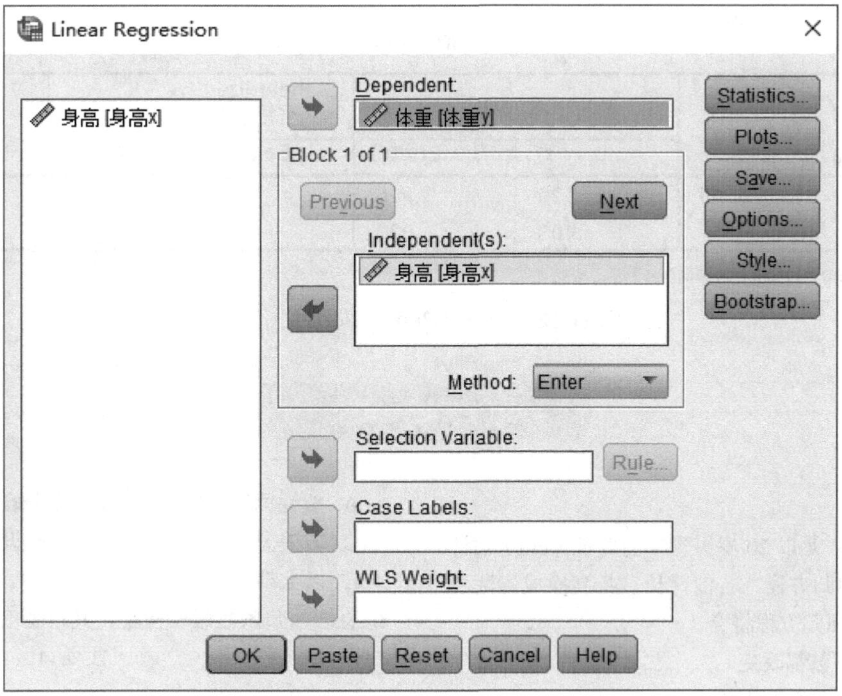


图 11-11　Linear Regression 对话框设置

**Variables Entered/Removed[a]**

| Model | Variables Entered | Variables Removed | Method |
|---|---|---|---|
| 1 | 身高[b] | . | Enter |

a. Dependent Variable: 体重

b. All requested variables entered.

**Model Summary**

| Model | R | R Square | Adjusted R Square | Std. Error of the Estimate |
|---|---|---|---|---|
| 1 | .987[a] | .975 | .972 | .58876 |

a. Predictors: (Constant), 身高

**ANOVA[a]**

| Model | | Sum of Squares | df | Mean Square | F | Sig. |
|---|---|---|---|---|---|---|
| 1 | Regression | 107.985 | 1 | 107.985 | 311.526 | .000[b] |
| | Residual | 2.773 | 8 | .347 | | |
| | Total | 110.758 | 9 | | | |

a. Dependent Variable: 体重

b. Predictors: (Constant), 身高

**Coefficients[a]**

| Model | | Unstandardized Coefficients | | Standardized Coefficients | t | Sig. |
|---|---|---|---|---|---|---|
| | | B | Std. Error | Beta | | |
| 1 | (Constant) | -27.520 | 2.926 | | -9.404 | .000 |
| | 身高 | .403 | .023 | .987 | 17.650 | .000 |

a. Dependent Variable: 体重

**图 11-12** Linear Regression 输出结果

## 自 测 题

### 一、单项选择题

1. $\hat{Y}=41.63+2.88X$ 是以 20 岁男青年前臂长（cm）估计身高（cm）的回归方程，若前臂长、身高换成国际单位米（m），则回归方程将会（　　）
   A. 截距和回归系数都改变
   B. 截距不变，回归系数改变
   C. 截距改变，回归系数不变
   D. 截距和回归系数都不变
   E. 以上都不对
2. 相关系数检验的无效建设 $H_0$ 是（　　）
   A. $\rho=0$　　B. $\rho\neq0$
   C. $\rho>0$　　D. $\rho<0$
   E. 以上都不对
3. 同一双变量资料，进行直线相关与回归分析，有（　　）
   A. $r>0$，$b<0$　　B. $r>0$，$b>0$
   C $r<0$，$b>0$　　D. $r<0$，$b=0$
   E. $r$ 与 $b$ 的符号毫无关系
4. 回归要求因变量 $Y$ 服从（　　）
   A. 均匀分布　　B. 指数分布
   C. 正态分布　　D. 二项分布
   E. 以上都不对
5. 用最小二乘法确定直线回归方程的原则是各观察点（　　）
   A. 距直线的纵向距离相等
   B. 距直线的纵向距离的平方和最小
   C. 与直线的垂直距离相等
   D. 与直线的垂直距离的平方和最小
   E. 以上都不对
6. 作直线相关与回归分析之前，往往先绘制（　　）
   A. 星状图　　B. 柱状图
   C. 散点图　　D. 函数曲线图
   E. 频数图
7. 当两事物或两变量有直线相关关系时，若须进一步由一个变量值推算另一个变量的估计值，则需要进行(　　)
   A. 线性回归分析　　B. 假设检验
   C. 方差分析　　D. 实验设计
   E. 以上都不对
8. 直线回归系数假设检验，其自由度为（　　）
   A. $n$　　B. $n-1$
   C. $n-2$　　D. $2n-1$
   E. $2n-2$
9. 对于一组服从双变量正态分布的资料，经直线相关分析得相关系数 $r>0$，若对该资料拟合回归直线，其回归系数（　　）
   A. $b>0$　　B. $b>1$
   C. $b>-1$　　D. $b<0$
   E. $b=0$
10. 相关系数 $r$ 的大小范围是（　　）
    A. $-1<r<1$　　B. $-1\leq r<1$
    C. $-1\leq r\leq1$　　D. $-1<r\leq1$
    E. 以上都不对

### 二、案例分析

1. 某地在一次麻疹流行后，调查各乡麻疹发病率与首次麻疹疫苗接种率的关系，结果如表 11-3 所示。试作相关分析。

**表 11-3　各乡麻疹发病率与首次麻疹疫苗接种率**

| 乡别 | 接种率（%） | 发病率（%） |
|---|---|---|
| 1 | 39.1 | 0.8 |
| 2 | 36.2 | 2.9 |
| 3 | 36.7 | 3.5 |
| 4 | 34.0 | 11.9 |
| 5 | 33.1 | 17.9 |
| 6 | 31.9 | 18.2 |
| 7 | 20.9 | 24.6 |
| 8 | 17.6 | 41.6 |

2. 为了研究女大学生胸围（单位：cm）与肺活量（单位：L）的关系，随机抽取某高校一年级女生 15 名，测量其胸围与肺活量数据如表 11-4 所示。

（1）试建立肺活量 $Y$ 与胸围 $X$ 的回归方程。

（2）对回归系数进行假设检验。

**表 11-4　15 名一年级女大学生的胸围与肺活量**

| 学生编号 | 胸围 $X$（cm） | 肺活量 $Y$（L） |
|---|---|---|
| 1 | 76.50 | 2.51 |
| 2 | 83.90 | 2.82 |
| 3 | 78.30 | 2.60 |
| 4 | 88.40 | 3.35 |
| 5 | 77.10 | 2.53 |
| 6 | 81.70 | 2.80 |
| 7 | 78.30 | 2.76 |
| 8 | 74.80 | 1.91 |
| 9 | 76.70 | 1.98 |
| 10 | 79.40 | 2.58 |
| 11 | 83.00 | 3.34 |
| 12 | 90.30 | 3.57 |
| 13 | 85.90 | 3.11 |
| 14 | 82.60 | 2.98 |
| 15 | 80.90 | 2.88 |

（史沁红　左　莉）

# 第12章 医学研究设计

学习目标

1. 素质目标　树立精益求精、一丝不苟的科研意识，形成医学科研设计的基本思维。

2. 知识目标　掌握医学研究设计的基本要素、基本原则、对照的基本形式、筛检试验的评价指标。

3. 能力目标　具备进行医学研究设计的基本能力，能够独立开展医学科研设计。

**【例 12-1】**　某医师为了研究某种新药的治疗效果，将研究对象分为试验组和对照组，试验组使用某种新药进行治疗，对照组采用目前临床上的标准方法进行治疗，治疗一段时间后观察治疗效果。

**问题：**1. 请问该种研究设计属于何种对照形式？

2. 进行医学研究设计需要注意的基本要素、基本原则是什么？

医学研究的类型很多，按照是否对研究对象采取干预措施，医学研究可以分为实验性研究和观察性研究。

## 第 1 节　实验性研究设计

实验性研究设计是指研究人员根据研究目的和条件，结合统计学要求，合理安排各种实验因素，控制误差，最大程度地获得丰富、可靠数据的过程。本章着重介绍实验设计的基本要素、基本原则，以及几种常见的实验性研究设计的方法等。

### 一、实验性研究设计的基本要素

实验性研究设计的基本要素包括研究对象、处理因素和实验效应三部分。

#### （一）研究对象

研究对象也称受试对象，是指根据研究目的而确定的观察对象。根据研究需要，研究对象可以是人、动物或组织/细胞，因此实验性研究也分为：①临床试验，以患者个体或志愿者为研究对象；②社区实验，以群体为研究对象；③动物实验，以动物或组织等为研究对象。研究对象的选择直接关系到后续实验的效果，因此在选择研究对象时需要满足以下四点。

**1. 具备明确的纳入和排除标准**　在医学研究中，为了保证研究对象的同质性，需要制定明确的纳入和排除标准。进行临床实验研究时，根据研究目的确定研究对象后，需要制订严格的纳入和排除标准，如病情、年龄、临床诊断、身高、体重等，对研究对象进行筛选，确保其同质性。对于动物实验，需要确保种属、品系、性别、体重等可能影响实验结果的因素保持同质性。

**2. 选择对处理因素敏感的研究对象**　选择研究对象时应选择对处理因素敏感的研究对象，能客观反映处理因素，保证实验结果的正确性。例如，研究某种新药治疗冠心病患者心律失常的临床试验，应选择心律失常经常发作的冠心病患者作为研究对象，排除偶然发作的短暂心律失常的患者，因为其在观察期内可能对药物治疗没有反应。

**3. 选择依从性好的研究对象**　研究对象的选择应该是依从性好的，能够在观察期间长期坚持并具有良好合作性的对象，如果不依从者数量过多会影响结果的准确性。

**4. 注意医学伦理** 进行临床试验研究的时候需要以研究对象的利益为最高标准，以不影响研究对象健康转归为准则，确保研究对象知情同意并在知情同意书上签字并注明日期，执行知情同意过程的研究者或其代表也需要在知情同意书上签名并注明日期。在动物实验中也需要善待动物。

### （二）处理因素

处理因素又称研究因素，是指根据研究目的而施加于研究对象的干预措施。如研究某种降糖药物的治疗效果，降糖药是处理因素，糖尿病患者是研究对象。处理因素在实验中所处的状态称为处理水平，也称因素的水平。例如，比较三组不同降糖药物的降糖效果，只有降糖药一个处理因素，三种不同药物种类是 3 个不同水平。

处理因素在实验设计阶段需要认真考虑和分析，尤其对于处理因素的剂量和水平等需要通过预实验或以往的经验进行确定。处理因素剂量太小，研究对象对处理因素不产生反应，达不到观察试验效应的目的；处理因素的剂量太大，可能对研究对象健康造成危害。对动物进行毒理学研究时，处理因素剂量变化范围较大，可以选择使实验动物不出现反应、刚出现反应到动物出现较大反应或死亡的剂量。对于临床试验，由于针对的是人体，控制处理因素的剂量范围非常重要，需要注意在保证受试对象人体安全的前提下将处理因素安全剂量范围内不同水平施加于研究对象，观察机体的反应及试验效应。

在进行实验研究过程中，除了处理因素能使研究对象产生效应外，还有一些“非处理因素”也会对研究对象产生影响，也称“混杂因素”。在实验设计阶段需要经过周密的思考、严谨的设计，对“非处理因素”做出合理的控制，或者采用恰当的统计方法加以分析和校正，分离出非处理因素对实验结果的作用，发现真正的实验效应。

在确定处理因素时，需要注意以下两点。

**1. 处理因素要标准化** 处理因素在整个实验过程中应始终保持不变。在设计中应将处理因素的实施方法规定得具体、细致。其目的是使处理因素在实验过程中保持稳定，有利于分析处理因素与实验结果之间的关系。例如，应明确给出研究对象的处理次数、每次的剂量，化学或生物制品等生产单位、批号、纯度和配制规范；观察疗效应明确采集患者尿、血样本的时间及间隔等。

**2. 明确处理因素与非处理因素** 处理因素是根据研究目的而确定的，实验中的处理因素不宜过多。非处理因素在各对比组间要保持均衡，应找出重要的非处理因素，加以控制，以排除可能的混杂与干扰作用，使处理因素的效应得以分离，保证实验研究的成功。

### （三）实验效应

实验效应是处理因素作用于研究对象产生的结果和反应，一般通过具体的观察指标来表达。如果指标选择不当，未能反映出实验处理的真实情况，所得结果就缺乏科学性，为了研究成功需要选择恰当的研究指标。

**1. 主观指标和客观指标的选择** 进行实验研究选择的指标尽可能是客观指标，客观指标不易受主观因素的影响，大多数临床检验数据（血脂、血糖、甘油三酯、胆固醇水平）均属于客观指标。如果研究指标是通过研究人员观察判断的项目，或研究对象回答或描述获得的，那么一般属于主观指标。主观指标易受到研究者和研究对象主观因素影响，如心理状态、启发暗示和感官差异。在实验研究中，如果一定需要采用主观指标，就必须采取措施减少或消除主观因素的影响。

**2. 选择灵敏度和特异度高的指标** 灵敏度是指研究指标能反映出处理因素的效应程度，即反映指标检出真阳性的能力。灵敏度高的指标可以减少假阴性率，而灵敏度低的指标不能充分反映处理因素的真正作用，如谷丙转氨酶、谷草转氨酶作为疗效指标反映急性肝损害时较为敏感，反映慢性脂肪肝的治疗效果时就不敏感。特异度是指处理因素不存在时所选指标不显示处理效应的程度，即反映指标鉴别真阴性的能力。特异度高的指标能较好地揭示处理因素的作用，不易受混杂因素的干扰，可减少实验结果的假阳性率。

**3. 观察指标的准确度和精密度** 准确度是指研究结果与真实情况符合程度，主要受系统误差的影响。精密度是指相同条件下对同一对象的同一指标进行重复测量时，观察值与其均值的接近程度，主要受随机因素的影响。精密度具有两层含义：第一，仪器设备本身具备的精密度；第二，在反复测量过程中应控制的精密度。精密度可以通过制定操作规范和技术培训进行控制。无论是准确度还是精密度，其水平的高低都反映了研究质量的好坏，一般需要将其控制在专业允许的范围内。

**考点：** 实验性研究设计的基本要素

## 二、实验性研究设计的基本原则

实验性研究设计的基本原则包括对照原则、随机化原则和重复原则。

### （一）对照原则

对照是指在实验中应设立对照组，其目的是通过将实验组与对照组效应进行对比从而鉴别出实验组的效应大小。只有设立了对照组，才能消除非处理因素对实验结果的影响，使实验组的处理因素的效应得以呈现。临床上很多疾病，如感冒、慢性气管炎、关节酸痛等自限性疾病，不经过药物治疗也可以痊愈或缓解，因此需要设立对照组来探究真实的处理因素。根据研究目的和条件的不同，需要选择合适的对照形式。

**1. 空白对照** 指对照组不给予任何处理。该对照形式反映了研究对象在实验过程中的自然变化。例如，研究某药物的抑瘤效果，将大白鼠染瘤后，实验组大白鼠的饲料中投放该药物，对照组大白鼠的饲料中不投放。由于空白对照容易引起实验组和对照组的心理差异，因此在临床试验中一般不采用空白对照。

**2. 安慰剂对照** 指对照组使用一种不含药物有效成分的“伪药物”，即安慰剂，其外观、味道、剂型和处置均与实验药物相同，不能被研究对象识别，常用于临床试验。使用安慰剂可以克服研究者、研究对象、参与疗效和安全性评价人员由于心理因素所造成的偏倚，消除疾病自然进展的影响，分离出由于试验药物所引起的不良反应。需要注意的是，安慰剂中不含药物的有效成分，相当于未对患者采取有效的治疗，可能存在医学伦理学问题，需要谨慎对待。

**3. 标准对照** 对照组采用标准方法或常规方法，或不专门设立对照组，而是以标准值或正常值作为对照，即称为标准对照。例如，在新药临床试验中，对照组采用目前疗效明确的某种药物，实验组采用某种新药，对照组采用的疗效明确的药物就是标准对照。【例 12-1】采用的对照形式即为标准对照。

**4. 实验对照** 对于对照组不施加处理因素，但施加某些有关的实验因素。实验对照常用于有刺激、有损伤的实验，如注射假体、假手术处理等，目的是通过施加除处理因素以外的相同或相近的处理，使两组研究对象所受的刺激、损伤相同，以避免施加处理的方式可能对其产生的影响。

**5. 自身对照** 是指对照与实验在同一研究对象身上进行，可以是同一研究对象处理前后，也可以是同一研究对象同时接受不同的处理。例如，评价两种不同检验方法对某疾病的检出率，采用同一样本作为研究对象，可以避免个体差异引起的误差。

**6. 相互对照** 指各实验组之间互为对照。例如，比较几种不同药物或同一种药物不同剂量对某种疾病的疗效。

### （二）随机化原则

随机化是指每个研究对象都有相同的机会被分配到不同的处理组中，随机化可以使每个处理组的研究对象具有相同或相近的特征，具有较好的可比性，可以避免研究者主观因素对实验效应的影响。随机化的核心是机会均等。

随机化原则的适用范围非常广泛，可用于从总体中随机抽取一个或多个样本，也可以用于将研究对象随机分配到实验组和对照组中，也包括对各种实验样品的抽样及分组的随机化。随机化原则也是所有统计方法的基础，非随机样本进行比较时得到的推断结果往往不正确。

### （三）重复原则

重复是指相同实验条件下对实验效应进行多次观察。重复是消除非处理因素对实验影响的重要方法，由于各种影响因素的存在，不同研究对象对同一处理因素的反应不同，表现为其效应指标数值不同，只有通过大量重复实验，实验的效应才能反映其真实的客观规律；反之，如果样本量不够，结果就不够稳定，可能导致结论不正确。

为了保证研究结论具有一定的可靠性，需要在设计阶段估算所需的最小实验单位数，即样本含量。样本含量过小，假设检验效能不够，无法显现不同处理组间的差别；而样本含量也不是越大越好，样本量过大会增加研究的费用和实际工作的困难，浪费人力、物力和时间，并且可能影响数据的质量。

在实验研究中确定样本含量的基本要求是，在保证实验结果具有较好的准确性和可靠性的前提下，样本量越小越好，以节省人力、物力、财力和时间，减少实验难度和负担。确定样本含量的方法一般根据以下 4 点进行考虑和计算。

**1. 总体参数间差值的大小** 即总体均数间的差值，总体率间的差值。差值越小，所需样本含量越大。

**2. 总体标准差的大小** 总体标准差越大，所需样本含量就越大。由于总体标准差往往未知或不易获得，一般可用预实验的样本标准差 $S$ 来估计或替代。

**3. 假设检验第一类错误的概率大小** 第一类错误的概率要求越小，所需样本例数越多。

**4. 假设检验第二类错误的概率或检验效能的大小** 一般检验效能不宜低于 0.80，第二类错误的概率越小，所需样本含量越大。

**考点：**实验性研究设计的基本原则

## 三、常用实验性研究设计方法

### （一）临床试验设计

临床试验从研究性质划分，属于实验性研究的范畴。临床试验设计也必须遵循实验设计的基本原理，基本要素也包括研究对象、处理因素和实验效应，遵循实验设计的对照、随机化和重复原则。同时，由于临床试验设计的研究对象是人，还需要考虑研究对象的知情同意、心理因素、伦理道德等，因此临床试验的设计与分析具有特殊性。

**1. 临床试验的特点及注意事项**

（1）临床试验的分期 临床试验分为Ⅰ～Ⅳ期，Ⅰ期临床试验对象为少量志愿者，主要目的是进行药品耐受性试验和药代动力学试验。耐受性试验主要观察单次或多次给药的受试者生命体征、实验室指标的异常变化和不良反应的发生情况，确定临床给药的安全范围。药代动力学试验主要观察药物在体内的分布、吸收与代谢的情况。Ⅱ期临床试验主要探索适应证的范围、最适剂量及研究价值。Ⅲ期临床试验是确证性试验，证实试验药物的疗效和安全性。Ⅳ期临床试验是药物上市后进行的试验。

（2）主要指标的确定 由于一个临床试验通常只有一个研究目的，因此必须明确能够反映处理因素效应的主要观察指标，安全性也可以是主要指标。主要指标的选择应该考虑当前领域公认的准则和标准，通常情况下选择 1～2 个主要指标。主要指标是临床试验评价和样本量计算的主要依据。

（3）设立合理的对照组 临床试验的研究对象是人，因此设立对照必须慎重考虑，不允许对照对研究对象的健康有所危害。在临床研究中可以使用安慰剂作为对照，但要以保护研究对象健康为根本原则。标准对照是临床试验中常使用的对照形式，即采用目前公认的治疗方法作为对照。

（4）盲法 为了避免研究者及研究对象对不同组别的处理产生不同的心理反应，通常采用盲法进行试验。盲法可以避免研究者和研究对象由于心理因素对试验结果的影响，是控制临床试验结果偏倚的重要措施。盲法主要可以分为单盲、双盲和三盲三种类型。单盲是只有研究对象不知道试验分组及处理情况。双盲是指观察者和研究对象均不知道试验分组和处理情况。三盲是观察者、研究对象和资料分析者均不知道试验分组和处理情况。一般在统计分析结束后才能揭盲，在这以前任何非规定情况所致的盲底泄露，称为破盲。有些开放试验不设盲，研究者、研究对象、数据管理员等均知道研究对象接受何种处理。虽然开放试验不设置盲法，但在临床试验中还是要尽量采用盲法操作，避免人为因素干扰。

（5）分析数据集　临床试验的统计分析中，首先需要考虑的是分析数据集的问题，即哪些研究对象纳入分析集，哪些研究对象不纳入分析集，意向性分析的原则指主要分析应包括所有随机化的研究对象，即不管研究对象随机化后是否违背方案、是否接受处理、是否有随机化后的观察结果、依从性好坏、是否完成治疗等，均纳入分析。最接近意向性分析原则所确定的数据集称为全分析集，即尽可能按意向性分析原则，由所有随机化的研究对象以合理的方法尽可能少地排除后组成的数据集。此外还需要确定符合方案集，即符合试验方案，依从性好且完成试验过程的研究对象集合；以及安全集，包括所有随机化后至少接受一次治疗的研究对象的集合。实际中需同时对全分析集和符合方案集进行分析，如果两个结果不一致，下结论时需做出解释。

**2. 临床试验的设计类型**　常用的临床试验设计类型有平行组设计、交叉设计、重复测量设计、析因设计等，随着临床试验的发展，又出现了一些新的设计方法，如适应性设计、富集设计、篮式设计、伞式设计等。下面是实际中最常用的两种临床试验设计方法。

（1）平行组设计　是最常用的临床试验设计类型，是指将研究对象随机分配到试验的各组，各组同时进行试验。平行组设计可设置一个或多个对照组，试验药也可设置多个剂量组。设置一个试验组和一个对照组的试验称为双臂试验。有时根据研究目的不同，可设置多个对照组，如设置两个对照组，称为三臂试验。设置多个试验组则常用来探索试验药物不同剂量的作用。

（2）交叉设计　是一种特殊的自身对照设计，是将自身比较和组间比较综合应用的一种设计方法，即每位研究对象随机地在两个或多个不同试验阶段分别接受指定处理。交叉设计必须设计洗脱阶段，否则会直接影响对研究因素的正确评估。

交叉设计的主要优点：由于同一研究对象接受多种处理，可以节省样本量；另外，该方法能够很好地控制个体间差异和时间对处理因素的影响，试验效率比较高。主要缺点：同一研究对象可能需要接受多种处理和经历多个洗脱期，从而使研究周期过长，如果研究对象无法坚持到最后而退出试验，则会造成数据缺失。临床上交叉设计多用于评价可缓解症状但无根治作用药物的疗效。

### （二）社区试验设计

社区试验也称社区干预试验，是以人群作为整体试验对象，常用于对某种预防措施或方法进行考核或评价。整体可以是一个社区，或某一人群的各个亚人群，如某学校的班级、某工厂的车间或城市的街道等。

**1. 社区试验的特点**　①研究场所为社区；②以社区人群或某类人群组/亚组为单位分配干预措施；③常用于对某种预防措施或方法进行考核或评价；④一般采用整群随机分配措施的方法保证比较组之间应尽可能具有可比性；⑤如果研究只包含两个社区则要求干预社区与对照社区间基线特征有类似的分布。

**2. 社区试验的注意事项**　①在社区试验中，需要确定获得知情同意的水平是在群体水平还是个体水平，如以医院为随机单位时，应获得当地伦理委员会同意。当随机单位是学校、街道或车间时，一般情况下需要征得负责人的同意，同时告知该社区内群众试验的目的、预期收益和可能的危险或不便，并告知不同意的人如何免受干预措施的影响。②确定个体和群体水平的纳入和排除标准，如在学校水平上进行伤寒、副伤寒综合干预的效果评价研究中，除个体水平上的纳入排除标准外，还规定了学校的纳入排除标准。③样本量问题，在社区试验中，由于人群内部往往存在一定的相关性，导致有效样本量往往低于实际样本量，因此社区试验所需样本量一般较大。

# 第 2 节　观察性研究设计

观察性研究设计是指不施加人为干预措施，客观的观察、记录和描述某些现象和特征的研究方法。观察性研究主要为现况研究、病例对照研究、队列研究。

## 一、现 况 研 究

现况研究也称现况调查、横截面研究，是指在特定时间内对特定范围的人群，以人为观察单位调查收集特定人群的基本特征及疾病或健康状况，主要回答的问题是目前研究对象处于“什么水平”。现况研究还用于描述某些因素或特征与疾病的关联，探索危险因素。如通过对高血压及其影响因素的调查，发现抽烟、酗酒、常吃低钾高钠的食物等与高血压有关。现况研究设计首要问题是根据研究目的确定调查方法，具体有普查、典型调查和抽样调查，其中抽样调查是目前最常使用的方法。

常用的抽样方法有单纯随机抽样、系统抽样、整群抽样和分层抽样。其中单纯随机抽样是在总体中使用完全随机的方法抽取部分观察单位组成样本，即总体中每一个观察单位都有同等的机会被抽中。系统抽样是指按照研究对象已有的某种顺序（如学号、门牌号等）机械地每隔若干距离抽取一个观察单位的抽样方法。整群抽样是先将总体按照某种与研究指标无关的特征分成若干个“群”，每个群中包含若干个观察单位，然后再随机抽取 $k$ 个群。分层抽样是指在抽样之前先将总体按对研究指标影响较大的特征（如年龄、性别、病情等）分成若干次级总体或层，然后在每一层分别进行抽样。分层抽样的优点是分层后增加了层内的同质性，观察值的变异度减小，各层的抽样误差减小，在样本量相同的情况下，它比其他抽样方法的抽样误差都小，对总体指标估计值的精确度高。而且便于对不同层采用不同的抽样方法，并可对不同层独立进行分析，可做层间比较分析。各种抽样方法的抽样误差一般是：整群抽样≥单纯随机抽样≥系统抽样≥分层抽样。

## 二、病例对照研究

病例对照研究是一种“由果推因”的回顾性观察研究，主要用于探索疾病的危险因素，为病因研究和疾病预防提供线索，历史上通过病例对照研究先后阐明了海豹肢婴儿与沙利度胺、吸烟与肺癌、口服避孕药与心肌梗死等的关系。通过回顾性分析，提出疾病的病因线索，如果研究结果较为肯定，可以进一步做干预实验和前瞻性队列研究，以确定某种因素是否为疾病病因。

病例对照研究的设计方法是：确定患有某病的病例组人群与未患某病的对照组人群，调查两组在既往史中的暴露因素的出现情况和频率，通过病例组与对照组结果的对比，说明某暴露因素与疾病的关联性，为病因研究提供重要线索。

病例对照研究的资料比较容易获得，所需样本量比较小、工作量小、研究周期短，出结果快，有时还可能获得多种预期以外暴露因素的资料，可以分析一种疾病与多种因素的关系；但是病例对照研究是回顾性的，信息的获得可能存在一定的偏倚，同时对照组的选择容易产生选择性偏倚。

## 三、队 列 研 究

队列研究是一种“由因到果”的前瞻性观察研究。可用于检验病因假设，如观察吸烟和不吸烟的两组人群，进行一定时期的随访，观察两组人群肺癌的发生率，说明吸烟与肺癌的关系。这种方法也可以用来评价防治措施或疾病预后，如对肿瘤患者进行治疗后常比较不同治疗方法的效果，治疗方法不是研究者随机分配的，经过一定时期的随访，观察不同治疗方法人群的生存率和复发率，说明不同治疗方法和预后的关系。

队列研究基本设计方法：根据观察开始时研究对象有无暴露选择有某种暴露因素或无某种暴露因素的两组人群（称为队列人群），经过一定时间的随访，比较两队列人群中所研究疾病发病或死亡情况，判断暴露因素与所研究疾病的关系及关联程度的大小。队列研究中，研究的暴露水平在研究开始时就已经存在，研究者不能对研究对象进行随机分组和控制，暴露组和无暴露组的分组是自然形成的，有同期对照组和同期随访结果。

队列研究的主要优点：队列研究由于病因在前，疾病在后，数据比较可靠，可以直接获得暴露组与对照组人群的发病率或死亡率，检验假设的能力较强，一般可以验证病因联系，有时还可以获得预期以外的各种疾病结局资料。队列研究的缺点：不适合发病率低的疾病，对于发病率低的疾病所需样本量较大，且随着随访时间的延长，失访的人数会逐渐增多，同时研究所需相关费用也相应增加。

根据观察起点和终点的不同，队列研究还分为回顾性队列研究和双向性队列研究。回顾性队列研究开始时疾病和暴露都已经发生，研究者以过去某个时间为开始点，按某个群体有暴露因素和无暴露因素分组，根据过去的记录随访，查出两组人群暴露与疾病之间的关系。优点是不需要进行长时间随访等待疾病的发生，因此研究的花费较少，时间短，节省人力、物力、财力。缺点是历史资料的完整性和真实性直接影响研究结果的可靠性和可行性。双向性队列研究是根据历史性资料确定暴露或非暴露，根据将来的情况确定结局。

**链　接**　流行病的研究方法

流行病学研究采用观察法、实验法和数理法，以观察法和实验法为主。观察法通常利用观察和询问等手段来调查社会人群中的疾病和健康状况，描述频率和分布，通过归纳、综合和分析提出假说，进而采用分析性研究对假说进行检验。观察法按照是否有事先设立的对照组进一步分为描述性研究和分析性研究。

## 第 3 节　筛检试验设计

临床诊断包括各种实验室诊断、影像学诊断和医疗仪器设备诊断等。各种方法的诊断价值必须通过诊断试验确定。好的诊断试验方法对临床诊断的正确性和疾病的治疗效果起到重要作用。

### 一、筛 检 试 验

筛检或筛查是运用快速、简便的试验、检查或其他方式，将健康人群中那些可能有病或缺陷、但表面健康的个体，同那些可能无病者鉴别开来。筛检试验的目的是发现隐匿的病例、发现高危人群、了解疾病的自然史，揭示疾病的“冰山现象”，指导合理分配有限的卫生资源；实施筛检试验首先要明确筛检的实施原则，筛检的疾病应该是该地区现阶段的重大公共卫生问题，可能对人群健康和生命造成严重危害。筛检试验应准确、简单、经济、安全、容易被受检者接受，且对筛查出的不同阶段结局均存在有效的干预方法，确保早期治疗效果优于晚期治疗。

评价筛检试验的优劣必须以“金标准”作为参考。“金标准”是指当前临床医学界公认的诊断某种疾病最可靠的方法，即利用“金标准”能正确区分某人是“有病”还是“无病”。临床上常用的“金标准”包括病理学诊断（组织活检和尸检）、外科手术发现、特殊的影像学诊断以及目前尚无特异诊断方法而采用国际公认的综合诊断标准（如诊断风湿热的 Johes 标准等）。有时用长期临床随访所获得肯定诊断也可以作为“金标准”。用于筛检试验评价的研究对象应包括病例组和对照组。病例组应是按“金标准”确诊的患者，对照组是按“金标准”确诊无该病的“正常人”。对于病例组的选择应包括各种类型的病例，即典型和不典型，早、中、晚各期，病情轻、中、重等，这样试验的结果才具有普遍意义。而对照组则可选用“金标准”证实无该病的其他患者或正常人，特别应当包括确实无该病但易与该病相混淆的其他病例，这样选择的对照才具有临床意义，尤其具有鉴别诊断的价值。

## 二、筛检试验评价

筛检试验的评价是指将待评价的筛检试验与诊断目标疾病的标准方法进行同步盲法比较，判定该方法对疾病“诊断”的真实性和价值。具体过程为：先确定适宜的“金标准”，接着用它筛选适量的目标疾病患者（病例组）和非患者（对照组），然后用待评价的筛检试验再对他们检测一次，最后将所获结果与“金标准”诊断结果进行比较，并用一系列指标来评价筛检试验对该病的诊断价值。为了减少偏倚，整个过程应遵循盲法原则。

根据“金标准”诊断结果，把研究对象分为患者（阳性）和非患者（阴性），用待评价的筛检试验方法对这些研究对象进行评价，得出阳性与阴性的结果，整理成四格表，见表 12-1。

**表 12-1 某筛检试验评价结果**

| 筛检试验 | 金标准 | | 合计 |
|---|---|---|---|
| | 患者 | 非患者 | |
| 阳性 | 真阳性 $A$ | 假阳性 $B$ | $A+B$ |
| 阴性 | 假阴性 $C$ | 真阴性 $D$ | $C+D$ |
| 合计 | $A+C$ | $B+D$ | $N$ |

（1）灵敏度　又称真阳性率，即实际有病且按该筛检试验的标准被正确判断为有病的百分比，反映了筛检试验发现患者的能力。

$$\text{灵敏度}=\frac{A}{A+C}\times 100\% \quad (12\text{-}1)$$

（2）假阴性率　又称漏诊率，指实际有病，根据筛检试验被确定为无病的百分比。反映的是筛检试验漏诊患者的情况。

$$\text{假阴性率}=\frac{C}{A+C}\times 100\% \quad (12\text{-}2)$$

（3）特异度　又称真阴性率，即实际无病且按照该筛检试验的标准被正确判断为无病的百分比，反映了筛检试验确定非患者的能力。

$$\text{特异度}=\frac{D}{B+D}\times 100\% \quad (12\text{-}3)$$

（4）假阳性率　又称误诊率，即实际无病，但根据筛检试验被判为有病的百分比。它反映的是筛检试验误诊患者的情况。

$$\text{假阳性率}=\frac{B}{B+D}\times 100\% \quad (12\text{-}4)$$

（5）正确指数　也称约登指数，是灵敏度与特异度之和减去 1，表示筛检试验发现真正患者与非患者的总能力。正确指数的范围为 0～1。指数越大，其真实性越高。

$$\text{正确指数}=(\text{灵敏度}+\text{特异度})-1=1-(\text{假阴性率}+\text{假阳性率}) \quad (12\text{-}5)$$

（6）符合率　又称一致率，是筛检试验判定的结果与标准诊断的结果相同的人数占总受检人数的比例。符合率也可以用于比较两个医师筛检诊断同一组患者，或同一医师两次筛检诊断同一组患者的结果。

$$\text{符合率}=\frac{A+D}{A+B+C+D}\times 100\% \quad (12\text{-}6)$$

（7）阳性预测值　是指筛检试验阳性者患目标疾病的可能性。用公式表示为

$$\text{阳性预测值}=\frac{A}{A+B}\times 100\% \quad (12\text{-}7)$$

（8）阴性预测值　是指筛检试验阴性者不患目标疾病的可能性。用公式表示为

$$阴性预测值=\frac{D}{C+D}\times 100\% \tag{12-8}$$

**考点：**筛检试验的评价指标

## 自　测　题

### 单项选择题

1. 实验性研究随机化分组的目的是（　　）
   A. 减少抽样误差
   B. 减少实验例数
   C. 提高检验效能
   D. 提高检验准确度
   E. 保持各组的非处理因素均衡一致
2. 临床试验设计选择对照时，最高效的对照形式是（　　）
   A. 历史对照　B. 空白对照
   C. 标准对照　D. 安慰剂对照
   E. 自身对照
3. 实验性研究设计的三大原则是（　　）
   A. 随机、对照、盲法
   B. 随机、均衡、重复
   C. 随机、对照、均衡
   D. 对照、重复、样本大小
   E. 随机、对照、重复
4. 估计样本量时，在其他条件不变时，设定的第二类错误概率越小，则（　　）
   A. 所需的样本量越小
   B. 所需的样本量越大
   C. 不影响样本量大小
   D. 样本量的估计越准确
   E. 样本量的估计越不准确
5. 下列关于随机化的叙述，不正确的是（　　）
   A. 随机化可以避免结果出现偏倚
   B. 随机化是统计推断的前提
   C. 随机化可以使各组非处理因素的分布尽量保持均衡一致
   D. 随机化可以防止研究者人为影响研究结果
   E. 随机化可以减少随机误差
6. 临床试验采用双盲法的重要意义是（　　）
   A. 便于试验实施
   B. 减少患者在试验中脱落
   C. 防止出现过大的随机误差
   D. 减少混杂因素的影响
   E. 减少试验中的偏倚
7. 筛检试验的灵敏度是指（　　）
   A. 检测仪器的敏感性
   B. 对患病的人检出的概率
   C. 对未患病的人检出的概率
   D. 阳性预测值
   E. 阴性预测值
8. 阳性预测值指的是（　　）
   A. 目标人群中出现阳性的概率
   B. 1−特异度
   C. 1−灵敏度
   D. 1−阴性预测值
   E. 诊断为阳性真正患病的概率
9. 关于实验指标的准确度和精密度，正确的是（　　）
   A. 精密度较准确度更重要
   B. 准确度较精密度更重要
   C. 精密度主要受随机误差的影响
   D. 准确度主要受随机误差的影响
   E. 精密度包含准确度
10. 观察性研究和实验性研究的主要区别是（　　）
    A. 是否设立对照组
    B. 是否以人为研究对象
    C. 是否是抽样研究
    D. 是否主动施加干预措施
    E. 是否需要大样本量

（刘　毅　于　梅）

# 参 考 文 献


黎逢保，2018. 医学统计学. 北京：科学出版社.

李康，贺佳，2018. 医学统计学. 7 版. 北京：人民卫生出版社.

李晓松，2017. 卫生统计学. 8 版. 北京：人民卫生出版社.

乌建平，2018. 预防医学概论. 北京：人民卫生出版社.

# 附　　表

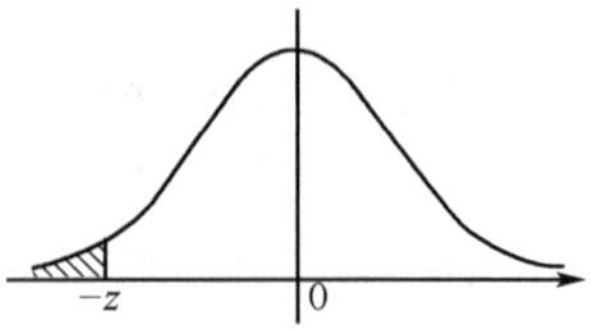


附表 1　标准正态分布密度函数曲线下的面积 $\Phi(-z)$ 值

| $z$ | 0.00 | 0.01 | 0.02 | 0.03 | 0.04 | 0.05 | 0.06 | 0.07 | 0.08 | 0.09 |
|---|---|---|---|---|---|---|---|---|---|---|
| −3.0 | 0.0013 | 0.0013 | 0.0013 | 0.0012 | 0.0012 | 0.0011 | 0.0011 | 0.0011 | 0.0010 | 0.0010 |
| −2.9 | 0.0019 | 0.0018 | 0.0018 | 0.0017 | 0.0016 | 0.0016 | 0.0015 | 0.0015 | 0.0014 | 0.0014 |
| −2.8 | 0.0026 | 0.0025 | 0.0024 | 0.0023 | 0.0023 | 0.0022 | 0.0021 | 0.0021 | 0.0020 | 0.0019 |
| −2.7 | 0.0035 | 0.0034 | 0.0033 | 0.0032 | 0.0031 | 0.0030 | 0.0029 | 0.0028 | 0.0027 | 0.0026 |
| −2.6 | 0.0047 | 0.0045 | 0.0044 | 0.0043 | 0.0041 | 0.0040 | 0.0039 | 0.0038 | 0.0037 | 0.0036 |
| −2.5 | 0.0062 | 0.0060 | 0.0059 | 0.0057 | 0.0055 | 0.0054 | 0.0052 | 0.0051 | 0.0049 | 0.0048 |
| −2.4 | 0.0082 | 0.0080 | 0.0078 | 0.0075 | 0.0073 | 0.0071 | 0.0069 | 0.0068 | 0.0066 | 0.0064 |
| −2.3 | 0.0107 | 0.0104 | 0.0102 | 0.0099 | 0.0096 | 0.0094 | 0.0091 | 0.0089 | 0.0087 | 0.0084 |
| −2.2 | 0.0139 | 0.0136 | 0.0132 | 0.0129 | 0.0125 | 0.0122 | 0.0119 | 0.0116 | 0.0113 | 0.0110 |
| −2.1 | 0.0179 | 0.0174 | 0.0170 | 0.0166 | 0.0162 | 0.0158 | 0.0154 | 0.0150 | 0.0146 | 0.0143 |
| −2.0 | 0.0228 | 0.0222 | 0.0217 | 0.0212 | 0.0207 | 0.0202 | 0.0197 | 0.0192 | 0.0188 | 0.0183 |
| −1.9 | 0.0287 | 0.0281 | 0.0274 | 0.0268 | 0.0262 | 0.0256 | 0.0250 | 0.0244 | 0.0239 | 0.0233 |
| −1.8 | 0.0359 | 0.0352 | 0.0344 | 0.0336 | 0.0329 | 0.0322 | 0.0314 | 0.0307 | 0.0301 | 0.0294 |
| −1.7 | 0.0446 | 0.0436 | 0.0427 | 0.0418 | 0.0409 | 0.0401 | 0.0392 | 0.0384 | 0.0375 | 0.0367 |
| −1.6 | 0.0548 | 0.0537 | 0.0526 | 0.0516 | 0.0505 | 0.0495 | 0.0485 | 0.0475 | 0.0465 | 0.0455 |
| −1.5 | 0.0668 | 0.0655 | 0.0643 | 0.0630 | 0.0618 | 0.0606 | 0.0594 | 0.0582 | 0.0571 | 0.0559 |
| −1.4 | 0.0808 | 0.0793 | 0.0778 | 0.0764 | 0.0749 | 0.0735 | 0.0721 | 0.0708 | 0.0694 | 0.0681 |
| −1.3 | 0.0968 | 0.0951 | 0.0934 | 0.0918 | 0.0901 | 0.0885 | 0.0869 | 0.0853 | 0.0838 | 0.0823 |
| −1.2 | 0.1151 | 0.1131 | 0.1112 | 0.1093 | 0.1075 | 0.1056 | 0.1038 | 0.1020 | 0.1003 | 0.0985 |
| −1.1 | 0.1357 | 0.1335 | 0.1314 | 0.1292 | 0.1271 | 0.1251 | 0.1230 | 0.1210 | 0.1190 | 0.1170 |
| −1.0 | 0.1587 | 0.1562 | 0.1539 | 0.1515 | 0.1492 | 0.1469 | 0.1446 | 0.1423 | 0.1401 | 0.1379 |
| −0.9 | 0.1841 | 0.1814 | 0.1788 | 0.1762 | 0.1736 | 0.1711 | 0.1685 | 0.1660 | 0.1635 | 0.1611 |
| −0.8 | 0.2119 | 0.2090 | 0.2061 | 0.2033 | 0.2005 | 0.1977 | 0.1949 | 0.1922 | 0.1894 | 0.1867 |
| −0.7 | 0.2420 | 0.2389 | 0.2358 | 0.2327 | 0.2296 | 0.2266 | 0.2236 | 0.2206 | 0.2177 | 0.2148 |
| −0.6 | 0.2743 | 0.2709 | 0.2676 | 0.2643 | 0.2611 | 0.2578 | 0.2546 | 0.2514 | 0.2483 | 0.2451 |
| −0.5 | 0.3085 | 0.3050 | 0.3015 | 0.2981 | 0.2946 | 0.2912 | 0.2877 | 0.2843 | 0.2810 | 0.2776 |

续表

| z | 0.00 | 0.01 | 0.02 | 0.03 | 0.04 | 0.05 | 0.06 | 0.07 | 0.08 | 0.09 |
|---|---|---|---|---|---|---|---|---|---|---|
| −0.4 | 0.3446 | 0.3409 | 0.3372 | 0.3336 | 0.3300 | 0.3264 | 0.3228 | 0.3192 | 0.3156 | 0.3121 |
| −0.3 | 0.3821 | 0.3783 | 0.3745 | 0.3707 | 0.3669 | 0.3632 | 0.3594 | 0.3557 | 0.3520 | 0.3483 |
| −0.2 | 0.4207 | 0.4168 | 0.4129 | 0.4090 | 0.4052 | 0.4013 | 0.3974 | 0.3936 | 0.3897 | 0.3859 |
| −0.1 | 0.4602 | 0.4562 | 0.4522 | 0.4483 | 0.4443 | 0.4404 | 0.4364 | 0.4325 | 0.4286 | 0.4247 |
| 0.0 | 0.5000 | 0.4960 | 0.4920 | 0.4880 | 0.4840 | 0.4801 | 0.4761 | 0.4721 | 0.4681 | 0.4641 |

注：$\Phi(z)=1-\Phi(-z)$

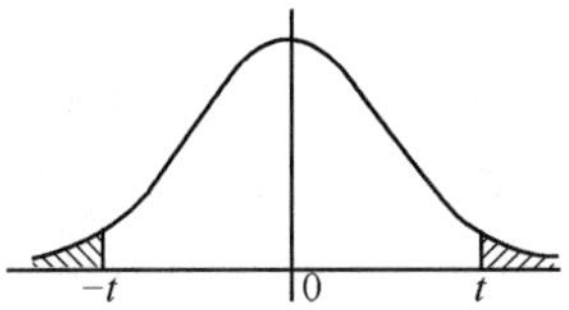


**附表 2　*t* 界值表**

| 自由度 v | | 概率 P | | | | | | | | | |
|---|---|---|---|---|---|---|---|---|---|---|---|
| | 单侧： | 0.25 | 0.20 | 0.10 | 0.05 | 0.025 | 0.01 | 0.005 | 0.0025 | 0.001 | 0.0005 |
| | 双侧： | 0.50 | 0.40 | 0.20 | 0.10 | 0.05 | 0.02 | 0.01 | 0.005 | 0.002 | 0.001 |
| 1 | | 1.000 | 1.376 | 3.078 | 6.314 | 12.706 | 31.821 | 63.657 | 127.321 | 318.309 | 636.619 |
| 2 | | 0.816 | 1.061 | 1.886 | 2.920 | 4.303 | 6.965 | 9.925 | 14.089 | 22.327 | 31.599 |
| 3 | | 0.765 | 0.978 | 1.638 | 2.353 | 3.182 | 4.541 | 5.841 | 7.453 | 10.215 | 12.924 |
| 4 | | 0.741 | 0.941 | 1.533 | 2.132 | 2.776 | 3.747 | 4.604 | 5.598 | 7.173 | 8.610 |
| 5 | | 0.727 | 0.920 | 1.476 | 2.015 | 2.571 | 3.365 | 4.032 | 4.773 | 5.893 | 6.869 |
| 6 | | 0.718 | 0.906 | 1.440 | 1.943 | 2.447 | 3.143 | 3.707 | 4.317 | 5.208 | 5.959 |
| 7 | | 0.711 | 0.896 | 1.415 | 1.895 | 2.365 | 2.998 | 3.499 | 4.029 | 4.785 | 5.408 |
| 8 | | 0.706 | 0.889 | 1.397 | 1.860 | 2.306 | 2.896 | 3.355 | 3.833 | 4.501 | 5.041 |
| 9 | | 0.703 | 0.883 | 1.383 | 1.833 | 2.262 | 2.821 | 3.250 | 3.690 | 4.297 | 4.781 |
| 10 | | 0.700 | 0.879 | 1.372 | 1.812 | 2.228 | 2.764 | 3.169 | 3.581 | 4.144 | 4.587 |
| 11 | | 0.697 | 0.876 | 1.363 | 1.796 | 2.201 | 2.718 | 3.106 | 3.497 | 4.025 | 4.437 |
| 12 | | 0.695 | 0.873 | 1.356 | 1.782 | 2.179 | 2.681 | 3.055 | 3.428 | 3.930 | 4.318 |
| 13 | | 0.694 | 0.870 | 1.350 | 1.771 | 2.160 | 2.650 | 3.012 | 3.372 | 3.852 | 4.221 |
| 14 | | 0.692 | 0.868 | 1.345 | 1.761 | 2.145 | 2.624 | 2.977 | 3.326 | 3.787 | 4.140 |
| 15 | | 0.691 | 0.866 | 1.341 | 1.753 | 2.131 | 2.602 | 2.947 | 3.286 | 3.733 | 4.073 |
| 16 | | 0.690 | 0.865 | 1.337 | 1.746 | 2.120 | 2.583 | 2.921 | 3.252 | 3.686 | 4.015 |
| 17 | | 0.689 | 0.863 | 1.333 | 1.740 | 2.110 | 2.567 | 2.898 | 3.222 | 3.646 | 3.965 |
| 18 | | 0.688 | 0.862 | 1.330 | 1.734 | 2.101 | 2.552 | 2.878 | 3.197 | 3.610 | 3.922 |
| 19 | | 0.688 | 0.861 | 1.328 | 1.729 | 2.093 | 2.539 | 2.861 | 3.174 | 3.579 | 3.883 |
| 20 | | 0.687 | 0.860 | 1.325 | 1.725 | 2.086 | 2.528 | 2.845 | 3.153 | 3.552 | 3.850 |

续表

| 自由度 $v$ | 概率 $P$ | | | | | | | | | | |
|---|---|---|---|---|---|---|---|---|---|---|---|
| | 单侧： | 0.25 | 0.20 | 0.10 | 0.05 | 0.025 | 0.01 | 0.005 | 0.0025 | 0.001 | 0.0005 |
| | 双侧： | 0.50 | 0.40 | 0.20 | 0.10 | 0.05 | 0.02 | 0.01 | 0.005 | 0.002 | 0.001 |
| 21 | | 0.686 | 0.859 | 1.323 | 1.721 | 2.080 | 2.518 | 2.831 | 3.135 | 3.527 | 3.819 |
| 22 | | 0.686 | 0.858 | 1.321 | 1.717 | 2.074 | 2.508 | 2.819 | 3.119 | 3.505 | 3.792 |
| 23 | | 0.685 | 0.858 | 1.319 | 1.714 | 2.069 | 2.500 | 2.807 | 3.104 | 3.485 | 3.768 |
| 24 | | 0.685 | 0.857 | 1.318 | 1.711 | 2.064 | 2.492 | 2.797 | 3.091 | 3.467 | 3.745 |
| 25 | | 0.684 | 0.856 | 1.316 | 1.708 | 2.060 | 2.485 | 2.787 | 3.078 | 3.450 | 3.725 |
| 26 | | 0.684 | 0.856 | 1.315 | 1.706 | 2.056 | 2.479 | 2.779 | 3.067 | 3.435 | 3.707 |
| 27 | | 0.684 | 0.855 | 1.314 | 1.703 | 2.052 | 2.473 | 2.771 | 3.057 | 3.421 | 3.690 |
| 28 | | 0.683 | 0.855 | 1.313 | 1.701 | 2.048 | 2.467 | 2.763 | 3.047 | 3.408 | 3.674 |
| 29 | | 0.683 | 0.854 | 1.311 | 1.699 | 2.045 | 2.462 | 2.756 | 3.038 | 3.396 | 3.659 |
| 30 | | 0.683 | 0.854 | 1.310 | 1.697 | 2.042 | 2.457 | 2.750 | 3.030 | 3.385 | 3.646 |
| 31 | | 0.682 | 0.853 | 1.309 | 1.696 | 2.040 | 2.453 | 2.744 | 3.022 | 3.375 | 3.633 |
| 32 | | 0.682 | 0.853 | 1.309 | 1.694 | 2.037 | 2.449 | 2.738 | 3.015 | 3.365 | 3.622 |
| 33 | | 0.682 | 0.853 | 1.308 | 1.692 | 2.035 | 2.445 | 2.733 | 3.008 | 3.356 | 3.611 |
| 34 | | 0.682 | 0.852 | 1.307 | 1.691 | 2.032 | 2.441 | 2.728 | 3.002 | 3.348 | 3.601 |
| 35 | | 0.682 | 0.852 | 1.306 | 1.690 | 2.030 | 2.438 | 2.724 | 2.996 | 3.340 | 3.591 |
| 36 | | 0.681 | 0.852 | 1.306 | 1.688 | 2.028 | 2.434 | 2.719 | 2.990 | 3.333 | 3.582 |
| 37 | | 0.681 | 0.851 | 1.305 | 1.687 | 2.026 | 2.431 | 2.715 | 2.985 | 3.326 | 3.574 |
| 38 | | 0.681 | 0.851 | 1.304 | 1.686 | 2.024 | 2.429 | 2.712 | 2.980 | 3.319 | 3.566 |
| 39 | | 0.681 | 0.851 | 1.304 | 1.685 | 2.023 | 2.426 | 2.708 | 2.976 | 3.313 | 3.558 |
| 40 | | 0.681 | 0.851 | 1.303 | 1.684 | 2.021 | 2.423 | 2.704 | 2.971 | 3.307 | 3.551 |
| 50 | | 0.679 | 0.849 | 1.299 | 1.676 | 2.009 | 2.403 | 2.678 | 2.937 | 3.261 | 3.496 |
| 60 | | 0.679 | 0.848 | 1.296 | 1.671 | 2.000 | 2.390 | 2.660 | 2.915 | 3.232 | 3.460 |
| 70 | | 0.678 | 0.847 | 1.294 | 1.667 | 1.994 | 2.381 | 2.648 | 2.899 | 3.211 | 3.435 |
| 80 | | 0.678 | 0.846 | 1.292 | 1.664 | 1.990 | 2.374 | 2.639 | 2.887 | 3.195 | 3.416 |
| 90 | | 0.677 | 0.846 | 1.291 | 1.662 | 1.987 | 2.369 | 2.632 | 2.878 | 3.183 | 3.402 |
| 100 | | 0.677 | 0.845 | 1.290 | 1.660 | 1.984 | 2.364 | 2.626 | 2.871 | 3.174 | 3.390 |
| 200 | | 0.676 | 0.843 | 1.286 | 1.653 | 1.972 | 2.345 | 2.601 | 2.839 | 3.131 | 3.340 |
| 500 | | 0.675 | 0.842 | 1.283 | 1.648 | 1.965 | 2.334 | 2.586 | 2.820 | 3.107 | 3.310 |
| 1000 | | 0.675 | 0.842 | 1.282 | 1.646 | 1.962 | 2.330 | 2.581 | 2.813 | 3.098 | 3.300 |
| $\infty$ | | 0.6745 | 0.8416 | 1.2816 | 1.6449 | 1.9600 | 2.3263 | 2.5758 | 2.8070 | 3.0902 | 3.2905 |

**附表 3　百分率的置信区间（上行：95%置信区间。下行：99%置信区间）（单位：%）**

| n | X | | | | | | | | | | | | | |
|---|---|---|---|---|---|---|---|---|---|---|---|---|---|---|
| | 0 | 1 | 2 | 3 | 4 | 5 | 6 | 7 | 8 | 9 | 10 | 11 | 12 | 13 |
| 1 | 0～98 | | | | | | | | | | | | | |
| | 0～100 | | | | | | | | | | | | | |
| 2 | 0～84 | 1～99 | | | | | | | | | | | | |
| | 0～93 | 0～100 | | | | | | | | | | | | |
| 3 | 0～71 | 1～91 | 9～99 | | | | | | | | | | | |
| | 0～83 | 0～96 | 4～100 | | | | | | | | | | | |
| 4 | 0～60 | 1～81 | 7～73 | | | | | | | | | | | |
| | 0～73 | 0～89 | 3～97 | | | | | | | | | | | |
| 5 | 0～52 | 1～72 | 5～85 | 15～95 | | | | | | | | | | |
| | 0～65 | 0～81 | 2～92 | 8～98 | | | | | | | | | | |
| 6 | 0～46 | 0～64 | 4～78 | 12～88 | | | | | | | | | | |
| | 0～59 | 0～75 | 2～86 | 7～93 | | | | | | | | | | |
| 7 | 0～41 | 0～58 | 4～78 | 12～88 | | | | | | | | | | |
| | 0～53 | 0～68 | 2～86 | 7～93 | | | | | | | | | | |
| 8 | 0～37 | 0～53 | 3～65 | 9～76 | 16～84 | | | | | | | | | |
| | 0～48 | 0～63 | 1～74 | 5～83 | 10～90 | | | | | | | | | |
| 9 | 0～34 | 0～48 | 3～60 | 7～70 | 14～79 | 21～86 | | | | | | | | |
| | 0～45 | 0～59 | 1～69 | 4～78 | 9～85 | 15～91 | | | | | | | | |
| 10 | 0～31 | 0～45 | 3～56 | 7～65 | 12～74 | 19～81 | | | | | | | | |
| | 0～41 | 0～54 | 1～65 | 4～74 | 8～81 | 13～87 | | | | | | | | |
| 11 | 0～28 | 0～41 | 2～52 | 6～61 | 11～69 | 17～77 | 23～83 | | | | | | | |
| | 0～38 | 0～51 | 1～61 | 3～69 | 7～77 | 11～83 | 17～89 | | | | | | | |
| 12 | 0～26 | 0～38 | 2～48 | 5～57 | 10～65 | 15～72 | 21～79 | | | | | | | |
| | 0～36 | 0～48 | 1～57 | 3～66 | 6～73 | 10～79 | 15～85 | | | | | | | |
| 13 | 0～25 | 0～36 | 2～45 | 5～54 | 9～61 | 14～68 | 19～75 | 25～81 | | | | | | |
| | 0～34 | 0～45 | 1～54 | 3～62 | 6～69 | 9～76 | 14～81 | 19～86 | | | | | | |
| 14 | 0～23 | 0～34 | 2～43 | 5～51 | 8～58 | 13～65 | 18～71 | 23～77 | | | | | | |
| | 0～32 | 0～42 | 1～51 | 3～59 | 5～66 | 9～72 | 13～78 | 17～83 | | | | | | |
| 15 | 0～22 | 0～32 | 2～41 | 4～48 | 8～55 | 12～62 | 16～68 | 21～73 | 27～79 | | | | | |
| | 0～30 | 0～40 | 1～49 | 2～56 | 5～63 | 8～69 | 12～74 | 16～79 | 21～84 | | | | | |
| 16 | 0～21 | 0～30 | 2～38 | 4～46 | 7～52 | 11～59 | 15～65 | 20～70 | 25～75 | | | | | |
| | 0～28 | 0～38 | 1～46 | 2～53 | 5～60 | 8～66 | 11～71 | 15～76 | 19～81 | | | | | |
| 17 | 0～20 | 0～29 | 2～36 | 4～43 | 7～50 | 10～56 | 14～62 | 18～67 | 23～72 | 28～77 | | | | |
| | 0～27 | 0～36 | 1～44 | 2～51 | 4～57 | 7～63 | 10～69 | 14～74 | 18～78 | 22～82 | | | | |

续表

| n | X | | | | | | | | | | | | | |
|---|---|---|---|---|---|---|---|---|---|---|---|---|---|---|
| | 0 | 1 | 2 | 3 | 4 | 5 | 6 | 7 | 8 | 9 | 10 | 11 | 12 | 13 |
| 18 | 0～19 | 0～27 | 1～35 | 4～41 | 6～48 | 10～54 | 13～59 | 17～64 | 22～69 | 26～74 | | | | |
| | 0～26 | 0～35 | 1～42 | 2～49 | 4～55 | 7～61 | 10～66 | 13～71 | 17～75 | 21～79 | | | | |
| 19 | 0～18 | 0～26 | 1～33 | 3～40 | 6～46 | 9～51 | 13～57 | 16～62 | 20～67 | 24～71 | 29～76 | | | |
| | 0～24 | 0～33 | 1～40 | 2～47 | 4～53 | 6～58 | 9～63 | 12～68 | 16～73 | 19～77 | 23～81 | | | |
| 20 | 0～17 | 0～25 | 1～32 | 3～38 | 6～44 | 9～49 | 12～54 | 15～59 | 19～64 | 23～69 | 27～73 | | | |
| | 0～23 | 0～32 | 1～39 | 2～45 | 4～51 | 6～56 | 9～61 | 11～66 | 15～70 | 18～74 | 22～78 | | | |
| 21 | 0～16 | 0～24 | 1～30 | 3～36 | 5～42 | 8～47 | 11～52 | 15～57 | 18～62 | 22～66 | 26～70 | 30～74 | | |
| | 0～22 | 0～30 | 1～37 | 2～43 | 3～49 | 6～54 | 8～59 | 11～63 | 14～68 | 17～71 | 21～76 | 24～80 | | |
| 22 | 0～15 | 0～23 | 1～29 | 3～35 | 5～40 | 8～45 | 11～50 | 14～55 | 17～59 | 21～64 | 24～68 | 28～72 | | |
| | 0～21 | 0～29 | 1～36 | 2～42 | 3～47 | 5～52 | 8～57 | 10～61 | 13～66 | 16～70 | 20～73 | 23～77 | | |
| 23 | 0～15 | 0～22 | 1～28 | 3～34 | 5～39 | 8～44 | 10～48 | 13～53 | 16～57 | 20～62 | 23～66 | 27～69 | 31～73 | |
| | 0～21 | 0～28 | 1～35 | 2～40 | 3～45 | 5～50 | 7～55 | 10～59 | 13～63 | 15～67 | 19～71 | 22～75 | 25～78 | |
| 24 | 0～14 | 0～21 | 1～27 | 3～32 | 5～37 | 7～42 | 10～47 | 13～51 | 16～55 | 19～59 | 22～63 | 26～67 | 29～71 | |
| | 0～20 | 0～27 | 0～33 | 2～39 | 3～44 | 5～49 | 7～53 | 9～57 | 12～61 | 15～65 | 18～69 | 21～73 | 24～76 | |
| 25 | 0～14 | 0～20 | 1～26 | 3～31 | 5～36 | 7～41 | 9～45 | 12～49 | 15～54 | 18～58 | 21～61 | 24～65 | 28～69 | 31～72 |
| | 0～19 | 0～26 | 0～32 | 1～37 | 3～42 | 5～47 | 7～51 | 9～56 | 11～60 | 14～63 | 17～67 | 20～71 | 23～74 | 26～77 |
| 26 | 0～13 | 0～20 | 1～25 | 2～30 | 4～35 | 7～39 | 9～44 | 12～48 | 14～52 | 17～56 | 20～60 | 23～63 | 27～67 | 30～70 |
| | 0～18 | 0～25 | 0～31 | 1～36 | 3～41 | 4～46 | 6～50 | 9～54 | 11～58 | 13～62 | 16～65 | 19～69 | 22～72 | 25～75 |
| 27 | 0～13 | 0～19 | 1～24 | 2～29 | 4～34 | 6～38 | 9～42 | 11～46 | 14～50 | 17～54 | 19～58 | 22～61 | 26～65 | 29～68 |
| | 0～18 | 0～25 | 0～30 | 1～35 | 3～40 | 4～44 | 6～48 | 8～52 | 10～56 | 13～60 | 15～63 | 18～67 | 21～70 | 24～73 |
| 28 | 0～12 | 0～18 | 1～24 | 2～28 | 4～33 | 6～37 | 8～41 | 11～45 | 13～49 | 16～52 | 19～56 | 22～59 | 25～63 | 28～66 |
| | 0～17 | 0～24 | 0～29 | 1～34 | 3～39 | 4～43 | 6～47 | 8～51 | 10～55 | 12～58 | 15～62 | 17～65 | 20～68 | 23～71 |
| 29 | 0～12 | 0～18 | 1～23 | 2～27 | 4～32 | 6～36 | 8～40 | 10～44 | 13～47 | 15～51 | 18～54 | 21～58 | 24～61 | 26～24 |
| | 0～17 | 0～23 | 0～28 | 1～33 | 2～37 | 4～42 | 6～46 | 8～49 | 10～53 | 12～57 | 14～60 | 17～63 | 19～66 | 22～70 |
| 30 | 0～12 | 0～17 | 1～22 | 2～27 | 4～31 | 6～35 | 8～39 | 10～42 | 12～46 | 15～49 | 17～53 | 20～56 | 23～59 | 26～63 |
| | 0～16 | 0～22 | 0～27 | 1～31 | 2～35 | 4～39 | 5～43 | 7～47 | 9～50 | 11～54 | 13～57 | 16～60 | 18～63 | 20～66 |
| 31 | 0～11 | 0～17 | 1～22 | 2～26 | 4～30 | 6～34 | 8～38 | 10～41 | 12～45 | 14～48 | 17～51 | 19～55 | 22～58 | 25～61 |
| | 0～16 | 0～22 | 0～27 | 1～31 | 2～35 | 4～39 | 5～43 | 7～47 | 9～50 | 11～54 | 13～57 | 16～60 | 18～63 | 20～66 |
| 32 | 0～11 | 0～16 | 1～21 | 2～25 | 4～29 | 5～33 | 7～36 | 7～40 | 12～43 | 14～47 | 16～50 | 19～53 | 21～56 | 24～59 |
| | 0～15 | 0～20 | 0～25 | 1～30 | 2～34 | 4～38 | 5～42 | 7～46 | 9～49 | 11～52 | 13～56 | 15～59 | 17～62 | 20～65 |
| 33 | 0～11 | 0～15 | 1～20 | 2～24 | 3～28 | 5～32 | 7～36 | 9～39 | 11～42 | 13～46 | 16～49 | 18～52 | 20～55 | 23～58 |
| | 0～15 | 0～20 | 0～25 | 1～30 | 2～34 | 3～37 | 5～41 | 7～44 | 8～48 | 10～51 | 12～54 | 14～57 | 17～60 | 19～63 |
| 34 | 0～10 | 0～15 | 1～19 | 2～23 | 3～28 | 5～31 | 7～35 | 9～38 | 11～41 | 13～44 | 15～48 | 17～51 | 20～54 | 22～56 |
| | 0～14 | 0～20 | 0～25 | 1～29 | 2～33 | 3～36 | 5～40 | 6～43 | 8～47 | 10～50 | 12～53 | 14～56 | 16～59 | 18～62 |

续表

| n | X | | | | | | | | | | | | | |
|---|---|---|---|---|---|---|---|---|---|---|---|---|---|---|
| | 0 | 1 | 2 | 3 | 4 | 5 | 6 | 7 | 8 | 9 | 10 | 11 | 12 | 13 |
| 35 | 0～10 | 0～15 | 1～19 | 2～23 | 3～27 | 5～30 | 7～34 | 8～37 | 10～40 | 13～43 | 15～46 | 17～49 | 19～52 | 22～55 |
| | 0～14 | 0～20 | 0～24 | 1～28 | 2～32 | 3～35 | 5～39 | 6～42 | 8～45 | 10～49 | 12～52 | 14～55 | 16～57 | 18～60 |
| 36 | 0～10 | 0～15 | 1～18 | 2～22 | 3～26 | 5～29 | 6～33 | 8～36 | 10～39 | 12～42 | 14～45 | 16～48 | 19～51 | 21～54 |
| | 0～14 | 0～19 | 0～23 | 1～27 | 2～31 | 3～35 | 5～38 | 6～41 | 8～44 | 9～47 | 11～50 | 13～53 | 15～56 | 17～59 |
| 37 | 0～10 | 0～14 | 1～18 | 2～22 | 3～25 | 5～28 | 6～32 | 8～35 | 10～38 | 12～41 | 14～44 | 16～47 | 18～50 | 20～53 |
| | 0～13 | 0～18 | 0～23 | 1～27 | 2～30 | 3～34 | 4～37 | 6～40 | 7～43 | 9～46 | 11～49 | 13～52 | 15～55 | 17～58 |
| 38 | 0～10 | 0～14 | 1～18 | 2～21 | 3～25 | 5～28 | 6～32 | 8～34 | 10～37 | 11～40 | 13～43 | 15～46 | 18～49 | 20～51 |
| | 0～13 | 0～18 | 0～22 | 1～26 | 2～30 | 3～33 | 4～36 | 6～39 | 7～42 | 9～45 | 11～48 | 12～51 | 14～54 | 16～56 |
| 39 | 0～9 | 0～14 | 1～17 | 2～21 | 3～24 | 4～27 | 6～31 | 8～33 | 9～36 | 11～39 | 13～42 | 15～45 | 17～48 | 19～50 |
| | 0～13 | 0～18 | 0～21 | 1～25 | 2～29 | 3～32 | 4～35 | 6～38 | 7～41 | 9～44 | 10～47 | 12～50 | 14～53 | 16～55 |
| 40 | 0～9 | 0～13 | 1～17 | 2～21 | 3～24 | 4～27 | 6～30 | 8～33 | 9～35 | 11～38 | 13～41 | 15～44 | 17～47 | 19～49 |
| | 0～12 | 0～17 | 0～21 | 1～25 | 2～28 | 3～32 | 4～35 | 5～38 | 7～40 | 9～43 | 10～46 | 12～49 | 13～52 | 15～54 |
| 41 | 0～9 | 0～13 | 1～17 | 2～20 | 3～23 | 4～26 | 6～29 | 7～32 | 9～35 | 11～37 | 12～40 | 14～43 | 16～46 | 18～48 |
| | 0～12 | 0～17 | 0～21 | 1～24 | 2～28 | 3～31 | 4～34 | 5～37 | 7～40 | 8～42 | 10～45 | 11～48 | 13～50 | 15～53 |
| 42 | 0～9 | 0～13 | 1～16 | 2～20 | 3～23 | 4～26 | 6～28 | 7～31 | 9～34 | 10～37 | 12～39 | 14～42 | 16～45 | 18～47 |
| | 0～12 | 0～17 | 0～20 | 1～24 | 2～27 | 3～30 | 4～33 | 5～36 | 7～39 | 8～42 | 9～44 | 11～47 | 13～49 | 15～52 |
| 43 | 0～9 | 0～12 | 1～16 | 2～19 | 3～23 | 4～25 | 5～28 | 7～31 | 8～33 | 10～36 | 12～39 | 14～41 | 15～44 | 17～46 |
| | 0～12 | 0～16 | 0～20 | 1～23 | 2～26 | 3～30 | 4～33 | 5～35 | 6～38 | 8～41 | 9～43 | 11～46 | 13～49 | 14～51 |
| 44 | 0～9 | 0～12 | 1～15 | 2～19 | 3～22 | 4～25 | 5～28 | 7～30 | 8～33 | 10～35 | 11～38 | 13～40 | 15～43 | 17～45 |
| | 0～11 | 0～16 | 0～19 | 1～23 | 2～26 | 3～29 | 4～32 | 5～35 | 6～37 | 8～40 | 9～42 | 11～45 | 12～47 | 14～50 |
| 45 | 0～8 | 0～12 | 1～15 | 2～18 | 3～21 | 4～24 | 5～27 | 7～30 | 8～32 | 9～34 | 11～37 | 13～39 | 15～42 | 16～44 |
| | 0～11 | 0～15 | 0～19 | 1～22 | 2～25 | 3～28 | 4～31 | 5～34 | 6～37 | 8～39 | 9～42 | 10～44 | 12～47 | 14～49 |
| 46 | 0～8 | 0～12 | 1～15 | 2～18 | 3～21 | 4～24 | 5～26 | 7～29 | 8～31 | 9～34 | 11～36 | 13～39 | 14～41 | 16～43 |
| | 0～11 | 0～15 | 0～19 | 1～22 | 2～25 | 3～28 | 4～31 | 5～33 | 6～36 | 7～39 | 9～41 | 10～43 | 12～46 | 13～48 |
| 47 | 0～8 | 0～12 | 1～15 | 2～17 | 3～20 | 4～23 | 5～26 | 6～28 | 8～31 | 9～34 | 11～36 | 12～38 | 14～40 | 16～43 |
| | 0～11 | 0～15 | 0～18 | 1～21 | 2～24 | 2～27 | 3～30 | 5～33 | 6～35 | 7～38 | 9～40 | 10～42 | 11～45 | 13～47 |
| 48 | 0～8 | 0～11 | 1～14 | 2～17 | 3～20 | 4～22 | 5～25 | 6～28 | 8～30 | 9～33 | 11～35 | 12～37 | 14～39 | 15～42 |
| | 0～10 | 0～14 | 0～18 | 1～21 | 2～24 | 2～27 | 3～29 | 5～32 | 6～35 | 7～37 | 8～40 | 10～42 | 11～44 | 13～47 |
| 49 | 0～8 | 0～11 | 1～14 | 2～17 | 3～20 | 4～22 | 5～25 | 6～27 | 7～30 | 9～32 | 10～35 | 12～37 | 13～39 | 15～41 |
| | 0～10 | 0～14 | 0～17 | 1～20 | 1～24 | 2～26 | 3～29 | 4～32 | 6～34 | 7～36 | 8～39 | 9～41 | 11～44 | 12～46 |
| 50 | 0～7 | 0～11 | 1～14 | 2～17 | 2～19 | 3～22 | 5～24 | 6～26 | 7～29 | 9～31 | 10～34 | 11～36 | 13～38 | 15～41 |
| | 0～10 | 0～14 | 0～17 | 1～20 | 1～23 | 2～26 | 3～28 | 4～31 | 5～33 | 7～36 | 8～38 | 9～40 | 11～43 | 12～45 |

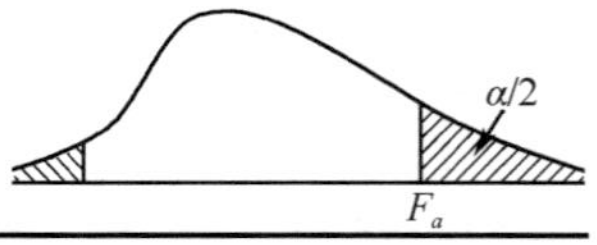


## 附表4 *F*界值表（方差齐性检验用，双侧界值）$\alpha$=0.05

| 分母的自由度 $v_2$ | 分子的自由度 $v_1$ 1 | 2 | 3 | 4 | 5 | 6 | 7 | 8 | 9 | 10 | 12 | 15 | 20 | 30 | 60 | ∞ |
|---|---|---|---|---|---|---|---|---|---|---|---|---|---|---|---|---|
| 1 | 647.789 | 799.500 | 864.163 | 899.583 | 921.848 | 937.111 | 948.217 | 956.656 | 963.285 | 968.627 | 976.708 | 984.867 | 993.103 | 1001.414 | 1009.800 | 1018.253 |
| 2 | 38.506 | 39.000 | 39.166 | 39.248 | 39.298 | 39.332 | 39.355 | 39.373 | 39.387 | 39.398 | 39.415 | 39.431 | 39.448 | 39.465 | 39.481 | 39.498 |
| 3 | 17.443 | 16.044 | 15.439 | 15.101 | 14.885 | 14.735 | 14.624 | 14.540 | 14.473 | 14.419 | 14.337 | 14.253 | 14.167 | 14.081 | 13.992 | 13.902 |
| 4 | 12.218 | 10.649 | 9.979 | 9.605 | 9.365 | 9.197 | 9.074 | 8.980 | 8.905 | 8.844 | 8.751 | 8.657 | 8.560 | 8.461 | 8.360 | 8.257 |
| 5 | 10.007 | 8.434 | 7.764 | 7.388 | 7.146 | 6.978 | 6.853 | 6.757 | 6.681 | 6.619 | 6.525 | 6.428 | 6.329 | 6.227 | 6.123 | 6.015 |
| 6 | 8.813 | 7.260 | 6.599 | 6.227 | 5.988 | 5.820 | 5.696 | 5.600 | 5.523 | 5.461 | 5.366 | 5.269 | 5.168 | 5.065 | 4.959 | 4.849 |
| 7 | 8.073 | 6.542 | 5.890 | 5.523 | 5.285 | 5.119 | 4.995 | 4.899 | 4.823 | 4.761 | 4.666 | 4.568 | 4.467 | 4.362 | 4.254 | 4.142 |
| 8 | 7.571 | 6.060 | 5.416 | 5.053 | 4.817 | 4.652 | 4.529 | 4.433 | 4.357 | 4.295 | 4.200 | 4.101 | 4.000 | 3.894 | 3.784 | 3.670 |
| 9 | 7.209 | 5.715 | 5.078 | 4.718 | 4.484 | 4.320 | 4.197 | 4.102 | 4.026 | 3.964 | 3.868 | 3.769 | 3.667 | 3.560 | 3.449 | 3.333 |
| 10 | 6.937 | 5.456 | 4.826 | 4.468 | 4.236 | 4.072 | 3.950 | 3.855 | 3.779 | 3.717 | 3.621 | 3.522 | 3.419 | 3.311 | 3.198 | 3.080 |
| 11 | 6.724 | 5.256 | 4.630 | 4.275 | 4.044 | 3.881 | 3.759 | 3.664 | 3.588 | 3.526 | 3.430 | 3.330 | 3.226 | 3.118 | 3.004 | 2.883 |
| 12 | 6.554 | 5.096 | 4.474 | 4.121 | 3.891 | 3.728 | 3.607 | 3.512 | 3.436 | 3.374 | 3.277 | 3.177 | 3.073 | 2.963 | 2.848 | 2.725 |
| 13 | 6.414 | 4.965 | 4.347 | 3.996 | 3.767 | 3.604 | 3.483 | 3.388 | 3.312 | 3.250 | 3.153 | 3.053 | 2.948 | 2.837 | 2.720 | 2.596 |
| 14 | 6.298 | 4.857 | 4.242 | 3.892 | 3.663 | 3.501 | 3.380 | 3.285 | 3.209 | 3.147 | 3.050 | 2.949 | 2.844 | 2.732 | 2.614 | 2.487 |
| 15 | 6.200 | 4.765 | 4.153 | 3.804 | 3.576 | 3.415 | 3.293 | 3.199 | 3.123 | 3.060 | 2.963 | 2.862 | 2.756 | 2.644 | 2.524 | 2.395 |
| 16 | 6.115 | 4.687 | 4.077 | 3.729 | 3.502 | 3.341 | 3.219 | 3.125 | 3.049 | 2.986 | 2.889 | 2.788 | 2.681 | 2.568 | 2.447 | 2.316 |
| 17 | 6.042 | 4.619 | 4.011 | 3.665 | 3.438 | 3.277 | 3.156 | 3.061 | 2.985 | 2.922 | 2.825 | 2.723 | 2.616 | 2.502 | 2.380 | 2.248 |
| 18 | 5.978 | 4.560 | 3.954 | 3.608 | 3.382 | 3.221 | 3.100 | 3.005 | 2.929 | 2.866 | 2.769 | 2.667 | 2.559 | 2.445 | 2.321 | 2.187 |
| 19 | 5.922 | 4.508 | 3.903 | 3.559 | 3.333 | 3.172 | 3.051 | 2.956 | 2.880 | 2.817 | 2.720 | 2.617 | 2.509 | 2.394 | 2.270 | 2.133 |
| 20 | 5.872 | 4.461 | 3.859 | 3.515 | 3.289 | 3.128 | 3.007 | 2.913 | 2.837 | 2.774 | 2.676 | 2.573 | 2.465 | 2.349 | 2.223 | 2.085 |
| 21 | 5.827 | 4.420 | 3.819 | 3.475 | 3.250 | 3.090 | 2.969 | 2.874 | 2.798 | 2.735 | 2.637 | 2.534 | 2.425 | 2.308 | 2.182 | 2.042 |
| 22 | 5.786 | 4.383 | 3.783 | 3.440 | 3.215 | 3.055 | 2.934 | 2.839 | 2.763 | 2.700 | 2.602 | 2.498 | 2.389 | 2.272 | 2.145 | 2.003 |
| 23 | 5.750 | 4.349 | 3.751 | 3.408 | 3.184 | 3.023 | 2.902 | 2.808 | 2.731 | 2.668 | 2.570 | 2.467 | 2.357 | 2.239 | 2.111 | 1.968 |
| 24 | 5.717 | 4.319 | 3.721 | 3.379 | 3.155 | 2.995 | 2.874 | 2.779 | 2.703 | 2.640 | 2.541 | 2.437 | 2.327 | 2.209 | 2.080 | 1.935 |
| 25 | 5.686 | 4.291 | 3.694 | 3.353 | 3.129 | 2.969 | 2.848 | 2.753 | 2.677 | 2.614 | 2.515 | 2.411 | 2.301 | 2.182 | 2.052 | 1.906 |
| 26 | 5.659 | 4.266 | 3.670 | 3.329 | 3.105 | 2.945 | 2.824 | 2.729 | 2.653 | 2.590 | 2.491 | 2.387 | 2.276 | 2.157 | 2.026 | 1.878 |
| 27 | 5.633 | 4.242 | 3.647 | 3.307 | 3.083 | 2.923 | 2.802 | 2.707 | 2.631 | 2.568 | 2.469 | 2.364 | 2.253 | 2.133 | 2.002 | 1.853 |
| 28 | 5.610 | 4.221 | 3.626 | 3.286 | 3.063 | 2.903 | 2.782 | 2.687 | 2.611 | 2.547 | 2.448 | 2.344 | 2.232 | 2.112 | 1.980 | 1.829 |
| 29 | 5.588 | 4.201 | 3.607 | 3.267 | 3.044 | 2.884 | 2.763 | 2.669 | 2.592 | 2.529 | 2.430 | 2.325 | 2.213 | 2.092 | 1.959 | 1.807 |
| 30 | 5.568 | 4.182 | 3.589 | 3.250 | 3.027 | 2.867 | 2.746 | 2.651 | 2.575 | 2.511 | 2.412 | 2.307 | 2.195 | 2.074 | 1.940 | 1.787 |
| 40 | 5.424 | 4.051 | 3.463 | 3.126 | 2.904 | 2.744 | 2.624 | 2.529 | 2.452 | 2.388 | 2.288 | 2.182 | 2.068 | 1.943 | 1.803 | 1.637 |
| 60 | 5.286 | 3.925 | 3.343 | 3.008 | 2.786 | 2.627 | 2.507 | 2.412 | 2.334 | 2.270 | 2.169 | 2.061 | 1.945 | 1.815 | 1.667 | 1.482 |
| 120 | 5.152 | 3.805 | 3.227 | 2.894 | 2.674 | 2.515 | 2.395 | 2.299 | 2.222 | 2.157 | 2.055 | 1.945 | 1.825 | 1.690 | 1.530 | 1.311 |
| ∞ | 5.024 | 3.689 | 3.116 | 2.786 | 2.567 | 2.408 | 2.288 | 2.192 | 2.114 | 2.048 | 1.945 | 1.833 | 1.709 | 1.566 | 1.389 | 1.013 |

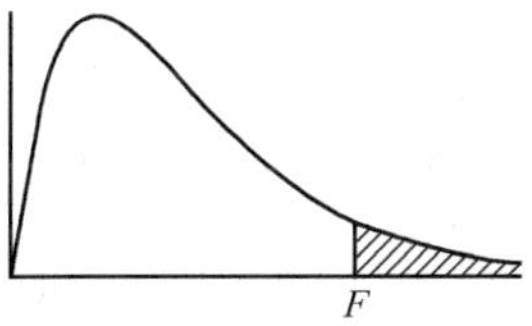


## 附表 5　*F* 界值表（方差分析用，单侧界值）

上行 $\alpha=0.05$，下行 $\alpha=0.01$

| 分母的自由度 $v_2$ | 分子的自由度 $v_1$ | | | | | | | | | | | |
|---|---|---|---|---|---|---|---|---|---|---|---|---|
| | 1 | 2 | 3 | 4 | 5 | 6 | 7 | 8 | 9 | 10 | 11 | 12 |
| 1 | 161.448 | 199.500 | 215.707 | 224.583 | 230.162 | 233.986 | 236.768 | 238.883 | 240.543 | 241.882 | 242.984 | 243.906 |
| | 4052.18 | 4999.50 | 5403.35 | 5624.58 | 5763.65 | 5858.99 | 5928.36 | 5981.07 | 6022.47 | 6055.85 | 6083.32 | 6106.32 |
| 2 | 18.513 | 19.000 | 19.164 | 19.247 | 19.296 | 19.330 | 19.353 | 19.371 | 19.385 | 19.396 | 19.405 | 19.413 |
| | 98.503 | 99.000 | 99.166 | 99.249 | 99.299 | 99.333 | 99.356 | 99.374 | 99.388 | 99.399 | 99.408 | 99.416 |
| 3 | 10.128 | 9.552 | 9.277 | 9.117 | 9.014 | 8.941 | 8.887 | 8.845 | 8.812 | 8.786 | 8.763 | 8.745 |
| | 34.116 | 30.817 | 29.457 | 28.710 | 28.237 | 27.911 | 27.672 | 27.489 | 27.345 | 27.229 | 27.133 | 27.052 |
| 4 | 7.709 | 6.944 | 6.591 | 6.388 | 6.256 | 6.163 | 6.094 | 6.041 | 5.999 | 5.964 | 5.936 | 5.912 |
| | 21.198 | 18.000 | 16.694 | 15.977 | 15.522 | 15.207 | 14.976 | 14.799 | 14.659 | 14.546 | 14.452 | 14.374 |
| 5 | 6.608 | 5.786 | 5.410 | 5.192 | 5.050 | 4.950 | 4.876 | 4.818 | 4.773 | 4.735 | 4.704 | 4.678 |
| | 16.258 | 13.274 | 12.060 | 11.392 | 10.967 | 10.672 | 10.456 | 10.289 | 10.158 | 10.051 | 9.963 | 9.888 |
| 6 | 5.987 | 5.143 | 4.757 | 4.534 | 4.387 | 4.284 | 4.207 | 4.147 | 4.099 | 4.060 | 4.027 | 4.000 |
| | 13.745 | 10.925 | 9.780 | 9.148 | 8.746 | 8.466 | 8.260 | 8.102 | 7.976 | 7.874 | 7.790 | 7.718 |
| 7 | 5.591 | 4.737 | 4.347 | 4.120 | 3.972 | 3.866 | 3.787 | 3.726 | 3.677 | 3.637 | 3.603 | 3.575 |
| | 12.246 | 9.547 | 8.451 | 7.847 | 7.460 | 7.191 | 6.993 | 6.840 | 6.719 | 6.620 | 6.538 | 6.469 |
| 8 | 5.318 | 4.459 | 4.066 | 3.838 | 3.688 | 3.581 | 3.501 | 3.438 | 3.388 | 3.347 | 3.313 | 3.284 |
| | 11.259 | 8.649 | 7.591 | 7.006 | 6.632 | 6.371 | 6.178 | 6.029 | 5.911 | 5.814 | 5.734 | 5.667 |
| 9 | 5.117 | 4.257 | 3.863 | 3.633 | 3.482 | 3.374 | 3.293 | 3.230 | 3.179 | 3.137 | 3.103 | 3.073 |
| | 10.561 | 8.022 | 6.992 | 6.422 | 6.057 | 5.802 | 5.613 | 5.467 | 5.351 | 5.257 | 5.178 | 5.111 |
| 10 | 4.965 | 4.103 | 3.708 | 3.478 | 3.326 | 3.217 | 3.136 | 3.072 | 3.020 | 2.978 | 2.943 | 2.913 |
| | 10.044 | 7.559 | 6.552 | 5.994 | 5.636 | 5.386 | 5.200 | 5.057 | 4.942 | 4.849 | 4.772 | 4.706 |
| 11 | 4.844 | 3.982 | 3.587 | 3.357 | 3.204 | 3.095 | 3.012 | 2.948 | 2.896 | 2.854 | 2.818 | 2.788 |
| | 9.646 | 7.206 | 6.217 | 5.668 | 5.316 | 5.069 | 4.886 | 4.745 | 4.632 | 4.539 | 4.462 | 4.397 |
| 12 | 4.747 | 3.885 | 3.490 | 3.259 | 3.106 | 2.996 | 2.913 | 2.849 | 2.796 | 2.753 | 2.717 | 2.687 |
| | 9.330 | 6.927 | 5.953 | 5.412 | 5.064 | 4.821 | 4.640 | 4.499 | 4.388 | 4.296 | 4.220 | 4.155 |
| 13 | 4.667 | 3.806 | 3.411 | 3.179 | 3.025 | 2.915 | 2.832 | 2.767 | 2.714 | 2.671 | 2.635 | 2.604 |
| | 9.074 | 6.701 | 5.739 | 5.205 | 4.862 | 4.620 | 4.441 | 4.302 | 4.191 | 4.100 | 4.025 | 3.960 |
| 14 | 4.600 | 3.739 | 3.344 | 3.112 | 2.958 | 2.848 | 2.764 | 2.699 | 2.646 | 2.602 | 2.566 | 2.534 |
| | 8.862 | 6.515 | 5.564 | 5.035 | 4.695 | 4.456 | 4.278 | 4.140 | 4.030 | 3.939 | 3.864 | 3.800 |
| 15 | 4.543 | 3.682 | 3.287 | 3.056 | 2.901 | 2.791 | 2.707 | 2.641 | 2.588 | 2.544 | 2.507 | 2.475 |
| | 8.683 | 6.359 | 5.417 | 4.893 | 4.556 | 4.318 | 4.142 | 4.005 | 3.895 | 3.805 | 3.730 | 3.666 |
| 16 | 4.494 | 3.634 | 3.239 | 3.007 | 2.852 | 2.741 | 2.657 | 2.591 | 2.538 | 2.494 | 2.456 | 2.425 |
| | 8.531 | 6.226 | 5.292 | 4.773 | 4.437 | 4.202 | 4.026 | 3.890 | 3.780 | 3.691 | 3.616 | 3.553 |
| 17 | 4.451 | 3.592 | 3.197 | 2.965 | 2.810 | 2.699 | 2.614 | 2.548 | 2.494 | 2.450 | 2.413 | 2.381 |
| | 8.400 | 6.112 | 5.185 | 4.669 | 4.336 | 4.102 | 3.927 | 3.791 | 3.682 | 3.593 | 3.519 | 3.455 |
| 18 | 4.414 | 3.555 | 3.160 | 2.928 | 2.773 | 2.661 | 2.577 | 2.510 | 2.456 | 2.412 | 2.374 | 2.342 |
| | 8.285 | 6.013 | 5.092 | 4.579 | 4.248 | 4.015 | 3.841 | 3.705 | 3.597 | 3.508 | 3.434 | 3.371 |
| 19 | 4.381 | 3.522 | 3.127 | 2.895 | 2.740 | 2.628 | 2.544 | 2.477 | 2.423 | 2.378 | 2.340 | 2.308 |
| | 8.185 | 5.926 | 5.010 | 4.500 | 4.171 | 3.939 | 3.765 | 3.631 | 3.523 | 3.434 | 3.360 | 3.297 |
| 20 | 4.351 | 3.493 | 3.098 | 2.866 | 2.711 | 2.599 | 2.514 | 2.447 | 2.393 | 2.348 | 2.310 | 2.278 |
| | 8.096 | 5.849 | 4.938 | 4.431 | 4.103 | 3.871 | 3.699 | 3.564 | 3.457 | 3.368 | 3.294 | 3.231 |
| 21 | 4.325 | 3.467 | 3.073 | 2.840 | 2.685 | 2.573 | 2.488 | 2.421 | 2.366 | 2.321 | 2.283 | 2.250 |
| | 8.017 | 5.780 | 4.874 | 4.369 | 4.042 | 3.812 | 3.640 | 3.506 | 3.398 | 3.310 | 3.236 | 3.173 |
| 22 | 4.301 | 3.443 | 3.049 | 2.817 | 2.661 | 2.549 | 2.464 | 2.397 | 2.342 | 2.297 | 2.259 | 2.226 |
| | 7.945 | 5.719 | 4.817 | 4.313 | 3.988 | 3.758 | 3.587 | 3.453 | 3.346 | 3.258 | 3.184 | 3.121 |
| 23 | 4.279 | 3.422 | 3.028 | 2.796 | 2.640 | 2.528 | 2.442 | 2.375 | 2.320 | 2.275 | 2.236 | 2.204 |
| | 7.881 | 5.664 | 4.765 | 4.264 | 3.939 | 3.710 | 3.539 | 3.406 | 3.299 | 3.211 | 3.137 | 3.074 |
| 24 | 4.260 | 3.403 | 3.009 | 2.776 | 2.621 | 2.508 | 2.423 | 2.355 | 2.300 | 2.255 | 2.216 | 2.183 |
| | 7.823 | 5.614 | 4.718 | 4.218 | 3.895 | 3.667 | 3.496 | 3.363 | 3.256 | 3.168 | 3.094 | 3.032 |
| 25 | 4.242 | 3.385 | 2.991 | 2.759 | 2.603 | 2.490 | 2.405 | 2.337 | 2.282 | 2.237 | 2.198 | 2.165 |
| | 7.770 | 5.568 | 4.676 | 4.177 | 3.855 | 3.627 | 3.457 | 3.324 | 3.217 | 3.129 | 3.056 | 2.993 |

续表

| 分母的自由度 $v_2$ | 分子的自由度 $v_1$ | | | | | | | | | | | |
|---|---|---|---|---|---|---|---|---|---|---|---|---|
| | 14 | 16 | 20 | 24 | 30 | 40 | 50 | 75 | 100 | 200 | 500 | ∞ |
| 1 | 245.364 | 246.464 | 248.013 | 249.052 | 250.095 | 251.143 | 251.774 | 252.618 | 253.041 | 253.677 | 254.059 | 254.313 |
| | 6142.674 | 6170.101 | 6208.730 | 6234.631 | 6260.649 | 6286.782 | 6302.517 | 6323.561 | 6334.110 | 6349.967 | 6359.501 | 6365.833 |
| 2 | 19.424 | 19.433 | 19.446 | 19.454 | 19.462 | 19.471 | 19.476 | 19.482 | 19.486 | 19.491 | 19.494 | 19.496 |
| | 99.428 | 99.437 | 99.449 | 99.458 | 99.466 | 99.474 | 99.479 | 99.486 | 99.489 | 99.494 | 99.497 | 99.499 |
| 3 | 8.715 | 8.692 | 8.660 | 8.639 | 8.617 | 8.594 | 8.581 | 8.563 | 8.554 | 8.540 | 8.532 | 8.527 |
| | 26.924 | 26.827 | 26.690 | 26.598 | 26.505 | 26.411 | 26.354 | 26.278 | 26.240 | 26.183 | 26.148 | 26.125 |
| 4 | 5.873 | 5.844 | 5.803 | 5.774 | 5.746 | 5.717 | 5.700 | 5.676 | 5.664 | 5.646 | 5.635 | 5.628 |
| | 14.249 | 14.154 | 14.020 | 13.929 | 13.838 | 13.745 | 13.690 | 13.615 | 13.577 | 13.520 | 13.486 | 13.463 |
| 5 | 4.636 | 4.604 | 4.558 | 4.527 | 4.496 | 4.464 | 4.444 | 4.418 | 4.405 | 4.385 | 4.373 | 4.365 |
| | 9.770 | 9.680 | 9.553 | 9.467 | 9.379 | 9.291 | 9.238 | 9.166 | 9.130 | 9.075 | 9.042 | 9.021 |
| 6 | 3.956 | 3.922 | 3.874 | 3.842 | 3.808 | 3.774 | 3.754 | 3.726 | 3.712 | 3.690 | 3.678 | 3.669 |
| | 7.605 | 7.519 | 7.396 | 7.313 | 7.229 | 7.143 | 7.092 | 7.022 | 6.987 | 6.934 | 6.902 | 6.880 |
| 7 | 3.529 | 3.494 | 3.445 | 3.411 | 3.376 | 3.340 | 3.319 | 3.290 | 3.275 | 3.253 | 3.239 | 3.230 |
| | 6.359 | 6.275 | 6.155 | 6.074 | 5.992 | 5.908 | 5.858 | 5.789 | 5.755 | 5.702 | 5.671 | 5.650 |
| 8 | 3.237 | 3.202 | 3.150 | 3.115 | 3.079 | 3.043 | 3.020 | 2.990 | 2.975 | 2.951 | 2.937 | 2.928 |
| | 5.559 | 5.477 | 5.359 | 5.279 | 5.198 | 5.116 | 5.065 | 4.998 | 4.963 | 4.911 | 4.880 | 4.859 |
| 9 | 3.026 | 2.989 | 2.937 | 2.901 | 2.864 | 2.826 | 2.803 | 2.772 | 2.756 | 2.731 | 2.717 | 2.707 |
| | 5.005 | 4.924 | 4.808 | 4.729 | 4.649 | 4.567 | 4.517 | 4.449 | 4.415 | 4.363 | 4.332 | 4.311 |
| 10 | 2.865 | 2.828 | 2.774 | 2.737 | 2.700 | 2.661 | 2.637 | 2.605 | 2.588 | 2.563 | 2.548 | 2.538 |
| | 4.601 | 4.520 | 4.405 | 4.327 | 4.247 | 4.165 | 4.116 | 4.048 | 4.014 | 3.962 | 3.930 | 3.909 |
| 11 | 2.739 | 2.701 | 2.646 | 2.609 | 2.571 | 2.531 | 2.507 | 2.473 | 2.457 | 2.431 | 2.415 | 2.405 |
| | 4.293 | 4.213 | 4.099 | 4.021 | 3.941 | 3.860 | 3.810 | 3.742 | 3.708 | 3.656 | 3.624 | 3.603 |
| 12 | 2.637 | 2.599 | 2.544 | 2.506 | 2.466 | 2.426 | 2.401 | 2.367 | 2.350 | 2.323 | 2.307 | 2.296 |
| | 4.052 | 3.972 | 3.858 | 3.781 | 3.701 | 3.619 | 3.569 | 3.501 | 3.467 | 3.414 | 3.382 | 3.361 |
| 13 | 2.554 | 2.515 | 2.459 | 2.420 | 2.380 | 2.339 | 2.314 | 2.279 | 2.261 | 2.234 | 2.218 | 2.207 |
| | 3.857 | 3.778 | 3.665 | 3.587 | 3.507 | 3.425 | 3.375 | 3.307 | 3.272 | 3.219 | 3.187 | 3.166 |
| 14 | 2.484 | 2.445 | 2.388 | 2.349 | 2.308 | 2.266 | 2.241 | 2.205 | 2.187 | 2.159 | 2.142 | 2.131 |
| | 3.698 | 3.619 | 3.505 | 3.427 | 3.348 | 3.266 | 3.215 | 3.147 | 3.112 | 3.059 | 3.026 | 3.004 |
| 15 | 2.424 | 2.385 | 2.328 | 2.288 | 2.247 | 2.204 | 2.178 | 2.142 | 2.123 | 2.095 | 2.078 | 2.066 |
| | 3.564 | 3.485 | 3.372 | 3.294 | 3.214 | 3.132 | 3.081 | 3.012 | 2.977 | 2.924 | 2.891 | 2.869 |
| 16 | 2.373 | 2.334 | 2.276 | 2.235 | 2.194 | 2.151 | 2.124 | 2.087 | 2.069 | 2.040 | 2.022 | 2.010 |
| | 3.451 | 3.372 | 3.259 | 3.181 | 3.101 | 3.018 | 2.968 | 2.898 | 2.863 | 2.808 | 2.775 | 2.753 |
| 17 | 2.329 | 2.289 | 2.230 | 2.190 | 2.148 | 2.104 | 2.077 | 2.040 | 2.020 | 1.991 | 1.973 | 1.960 |
| | 3.353 | 3.275 | 3.162 | 3.084 | 3.003 | 2.921 | 2.869 | 2.800 | 2.764 | 2.709 | 2.676 | 2.653 |
| 18 | 2.290 | 2.250 | 2.191 | 2.150 | 2.107 | 2.063 | 2.035 | 1.998 | 1.978 | 1.948 | 1.929 | 1.917 |
| | 3.269 | 3.190 | 3.077 | 2.999 | 2.919 | 2.835 | 2.784 | 2.714 | 2.678 | 2.623 | 2.589 | 2.566 |
| 19 | 2.256 | 2.215 | 2.156 | 2.114 | 2.071 | 2.026 | 1.999 | 1.960 | 1.940 | 1.910 | 1.891 | 1.878 |
| | 3.195 | 3.117 | 3.003 | 2.925 | 2.844 | 2.761 | 2.709 | 2.639 | 2.602 | 2.547 | 2.512 | 2.489 |
| 20 | 2.225 | 2.184 | 2.124 | 2.083 | 2.039 | 1.994 | 1.966 | 1.927 | 1.907 | 1.876 | 1.856 | 1.843 |
| | 3.130 | 3.051 | 2.938 | 2.859 | 2.779 | 2.695 | 2.643 | 2.572 | 2.535 | 2.479 | 2.445 | 2.421 |
| 21 | 2.198 | 2.156 | 2.096 | 2.054 | 2.010 | 1.965 | 1.936 | 1.897 | 1.876 | 1.845 | 1.825 | 1.812 |
| | 3.072 | 2.993 | 2.880 | 2.801 | 2.720 | 2.636 | 2.584 | 2.512 | 2.476 | 2.419 | 2.384 | 2.360 |
| 22 | 2.173 | 2.131 | 2.071 | 2.028 | 1.984 | 1.938 | 1.909 | 1.869 | 1.849 | 1.817 | 1.797 | 1.783 |
| | 3.020 | 2.941 | 2.827 | 2.749 | 2.668 | 2.583 | 2.531 | 2.459 | 2.422 | 2.365 | 2.329 | 2.306 |
| 23 | 2.150 | 2.109 | 2.048 | 2.005 | 1.961 | 1.914 | 1.885 | 1.844 | 1.823 | 1.791 | 1.771 | 1.757 |
| | 2.973 | 2.894 | 2.781 | 2.702 | 2.620 | 2.536 | 2.483 | 2.411 | 2.373 | 2.316 | 2.280 | 2.256 |
| 24 | 2.130 | 2.088 | 2.027 | 1.984 | 1.939 | 1.892 | 1.863 | 1.822 | 1.801 | 1.768 | 1.747 | 1.733 |
| | 2.930 | 2.852 | 2.738 | 2.659 | 2.577 | 2.492 | 2.440 | 2.367 | 2.329 | 2.271 | 2.235 | 2.211 |
| 25 | 2.111 | 2.069 | 2.008 | 1.964 | 1.919 | 1.872 | 1.842 | 1.801 | 1.779 | 1.746 | 1.725 | 1.711 |
| | 2.892 | 2.813 | 2.699 | 2.620 | 2.538 | 2.453 | 2.400 | 2.327 | 2.289 | 2.230 | 2.194 | 2.170 |

续表

| 分母的自由度 $\nu_2$ | 分子的自由度 $\nu_1$ | | | | | | | | | | | |
|---|---|---|---|---|---|---|---|---|---|---|---|---|
| | 1 | 2 | 3 | 4 | 5 | 6 | 7 | 8 | 9 | 10 | 11 | 12 |
| 26 | 4.225 | 3.369 | 2.975 | 2.743 | 2.587 | 2.474 | 2.388 | 2.321 | 2.266 | 2.220 | 2.181 | 2.148 |
| | 7.721 | 5.526 | 4.637 | 4.140 | 3.818 | 3.591 | 3.421 | 3.288 | 3.182 | 3.094 | 3.021 | 2.958 |
| 27 | 4.210 | 3.354 | 2.960 | 2.728 | 2.572 | 2.459 | 2.373 | 2.305 | 2.250 | 2.204 | 2.166 | 2.132 |
| | 7.677 | 5.488 | 4.601 | 4.106 | 3.785 | 3.558 | 3.388 | 3.256 | 3.149 | 3.062 | 2.988 | 2.926 |
| 28 | 4.196 | 3.340 | 2.947 | 2.714 | 2.558 | 2.445 | 2.359 | 2.291 | 2.236 | 2.190 | 2.151 | 2.118 |
| | 7.636 | 5.453 | 4.568 | 4.074 | 3.754 | 3.528 | 3.358 | 3.226 | 3.120 | 3.032 | 2.959 | 2.896 |
| 29 | 4.183 | 3.328 | 2.934 | 2.701 | 2.545 | 2.432 | 2.346 | 2.278 | 2.223 | 2.177 | 2.138 | 2.105 |
| | 7.598 | 5.420 | 4.538 | 4.045 | 3.725 | 3.500 | 3.330 | 3.198 | 3.092 | 3.005 | 2.931 | 2.869 |
| 30 | 4.171 | 3.316 | 2.922 | 2.690 | 2.534 | 2.421 | 2.334 | 2.266 | 2.211 | 2.165 | 2.126 | 2.092 |
| | 7.563 | 5.390 | 4.510 | 4.018 | 3.699 | 3.474 | 3.305 | 3.173 | 3.067 | 2.979 | 2.906 | 2.843 |
| 32 | 4.149 | 3.295 | 2.901 | 2.668 | 2.512 | 2.399 | 2.313 | 2.244 | 2.189 | 2.143 | 2.103 | 2.070 |
| | 7.499 | 5.336 | 4.459 | 3.970 | 3.652 | 3.427 | 3.258 | 3.127 | 3.021 | 2.934 | 2.860 | 2.798 |
| 34 | 4.130 | 3.276 | 2.883 | 2.650 | 2.494 | 2.380 | 2.294 | 2.225 | 2.170 | 2.123 | 2.084 | 2.050 |
| | 7.444 | 5.289 | 4.416 | 3.927 | 3.611 | 3.386 | 3.218 | 3.087 | 2.981 | 2.894 | 2.821 | 2.758 |
| 36 | 4.113 | 3.259 | 2.866 | 2.634 | 2.477 | 2.364 | 2.277 | 2.209 | 2.153 | 2.106 | 2.067 | 2.033 |
| | 7.396 | 5.248 | 4.377 | 3.890 | 3.574 | 3.351 | 3.183 | 3.052 | 2.946 | 2.859 | 2.786 | 2.723 |
| 38 | 4.098 | 3.245 | 2.852 | 2.619 | 2.463 | 2.349 | 2.262 | 2.194 | 2.138 | 2.091 | 2.051 | 2.017 |
| | 7.353 | 5.211 | 4.343 | 3.858 | 3.542 | 3.319 | 3.152 | 3.021 | 2.915 | 2.828 | 2.755 | 2.692 |
| 40 | 4.085 | 3.232 | 2.839 | 2.606 | 2.450 | 2.336 | 2.249 | 2.180 | 2.124 | 2.077 | 2.038 | 2.004 |
| | 7.314 | 5.179 | 4.313 | 3.828 | 3.514 | 3.291 | 3.124 | 2.993 | 2.888 | 2.801 | 2.727 | 2.665 |
| 42 | 4.073 | 3.220 | 2.827 | 2.594 | 2.438 | 2.324 | 2.237 | 2.168 | 2.112 | 2.065 | 2.025 | 1.991 |
| | 7.280 | 5.149 | 4.285 | 3.802 | 3.488 | 3.266 | 3.099 | 2.968 | 2.863 | 2.776 | 2.703 | 2.640 |
| 44 | 4.062 | 3.209 | 2.817 | 2.584 | 2.427 | 2.313 | 2.226 | 2.157 | 2.101 | 2.054 | 2.014 | 1.980 |
| | 7.248 | 5.123 | 4.261 | 3.778 | 3.465 | 3.243 | 3.076 | 2.946 | 2.841 | 2.754 | 2.680 | 2.618 |
| 46 | 4.052 | 3.200 | 2.807 | 2.574 | 2.417 | 2.304 | 2.216 | 2.147 | 2.091 | 2.044 | 2.004 | 1.970 |
| | 7.220 | 5.099 | 4.238 | 3.757 | 3.444 | 3.222 | 3.056 | 2.925 | 2.820 | 2.733 | 2.660 | 2.598 |
| 48 | 4.043 | 3.191 | 2.798 | 2.565 | 2.409 | 2.295 | 2.207 | 2.138 | 2.082 | 2.035 | 1.995 | 1.960 |
| | 7.194 | 5.077 | 4.218 | 3.737 | 3.425 | 3.204 | 3.037 | 2.907 | 2.802 | 2.715 | 2.642 | 2.579 |
| 50 | 4.034 | 3.183 | 2.790 | 2.557 | 2.400 | 2.286 | 2.199 | 2.130 | 2.073 | 2.026 | 1.986 | 1.952 |
| | 7.171 | 5.057 | 4.199 | 3.720 | 3.408 | 3.186 | 3.020 | 2.890 | 2.785 | 2.698 | 2.625 | 2.563 |
| 60 | 4.001 | 3.150 | 2.758 | 2.525 | 2.368 | 2.254 | 2.167 | 2.097 | 2.040 | 1.993 | 1.952 | 1.917 |
| | 7.077 | 4.977 | 4.126 | 3.649 | 3.339 | 3.119 | 2.953 | 2.823 | 2.719 | 2.632 | 2.559 | 2.496 |
| 70 | 3.978 | 3.128 | 2.736 | 2.503 | 2.346 | 2.231 | 2.144 | 2.074 | 2.017 | 1.969 | 1.928 | 1.893 |
| | 7.011 | 4.922 | 4.074 | 3.600 | 3.291 | 3.071 | 2.906 | 2.777 | 2.672 | 2.585 | 2.512 | 2.450 |
| 80 | 3.960 | 3.111 | 2.719 | 2.486 | 2.329 | 2.214 | 2.126 | 2.056 | 1.999 | 1.951 | 1.911 | 1.875 |
| | 6.963 | 4.881 | 4.036 | 3.563 | 3.255 | 3.036 | 2.871 | 2.742 | 2.637 | 2.551 | 2.478 | 2.415 |
| 100 | 3.936 | 3.087 | 2.696 | 2.463 | 2.305 | 2.191 | 2.103 | 2.032 | 1.975 | 1.927 | 1.886 | 1.850 |
| | 6.895 | 4.824 | 3.984 | 3.513 | 3.206 | 2.988 | 2.823 | 2.694 | 2.590 | 2.503 | 2.430 | 2.368 |
| 120 | 3.920 | 3.072 | 2.680 | 2.447 | 2.290 | 2.175 | 2.087 | 2.016 | 1.959 | 1.911 | 1.869 | 1.834 |
| | 6.851 | 4.787 | 3.949 | 3.480 | 3.174 | 2.956 | 2.792 | 2.663 | 2.559 | 2.472 | 2.399 | 2.336 |
| 150 | 3.904 | 3.056 | 2.665 | 2.432 | 2.275 | 2.160 | 2.071 | 2.001 | 1.943 | 1.894 | 1.853 | 1.817 |
| | 6.807 | 4.750 | 3.915 | 3.447 | 3.142 | 2.924 | 2.761 | 2.632 | 2.528 | 2.441 | 2.368 | 2.305 |
| 200 | 3.888 | 3.041 | 2.650 | 2.417 | 2.259 | 2.144 | 2.056 | 1.985 | 1.927 | 1.878 | 1.837 | 1.801 |
| | 6.763 | 4.713 | 3.881 | 3.414 | 3.110 | 2.893 | 2.730 | 2.601 | 2.497 | 2.411 | 2.338 | 2.275 |
| 400 | 3.865 | 3.018 | 2.627 | 2.394 | 2.237 | 2.121 | 2.033 | 1.962 | 1.903 | 1.854 | 1.813 | 1.776 |
| | 6.699 | 4.659 | 3.831 | 3.366 | 3.063 | 2.847 | 2.684 | 2.556 | 2.452 | 2.365 | 2.292 | 2.229 |
| 1000 | 3.851 | 3.005 | 2.614 | 2.381 | 2.223 | 2.108 | 2.019 | 1.948 | 1.889 | 1.840 | 1.798 | 1.762 |
| | 6.660 | 4.626 | 3.801 | 3.338 | 3.036 | 2.820 | 2.657 | 2.529 | 2.425 | 2.339 | 2.266 | 2.203 |
| $\infty$ | 3.842 | 2.996 | 2.605 | 2.372 | 2.214 | 2.099 | 2.010 | 1.939 | 1.880 | 1.831 | 1.789 | 1.752 |
| | 6.635 | 4.605 | 3.782 | 3.319 | 3.017 | 2.802 | 2.640 | 2.512 | 2.408 | 2.321 | 2.248 | 2.185 |

续表

| 分母的自由度 $v_2$ | 分子的自由度 $v_1$ | | | | | | | | | | | |
|---|---|---|---|---|---|---|---|---|---|---|---|---|
| | 14 | 16 | 20 | 24 | 30 | 40 | 50 | 75 | 100 | 200 | 500 | ∞ |
| 26 | 2.094 | 2.052 | 1.990 | 1.946 | 1.901 | 1.853 | 1.823 | 1.782 | 1.760 | 1.726 | 1.705 | 1.691 |
| | 2.857 | 2.778 | 2.664 | 2.585 | 2.503 | 2.417 | 2.364 | 2.290 | 2.252 | 2.193 | 2.156 | 2.132 |
| 27 | 2.078 | 2.036 | 1.974 | 1.930 | 1.884 | 1.836 | 1.806 | 1.764 | 1.742 | 1.708 | 1.686 | 1.672 |
| | 2.824 | 2.746 | 2.632 | 2.552 | 2.470 | 2.384 | 2.330 | 2.256 | 2.218 | 2.159 | 2.122 | 2.097 |
| 28 | 2.064 | 2.021 | 1.959 | 1.915 | 1.869 | 1.820 | 1.790 | 1.747 | 1.725 | 1.691 | 1.669 | 1.654 |
| | 2.795 | 2.716 | 2.602 | 2.522 | 2.440 | 2.354 | 2.300 | 2.225 | 2.187 | 2.127 | 2.090 | 2.064 |
| 29 | 2.050 | 2.007 | 1.945 | 1.901 | 1.854 | 1.806 | 1.775 | 1.732 | 1.710 | 1.675 | 1.653 | 1.638 |
| | 2.767 | 2.689 | 2.574 | 2.495 | 2.412 | 2.325 | 2.271 | 2.197 | 2.158 | 2.097 | 2.060 | 2.034 |
| 30 | 2.037 | 1.995 | 1.932 | 1.887 | 1.841 | 1.792 | 1.761 | 1.718 | 1.695 | 1.660 | 1.638 | 1.622 |
| | 2.742 | 2.663 | 2.549 | 2.469 | 2.386 | 2.299 | 2.245 | 2.170 | 2.131 | 2.070 | 2.032 | 2.006 |
| 32 | 2.015 | 1.972 | 1.908 | 1.864 | 1.817 | 1.767 | 1.736 | 1.692 | 1.669 | 1.633 | 1.610 | 1.594 |
| | 2.696 | 2.618 | 2.503 | 2.423 | 2.340 | 2.252 | 2.198 | 2.122 | 2.082 | 2.021 | 1.982 | 1.956 |
| 34 | 1.995 | 1.952 | 1.888 | 1.843 | 1.795 | 1.745 | 1.713 | 1.669 | 1.645 | 1.609 | 1.585 | 1.570 |
| | 2.657 | 2.578 | 2.463 | 2.383 | 2.299 | 2.211 | 2.156 | 2.080 | 2.040 | 1.977 | 1.938 | 1.911 |
| 36 | 1.977 | 1.934 | 1.870 | 1.824 | 1.776 | 1.726 | 1.694 | 1.648 | 1.625 | 1.587 | 1.564 | 1.547 |
| | 2.622 | 2.543 | 2.428 | 2.347 | 2.263 | 2.175 | 2.120 | 2.042 | 2.002 | 1.939 | 1.899 | 1.872 |
| 38 | 1.962 | 1.918 | 1.853 | 1.808 | 1.760 | 1.708 | 1.676 | 1.630 | 1.606 | 1.568 | 1.544 | 1.527 |
| | 2.591 | 2.512 | 2.397 | 2.316 | 2.232 | 2.143 | 2.087 | 2.009 | 1.968 | 1.905 | 1.864 | 1.837 |
| 40 | 1.948 | 1.904 | 1.839 | 1.793 | 1.744 | 1.693 | 1.660 | 1.614 | 1.589 | 1.551 | 1.526 | 1.509 |
| | 2.563 | 2.484 | 2.369 | 2.288 | 2.203 | 2.114 | 2.058 | 1.980 | 1.938 | 1.874 | 1.833 | 1.805 |
| 42 | 1.935 | 1.891 | 1.826 | 1.780 | 1.731 | 1.679 | 1.646 | 1.599 | 1.574 | 1.535 | 1.510 | 1.492 |
| | 2.539 | 2.460 | 2.344 | 2.263 | 2.178 | 2.088 | 2.032 | 1.953 | 1.911 | 1.846 | 1.805 | 1.776 |
| 44 | 1.924 | 1.879 | 1.814 | 1.768 | 1.718 | 1.666 | 1.633 | 1.585 | 1.560 | 1.520 | 1.495 | 1.477 |
| | 2.516 | 2.437 | 2.321 | 2.240 | 2.155 | 2.065 | 2.008 | 1.929 | 1.887 | 1.821 | 1.779 | 1.750 |
| 46 | 1.913 | 1.869 | 1.803 | 1.756 | 1.707 | 1.654 | 1.621 | 1.573 | 1.547 | 1.507 | 1.481 | 1.463 |
| | 2.496 | 2.417 | 2.301 | 2.220 | 2.134 | 2.044 | 1.987 | 1.907 | 1.864 | 1.797 | 1.755 | 1.726 |
| 48 | 1.904 | 1.859 | 1.793 | 1.746 | 1.697 | 1.644 | 1.610 | 1.561 | 1.536 | 1.495 | 1.469 | 1.450 |
| | 2.478 | 2.399 | 2.282 | 2.201 | 2.115 | 2.024 | 1.967 | 1.886 | 1.844 | 1.776 | 1.733 | 1.704 |
| 50 | 1.895 | 1.850 | 1.784 | 1.737 | 1.687 | 1.634 | 1.600 | 1.551 | 1.525 | 1.484 | 1.457 | 1.438 |
| | 2.461 | 2.382 | 2.265 | 2.184 | 2.098 | 2.007 | 1.949 | 1.868 | 1.825 | 1.757 | 1.713 | 1.683 |
| 60 | 1.860 | 1.815 | 1.748 | 1.700 | 1.649 | 1.594 | 1.559 | 1.509 | 1.481 | 1.438 | 1.409 | 1.389 |
| | 2.394 | 2.315 | 2.198 | 2.115 | 2.029 | 1.936 | 1.877 | 1.794 | 1.749 | 1.678 | 1.633 | 1.601 |
| 70 | 1.836 | 1.790 | 1.722 | 1.674 | 1.622 | 1.566 | 1.530 | 1.478 | 1.450 | 1.404 | 1.374 | 1.353 |
| | 2.348 | 2.268 | 2.150 | 2.067 | 1.980 | 1.886 | 1.826 | 1.741 | 1.695 | 1.622 | 1.574 | 1.541 |
| 80 | 1.817 | 1.772 | 1.703 | 1.654 | 1.602 | 1.545 | 1.508 | 1.455 | 1.426 | 1.379 | 1.347 | 1.325 |
| | 2.313 | 2.233 | 2.115 | 2.032 | 1.944 | 1.849 | 1.788 | 1.702 | 1.655 | 1.579 | 1.530 | 1.494 |
| 100 | 1.792 | 1.746 | 1.676 | 1.627 | 1.573 | 1.515 | 1.477 | 1.422 | 1.392 | 1.342 | 1.308 | 1.283 |
| | 2.265 | 2.185 | 2.067 | 1.983 | 1.893 | 1.797 | 1.735 | 1.646 | 1.598 | 1.518 | 1.466 | 1.427 |
| 120 | 1.775 | 1.729 | 1.659 | 1.608 | 1.554 | 1.495 | 1.457 | 1.400 | 1.369 | 1.316 | 1.280 | 1.254 |
| | 2.234 | 2.154 | 2.035 | 1.950 | 1.860 | 1.763 | 1.700 | 1.609 | 1.559 | 1.477 | 1.422 | 1.381 |
| 150 | 1.758 | 1.711 | 1.641 | 1.590 | 1.535 | 1.475 | 1.436 | 1.377 | 1.345 | 1.290 | 1.252 | 1.223 |
| | 2.203 | 2.122 | 2.003 | 1.918 | 1.827 | 1.729 | 1.665 | 1.572 | 1.520 | 1.435 | 1.376 | 1.332 |
| 200 | 1.742 | 1.694 | 1.623 | 1.572 | 1.516 | 1.455 | 1.415 | 1.355 | 1.321 | 1.263 | 1.221 | 1.189 |
| | 2.172 | 2.091 | 1.971 | 1.886 | 1.794 | 1.695 | 1.630 | 1.534 | 1.481 | 1.391 | 1.328 | 1.279 |
| 400 | 1.717 | 1.669 | 1.597 | 1.545 | 1.488 | 1.425 | 1.383 | 1.319 | 1.283 | 1.219 | 1.170 | 1.128 |
| | 2.126 | 2.045 | 1.925 | 1.838 | 1.745 | 1.643 | 1.576 | 1.477 | 1.421 | 1.323 | 1.249 | 1.187 |
| 1000 | 1.702 | 1.654 | 1.581 | 1.528 | 1.471 | 1.406 | 1.363 | 1.298 | 1.260 | 1.190 | 1.134 | 1.078 |
| | 2.099 | 2.018 | 1.897 | 1.810 | 1.716 | 1.613 | 1.545 | 1.442 | 1.384 | 1.278 | 1.195 | 1.113 |
| ∞ | 1.692 | 1.644 | 1.571 | 1.517 | 1.459 | 1.394 | 1.350 | 1.283 | 1.244 | 1.170 | 1.107 | 1.011 |
| | 2.082 | 2.000 | 1.879 | 1.791 | 1.697 | 1.593 | 1.523 | 1.419 | 1.358 | 1.248 | 1.154 | 1.015 |

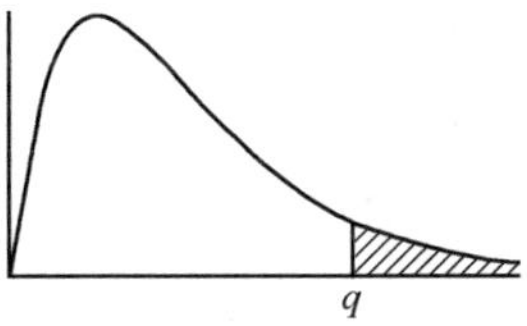


**附表 6 $q$ 界值表（Student-Newman-Keuls 法用）**

**上行 $\alpha=0.05$，下行 $\alpha=0.01$**

| $v$ | 组数 $a$ | | | | | | | | |
|---|---|---|---|---|---|---|---|---|---|
| | 2 | 3 | 4 | 5 | 6 | 7 | 8 | 9 | 10 |
| 5 | 3.64 | 4.60 | 5.22 | 5.67 | 6.03 | 6.33 | 6.58 | 6.80 | 6.99 |
| | 5.70 | 6.98 | 7.80 | 8.42 | 8.91 | 9.32 | 9.67 | 9.97 | 10.24 |
| 6 | 3.46 | 4.34 | 4.90 | 5.30 | 5.63 | 5.90 | 6.12 | 6.32 | 6.49 |
| | 5.24 | 6.33 | 7.03 | 7.56 | 7.97 | 8.32 | 8.61 | 8.87 | 9.10 |
| 7 | 3.34 | 4.16 | 4.68 | 5.06 | 5.36 | 5.61 | 5.82 | 6.00 | 6.16 |
| | 4.95 | 5.92 | 6.54 | 7.01 | 7.37 | 7.68 | 7.94 | 8.17 | 8.37 |
| 8 | 3.26 | 4.04 | 4.53 | 4.89 | 5.17 | 5.40 | 5.60 | 5.77 | 5.92 |
| | 4.75 | 5.64 | 6.20 | 6.62 | 6.96 | 7.24 | 7.47 | 7.68 | 7.86 |
| 9 | 3.20 | 3.95 | 4.41 | 4.76 | 5.02 | 5.24 | 5.43 | 5.59 | 5.74 |
| | 4.60 | 5.43 | 5.96 | 6.35 | 6.66 | 6.91 | 7.13 | 7.33 | 7.49 |
| 10 | 3.15 | 3.88 | 4.33 | 4.65 | 4.91 | 5.12 | 5.30 | 5.46 | 5.60 |
| | 4.48 | 5.27 | 5.77 | 6.14 | 6.43 | 6.67 | 6.87 | 7.05 | 7.21 |
| 11 | 3.11 | 3.82 | 4.26 | 4.57 | 4.82 | 5.03 | 5.20 | 5.35 | 5.49 |
| | 4.39 | 5.14 | 5.62 | 5.97 | 6.25 | 6.48 | 6.67 | 6.84 | 6.99 |
| 12 | 3.08 | 3.77 | 4.20 | 4.51 | 4.75 | 4.95 | 5.12 | 5.27 | 5.39 |
| | 4.32 | 5.05 | 5.50 | 5.84 | 6.10 | 6.32 | 6.51 | 6.67 | 6.81 |
| 13 | 3.06 | 3.73 | 4.15 | 4.45 | 4.69 | 4.88 | 5.05 | 5.19 | 5.32 |
| | 4.26 | 4.96 | 5.40 | 5.73 | 5.98 | 6.19 | 6.37 | 6.53 | 6.67 |
| 14 | 3.03 | 3.70 | 4.11 | 4.41 | 4.64 | 4.83 | 4.99 | 5.13 | 5.25 |
| | 4.21 | 4.89 | 5.32 | 5.63 | 5.88 | 6.08 | 6.26 | 6.41 | 6.54 |
| 15 | 3.01 | 3.67 | 4.08 | 4.37 | 4.60 | 4.78 | 4.94 | 5.08 | 5.20 |
| | 4.17 | 4.83 | 5.25 | 5.56 | 5.80 | 5.99 | 6.16 | 6.31 | 6.44 |
| 16 | 3.00 | 3.65 | 4.05 | 4.33 | 4.56 | 4.74 | 4.90 | 5.03 | 5.15 |
| | 4.13 | 4.79 | 5.19 | 5.49 | 5.72 | 5.92 | 6.08 | 6.22 | 6.35 |
| 17 | 2.98 | 3.63 | 4.02 | 4.30 | 4.52 | 4.71 | 4.86 | 4.99 | 5.11 |
| | 4.10 | 4.74 | 5.14 | 5.43 | 5.66 | 5.85 | 6.01 | 6.15 | 6.27 |
| 18 | 2.97 | 3.61 | 4.00 | 4.28 | 4.49 | 4.67 | 4.82 | 4.96 | 5.07 |
| | 4.07 | 4.70 | 5.09 | 5.38 | 5.60 | 5.79 | 5.94 | 6.08 | 6.20 |
| 20 | 2.95 | 3.58 | 3.96 | 4.23 | 4.45 | 4.62 | 4.77 | 4.90 | 5.01 |
| | 4.02 | 4.64 | 5.02 | 5.29 | 5.51 | 5.69 | 5.84 | 5.97 | 6.09 |
| 30 | 2.89 | 3.49 | 3.85 | 4.10 | 4.30 | 4.46 | 4.60 | 4.72 | 4.82 |
| | 3.89 | 4.45 | 4.80 | 5.05 | 5.24 | 5.40 | 5.54 | 5.65 | 5.76 |
| 40 | 2.86 | 3.44 | 3.79 | 4.04 | 4.23 | 4.39 | 4.52 | 4.63 | 4.73 |
| | 3.82 | 4.37 | 4.70 | 4.93 | 5.11 | 5.26 | 5.39 | 5.50 | 5.60 |
| 60 | 2.83 | 3.40 | 3.74 | 3.98 | 4.16 | 4.31 | 4.44 | 4.55 | 4.65 |
| | 3.76 | 4.28 | 4.59 | 4.82 | 4.99 | 5.13 | 5.25 | 5.36 | 5.45 |
| 120 | 2.80 | 3.36 | 3.68 | 3.92 | 4.10 | 4.24 | 4.36 | 4.47 | 4.56 |
| | 3.70 | 4.20 | 4.50 | 4.71 | 4.87 | 5.01 | 5.12 | 5.21 | 5.30 |
| ∞ | 2.77 | 3.31 | 3.63 | 3.86 | 4.03 | 4.17 | 4.29 | 4.39 | 4.47 |
| | 3.64 | 4.12 | 4.40 | 4.60 | 4.76 | 4.88 | 4.99 | 5.08 | 5.16 |

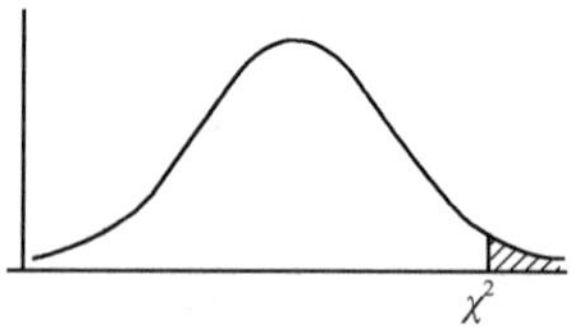


## 附表 7　$\chi^2$ 界值表

| 自由度 $\nu$ | 概率 $P$ | | | | | | | | | | | | |
|---|---|---|---|---|---|---|---|---|---|---|---|---|---|
| | 0.995 | 0.990 | 0.975 | 0.950 | 0.900 | 0.750 | 0.500 | 0.250 | 0.100 | 0.050 | 0.025 | 0.010 | 0.005 |
| 1 | | | | | 0.02 | 0.10 | 0.45 | 1.32 | 2.71 | 3.84 | 5.02 | 6.63 | 7.88 |
| 2 | 0.01 | 0.02 | 0.05 | 0.10 | 0.21 | 0.58 | 1.39 | 2.77 | 4.61 | 5.99 | 7.38 | 9.21 | 10.60 |
| 3 | 0.07 | 0.12 | 0.22 | 0.35 | 0.58 | 1.21 | 2.37 | 4.11 | 6.25 | 7.82 | 9.35 | 11.35 | 12.84 |
| 4 | 0.21 | 0.30 | 0.48 | 0.71 | 1.06 | 1.92 | 3.36 | 5.39 | 7.78 | 9.49 | 11.14 | 13.28 | 14.86 |
| 5 | 0.41 | 0.55 | 0.83 | 1.15 | 1.61 | 2.67 | 4.35 | 6.63 | 9.24 | 11.07 | 12.83 | 15.09 | 16.75 |
| 6 | 0.68 | 0.87 | 1.24 | 1.64 | 2.20 | 3.45 | 5.35 | 7.84 | 10.64 | 12.59 | 14.45 | 16.81 | 18.55 |
| 7 | 0.99 | 1.24 | 1.69 | 2.17 | 2.83 | 4.25 | 6.35 | 9.04 | 12.02 | 14.07 | 16.01 | 18.48 | 20.28 |
| 8 | 1.34 | 1.65 | 2.18 | 2.73 | 3.49 | 5.07 | 7.34 | 10.22 | 13.36 | 15.51 | 17.53 | 20.09 | 21.95 |
| 9 | 1.73 | 2.09 | 2.70 | 3.33 | 4.17 | 5.90 | 8.34 | 11.39 | 14.68 | 16.92 | 19.02 | 21.67 | 23.59 |
| 10 | 2.16 | 2.56 | 3.25 | 3.94 | 4.87 | 6.74 | 9.34 | 12.55 | 15.99 | 18.31 | 20.48 | 23.21 | 25.19 |
| 11 | 2.60 | 3.05 | 3.82 | 4.57 | 5.58 | 7.58 | 10.34 | 13.70 | 17.28 | 19.68 | 21.92 | 24.72 | 26.76 |
| 12 | 3.07 | 3.57 | 4.40 | 5.23 | 6.30 | 8.44 | 11.34 | 14.85 | 18.55 | 21.03 | 23.34 | 26.22 | 28.30 |
| 13 | 3.57 | 4.11 | 5.01 | 5.89 | 7.04 | 9.30 | 12.34 | 15.98 | 19.81 | 22.36 | 24.74 | 27.69 | 29.82 |
| 14 | 4.08 | 4.66 | 5.63 | 6.57 | 7.79 | 10.17 | 13.34 | 17.12 | 21.06 | 23.69 | 26.12 | 29.14 | 31.32 |
| 15 | 4.60 | 5.23 | 6.26 | 7.26 | 8.55 | 11.04 | 14.34 | 18.25 | 22.31 | 25.00 | 27.49 | 30.58 | 32.80 |
| 16 | 5.14 | 5.81 | 6.91 | 7.96 | 9.31 | 11.91 | 15.34 | 19.37 | 23.54 | 26.30 | 28.85 | 32.00 | 34.27 |
| 17 | 5.70 | 6.41 | 7.56 | 8.67 | 10.09 | 12.79 | 16.34 | 20.49 | 24.77 | 27.59 | 30.19 | 33.41 | 35.72 |
| 18 | 6.26 | 7.01 | 8.23 | 9.39 | 10.86 | 13.68 | 17.34 | 21.60 | 25.99 | 28.87 | 31.53 | 34.81 | 37.16 |
| 19 | 6.84 | 7.63 | 8.91 | 10.12 | 11.65 | 14.56 | 18.34 | 22.72 | 27.20 | 30.14 | 32.85 | 36.19 | 38.58 |
| 20 | 7.43 | 8.26 | 9.59 | 10.85 | 12.44 | 15.45 | 19.34 | 23.83 | 28.41 | 31.41 | 34.17 | 37.57 | 40.00 |
| 21 | 8.03 | 8.90 | 10.28 | 11.59 | 13.24 | 16.34 | 20.34 | 24.93 | 29.62 | 32.67 | 35.48 | 38.93 | 41.40 |
| 22 | 8.64 | 9.54 | 10.98 | 12.34 | 14.04 | 17.24 | 21.34 | 26.04 | 30.81 | 33.92 | 36.78 | 40.29 | 42.80 |
| 23 | 9.26 | 10.20 | 11.69 | 13.09 | 14.85 | 18.14 | 22.34 | 27.14 | 32.01 | 35.17 | 38.08 | 41.64 | 44.18 |
| 24 | 9.89 | 10.86 | 12.40 | 13.85 | 15.66 | 19.04 | 23.34 | 28.24 | 33.20 | 36.42 | 39.36 | 42.98 | 45.56 |
| 25 | 10.52 | 11.52 | 13.12 | 14.61 | 16.47 | 19.94 | 24.34 | 29.34 | 34.38 | 37.65 | 40.65 | 44.31 | 46.93 |
| 26 | 11.16 | 12.20 | 13.84 | 15.38 | 17.29 | 20.84 | 25.34 | 30.43 | 35.56 | 38.89 | 41.92 | 45.64 | 48.29 |
| 27 | 11.81 | 12.88 | 14.57 | 16.15 | 18.11 | 21.75 | 26.34 | 31.53 | 36.74 | 40.11 | 43.19 | 46.96 | 49.64 |
| 28 | 12.46 | 13.56 | 15.31 | 16.93 | 18.94 | 22.66 | 27.34 | 32.62 | 37.92 | 41.34 | 44.46 | 48.28 | 50.99 |
| 29 | 13.12 | 14.26 | 16.05 | 17.71 | 19.77 | 23.57 | 28.34 | 33.71 | 39.09 | 42.56 | 45.72 | 49.59 | 52.34 |
| 30 | 13.79 | 14.95 | 16.79 | 18.49 | 20.60 | 24.48 | 29.34 | 34.80 | 40.26 | 43.77 | 46.98 | 50.89 | 53.67 |
| 40 | 20.71 | 22.16 | 24.43 | 26.51 | 29.05 | 33.66 | 39.34 | 45.62 | 51.81 | 55.76 | 59.34 | 63.69 | 66.77 |
| 50 | 27.99 | 29.71 | 32.36 | 34.76 | 37.69 | 42.94 | 49.34 | 56.33 | 63.17 | 67.51 | 71.42 | 76.15 | 79.49 |
| 60 | 35.53 | 37.49 | 40.48 | 43.19 | 46.46 | 52.29 | 59.34 | 66.98 | 74.40 | 79.08 | 83.30 | 88.38 | 91.95 |
| 70 | 43.28 | 45.44 | 48.76 | 51.74 | 55.33 | 61.70 | 69.33 | 77.58 | 85.53 | 90.53 | 95.02 | 100.43 | 104.22 |
| 80 | 51.17 | 53.54 | 57.15 | 60.39 | 64.28 | 71.15 | 79.33 | 88.13 | 96.58 | 101.88 | 106.63 | 112.33 | 116.32 |
| 90 | 59.20 | 61.75 | 65.65 | 69.13 | 73.29 | 80.63 | 89.33 | 98.65 | 107.57 | 113.15 | 118.14 | 124.12 | 128.30 |
| 100 | 67.33 | 70.07 | 74.22 | 77.93 | 82.36 | 90.13 | 99.33 | 109.14 | 118.50 | 124.34 | 129.56 | 135.81 | 140.17 |

## 附表 8　*T* 界值表（配对比较的符号秩和检验用）

| $n$ | 单侧： | 0.05 | 0.025 | 0.01 | 0.005 |
|---|---|---|---|---|---|
| | 双侧： | 0.10 | 0.05 | 0.02 | 0.010 |
| 5 | | 0—15 | — | — | — |
| 6 | | 2—19 | 0—21 | — | — |
| 7 | | 3—25 | 2—26 | 0—28 | — |
| 8 | | 5—31 | 3—33 | 1—35 | 0—36 |
| 9 | | 8—37 | 5—40 | 3—42 | 1—44 |
| 10 | | 10—45 | 8—47 | 5—50 | 3—52 |
| 11 | | 13—53 | 10—56 | 7—59 | 5—61 |
| 12 | | 17—61 | 13—65 | 9—69 | 7—71 |
| 13 | | 21—70 | 17—74 | 12—79 | 9—82 |
| 14 | | 25—80 | 21—84 | 15—90 | 12—93 |
| 15 | | 30—90 | 25—95 | 19—101 | 15—105 |
| 16 | | 35—101 | 29—107 | 23—113 | 19—117 |
| 17 | | 41—112 | 34—119 | 27—126 | 23—130 |
| 18 | | 47—124 | 40—131 | 32—139 | 27—144 |
| 19 | | 53—137 | 46—144 | 37—153 | 32—158 |
| 20 | | 60—150 | 52—158 | 43—167 | 37—173 |
| 21 | | 67—164 | 58—173 | 49—182 | 42—189 |
| 22 | | 75—178 | 65—188 | 55—198 | 48—205 |
| 23 | | 83—193 | 73—203 | 62—214 | 54—222 |
| 24 | | 91—209 | 81—219 | 69—231 | 61—239 |
| 25 | | 100—225 | 89—236 | 76—249 | 68—257 |
| 26 | | 110—241 | 98—253 | 84—267 | 75—276 |
| 27 | | 119—259 | 107—271 | 92—286 | 83—295 |
| 28 | | 130—276 | 116—290 | 101—305 | 91—315 |
| 29 | | 140—295 | 126—309 | 110—325 | 100—335 |
| 30 | | 151—314 | 137—328 | 120—345 | 109—356 |
| 31 | | 163—333 | 147—349 | 130—366 | 118—378 |
| 32 | | 175—353 | 159—369 | 140—388 | 128—400 |
| 33 | | 187—374 | 170—391 | 151—410 | 138—423 |
| 34 | | 200—395 | 182—413 | 162—433 | 148—447 |
| 35 | | 213—417 | 195—435 | 173—457 | 159—471 |
| 36 | | 227—439 | 208—458 | 185—481 | 171—495 |
| 37 | | 241—462 | 221—482 | 198—505 | 182—521 |
| 38 | | 256—485 | 235—506 | 211—530 | 194—547 |
| 39 | | 271—509 | 249—531 | 224—556 | 207—573 |
| 40 | | 286—534 | 264—556 | 238—582 | 220—600 |
| 41 | | 302—559 | 279—582 | 252—609 | 233—628 |
| 42 | | 319—584 | 294—609 | 266—637 | 247—656 |
| 43 | | 336—610 | 310—636 | 281—665 | 261—685 |
| 44 | | 353—637 | 327—663 | 296—694 | 276—714 |
| 45 | | 371—664 | 343—692 | 312—723 | 291—744 |
| 46 | | 389—692 | 361—720 | 328—753 | 307—774 |
| 47 | | 407—721 | 378—750 | 345—783 | 322—806 |
| 48 | | 426—750 | 396—780 | 362—814 | 339—837 |
| 49 | | 446—779 | 415—810 | 379—846 | 355—870 |
| 50 | | 466—809 | 434—841 | 397—878 | 373—902 |

## 附表 9 *T* 界值表（两样本比较的秩和检验用）

| | 单侧 | 双侧 |
|---|---|---|
| 1 行 | $P=0.05$ | $P=0.10$ |
| 2 行 | $P=0.025$ | $P=0.05$ |
| 3 行 | $P=0.01$ | $P=0.02$ |
| 4 行 | $P=0.005$ | $P=0.01$ |

| $n_1$（较小 $n$） | $n_2-n_1$ | | | | | | | | | | |
|---|---|---|---|---|---|---|---|---|---|---|---|
| | 0 | 1 | 2 | 3 | 4 | 5 | 6 | 7 | 8 | 9 | 10 |
| 2 | | | | 3—13 | 3—15 | 3—17 | 4—18 | 4—20 | 4—22 | 4—24 | 5—25 |
| | | | | | | | 3—19 | 3—21 | 3—23 | 3—25 | 4—26 |
| 3 | 6—15 | 6—18 | 7—20 | 8—22 | 8—25 | 9—27 | 10—29 | 10—32 | 11—34 | 11—37 | 12—39 |
| | | | 6—21 | 7—23 | 7—26 | 8—28 | 8—31 | 9—33 | 9—36 | 10—38 | 10—41 |
| | | | | | 6—27 | 6—30 | 7—32 | 7—35 | 7—38 | 8—40 | 8—43 |
| | | | | | | | 6—33 | 6—36 | 6—39 | 7—41 | 7—44 |
| 4 | 11—25 | 12—28 | 13—31 | 14—34 | 15—37 | 16—40 | 17—43 | 18—46 | 19—49 | 20—52 | 21—55 |
| | 10—26 | 11—29 | 12—32 | 13—35 | 14—38 | 14—42 | 15—45 | 16—48 | 17—51 | 18—54 | 19—57 |
| | | 10—30 | 11—33 | 11—37 | 12—40 | 13—43 | 13—47 | 14—50 | 15—53 | 15—57 | 16—60 |
| | | | 10—34 | 10—38 | 11—41 | 11—45 | 12—48 | 12—52 | 13—55 | 13—59 | 14—62 |
| 5 | 19—36 | 20—40 | 21—44 | 23—47 | 24—51 | 26—54 | 27—58 | 28—62 | 30—65 | 31—69 | 33—72 |
| | 17—38 | 18—42 | 20—45 | 21—49 | 22—53 | 23—57 | 24—61 | 26—64 | 27—68 | 28—72 | 29—76 |
| | 16—39 | 17—43 | 18—47 | 19—51 | 20—55 | 21—59 | 22—63 | 23—67 | 24—71 | 25—75 | 26—79 |
| | 15—40 | 16—44 | 16—49 | 17—53 | 18—57 | 19—61 | 20—65 | 21—69 | 22—73 | 22—78 | 23—82 |
| 6 | 28—50 | 29—55 | 31—59 | 33—63 | 35—67 | 37—71 | 38—76 | 40—80 | 42—84 | 44—88 | 46—92 |
| | 26—52 | 27—57 | 29—61 | 31—65 | 32—70 | 34—74 | 35—79 | 37—83 | 38—88 | 40—92 | 42—96 |
| | 24—54 | 25—59 | 27—63 | 28—68 | 29—73 | 30—78 | 32—82 | 33—87 | 34—92 | 36—96 | 37—101 |
| | 23—55 | 24—60 | 25—65 | 26—70 | 27—75 | 28—80 | 30—84 | 31—89 | 32—94 | 33—99 | 34—104 |
| 7 | 39—66 | 41—71 | 43—76 | 45—81 | 47—86 | 49—91 | 52—95 | 54—100 | 56—105 | 58—110 | 61—114 |
| | 36—69 | 38—74 | 40—79 | 42—84 | 44—89 | 46—94 | 48—99 | 50—104 | 52—109 | 54—114 | 56—119 |
| | 34—71 | 35—77 | 37—82 | 39—87 | 40—93 | 42—98 | 44—103 | 45—109 | 47—114 | 49—119 | 51—124 |
| | 32—73 | 34—78 | 35—84 | 37—89 | 38—95 | 40—100 | 41—106 | 43—111 | 44—117 | 45—122 | 47—128 |
| 8 | 51—85 | 54—90 | 56—96 | 59—101 | 62—106 | 64—112 | 67—117 | 69—123 | 72—128 | 75—133 | 77—139 |
| | 49—87 | 51—93 | 53—99 | 55—105 | 58—110 | 60—116 | 62—122 | 65—127 | 67—133 | 70—138 | 72—144 |
| | 45—91 | 47—97 | 49—103 | 51—109 | 53—115 | 56—120 | 58—126 | 60—132 | 62—138 | 64—144 | 66—150 |
| | 43—93 | 45—99 | 47—105 | 49—111 | 51—117 | 53—123 | 54—130 | 56—136 | 58—142 | 60—148 | 62—154 |
| 9 | 66—105 | 69—111 | 72—117 | 75—123 | 78—129 | 81—135 | 84—141 | 87—147 | 90—153 | 93—159 | 96—165 |
| | 62—109 | 65—115 | 68—121 | 71—127 | 73—134 | 76—140 | 79—146 | 82—152 | 84—159 | 87—165 | 90—171 |
| | 59—112 | 61—119 | 63—126 | 66—132 | 68—139 | 71—145 | 73—152 | 76—158 | 78—165 | 81—171 | 83—178 |
| | 56—115 | 58—122 | 61—128 | 63—135 | 65—142 | 67—149 | 69—156 | 72—162 | 74—169 | 76—176 | 78—183 |
| 10 | 82—128 | 86—134 | 89—141 | 92—148 | 96—154 | 99—161 | 103—167 | 106—174 | 110—180 | 113—187 | 117—193 |
| | 78—132 | 81—139 | 84—146 | 88—152 | 91—159 | 94—166 | 97—173 | 100—180 | 103—187 | 107—193 | 110—200 |
| | 74—136 | 77—143 | 79—151 | 82—158 | 85—165 | 88—172 | 91—179 | 93—187 | 96—194 | 99—201 | 102—208 |
| | 71—139 | 73—147 | 76—154 | 79—161 | 81—169 | 84—176 | 86—184 | 89—191 | 92—198 | 94—206 | 97—213 |

## 附表 10　*H* 界值表（三样本比较的秩和检验用）

| $n$ | $n_1$ | $n_2$ | $n_3$ | $P$ | |
|---|---|---|---|---|---|
| | | | | 0.05 | 0.01 |
| 7 | 3 | 2 | 2 | 4.71 | |
| | 3 | 3 | 1 | 5.14 | |
| 8 | 3 | 3 | 2 | 5.36 | |
| | 4 | 2 | 2 | 5.33 | |
| | 4 | 3 | 1 | 5.21 | |
| | 5 | 2 | 1 | 5.00 | |
| 9 | 3 | 3 | 3 | 5.60 | 7.20 |
| | 4 | 3 | 2 | 5.44 | 6.44 |
| | 4 | 4 | 1 | 4.97 | 6.67 |
| | 5 | 2 | 2 | 5.16 | 6.53 |
| | 5 | 3 | 1 | 4.96 | |
| 10 | 4 | 3 | 3 | 5.73 | 6.75 |
| | 4 | 4 | 2 | 5.45 | 7.04 |
| | 5 | 3 | 2 | 5.25 | 6.82 |
| | 5 | 4 | 1 | 4.99 | 6.95 |
| 11 | 4 | 4 | 3 | 5.60 | 7.14 |
| | 5 | 3 | 3 | 5.65 | 7.08 |
| | 5 | 4 | 2 | 5.27 | 7.12 |
| | 5 | 5 | 1 | 5.13 | 7.31 |
| 12 | 4 | 4 | 4 | 5.69 | 7.65 |
| | 5 | 4 | 3 | 5.63 | 7.44 |
| | 5 | 5 | 2 | 5.34 | 7.27 |
| 13 | 5 | 4 | 4 | 5.62 | 7.76 |
| | 5 | 5 | 3 | 5.71 | 7.54 |
| 14 | 5 | 5 | 4 | 5.64 | 7.79 |
| 15 | 5 | 5 | 5 | 5.78 | 7.98 |

## 附表 11　*r* 界值表

| 自由度 $v$ | 概率 $P$ | | | | | | | | |
|---|---|---|---|---|---|---|---|---|---|
| | 单侧：0.25 | 0.10 | 0.05 | 0.025 | 0.01 | 0.005 | 0.0025 | 0.001 | 0.0005 |
| | 双侧：0.50 | 0.20 | 0.10 | 0.05 | 0.02 | 0.01 | 0.005 | 0.002 | 0.001 |
| 1 | 0.707 | 0.951 | 0.988 | 0.997 | 1.000 | 1.000 | 1.000 | 1.000 | 1.000 |
| 2 | 0.500 | 0.800 | 0.900 | 0.950 | 0.980 | 0.990 | 0.995 | 0.998 | 0.999 |
| 3 | 0.404 | 0.687 | 0.805 | 0.878 | 0.934 | 0.959 | 0.974 | 0.986 | 0.991 |
| 4 | 0.347 | 0.608 | 0.729 | 0.811 | 0.882 | 0.917 | 0.942 | 0.963 | 0.974 |
| 5 | 0.309 | 0.551 | 0.669 | 0.755 | 0.833 | 0.875 | 0.906 | 0.935 | 0.951 |
| 6 | 0.281 | 0.507 | 0.621 | 0.707 | 0.789 | 0.834 | 0.870 | 0.905 | 0.925 |
| 7 | 0.260 | 0.472 | 0.582 | 0.666 | 0.750 | 0.798 | 0.836 | 0.875 | 0.898 |
| 8 | 0.242 | 0.443 | 0.549 | 0.632 | 0.715 | 0.765 | 0.805 | 0.847 | 0.872 |

续表

| 自由度 *v* | 概率 *P* | | | | | | | | |
|---|---|---|---|---|---|---|---|---|---|
| | 单侧：0.25 | 0.10 | 0.05 | 0.025 | 0.01 | 0.005 | 0.0025 | 0.001 | 0.0005 |
| | 双侧：0.50 | 0.20 | 0.10 | 0.05 | 0.02 | 0.01 | 0.005 | 0.002 | 0.001 |
| 9 | 0.228 | 0.419 | 0.521 | 0.602 | 0.685 | 0.735 | 0.776 | 0.820 | 0.847 |
| 10 | 0.216 | 0.398 | 0.497 | 0.576 | 0.658 | 0.708 | 0.750 | 0.795 | 0.823 |
| 11 | 0.206 | 0.380 | 0.476 | 0.553 | 0.634 | 0.684 | 0.726 | 0.772 | 0.801 |
| 12 | 0.197 | 0.365 | 0.457 | 0.532 | 0.612 | 0.661 | 0.703 | 0.750 | 0.780 |
| 13 | 0.189 | 0.351 | 0.441 | 0.514 | 0.592 | 0.641 | 0.683 | 0.730 | 0.760 |
| 14 | 0.182 | 0.338 | 0.426 | 0.497 | 0.574 | 0.623 | 0.664 | 0.711 | 0.742 |
| 15 | 0.176 | 0.327 | 0.412 | 0.482 | 0.558 | 0.606 | 0.647 | 0.694 | 0.725 |
| 16 | 0.170 | 0.317 | 0.400 | 0.468 | 0.542 | 0.590 | 0.631 | 0.678 | 0.708 |
| 17 | 0.165 | 0.308 | 0.389 | 0.456 | 0.529 | 0.575 | 0.616 | 0.662 | 0.693 |
| 18 | 0.160 | 0.299 | 0.378 | 0.444 | 0.515 | 0.561 | 0.602 | 0.648 | 0.679 |
| 19 | 0.156 | 0.291 | 0.369 | 0.433 | 0.503 | 0.549 | 0.589 | 0.635 | 0.665 |
| 20 | 0.152 | 0.284 | 0.360 | 0.423 | 0.492 | 0.537 | 0.576 | 0.622 | 0.652 |
| 21 | 0.148 | 0.277 | 0.352 | 0.413 | 0.482 | 0.526 | 0.565 | 0.610 | 0.640 |
| 22 | 0.145 | 0.271 | 0.344 | 0.404 | 0.472 | 0.515 | 0.554 | 0.599 | 0.629 |
| 23 | 0.141 | 0.265 | 0.337 | 0.396 | 0.462 | 0.505 | 0.543 | 0.588 | 0.618 |
| 24 | 0.138 | 0.260 | 0.330 | 0.388 | 0.453 | 0.496 | 0.534 | 0.578 | 0.607 |
| 25 | 0.136 | 0.255 | 0.323 | 0.381 | 0.445 | 0.487 | 0.524 | 0.568 | 0.597 |
| 26 | 0.133 | 0.250 | 0.317 | 0.374 | 0.437 | 0.479 | 0.515 | 0.559 | 0.588 |
| 27 | 0.131 | 0.245 | 0.311 | 0.367 | 0.430 | 0.471 | 0.507 | 0.550 | 0.579 |
| 28 | 0.128 | 0.241 | 0.306 | 0.361 | 0.423 | 0.463 | 0.499 | 0.541 | 0.570 |
| 29 | 0.126 | 0.237 | 0.301 | 0.355 | 0.416 | 0.456 | 0.491 | 0.533 | 0.562 |
| 30 | 0.124 | 0.233 | 0.296 | 0.349 | 0.409 | 0.449 | 0.484 | 0.526 | 0.554 |
| 31 | 0.122 | 0.299 | 0.291 | 0.344 | 0.403 | 0.442 | 0.477 | 0.518 | 0.546 |
| 32 | 0.120 | 0.225 | 0.287 | 0.339 | 0.397 | 0.436 | 0.470 | 0.511 | 0.539 |
| 33 | 0.118 | 0.222 | 0.283 | 0.334 | 0.392 | 0.430 | 0.464 | 0.504 | 0.532 |
| 34 | 0.116 | 0.219 | 0.279 | 0.329 | 0.386 | 0.424 | 0.458 | 0.498 | 0.525 |
| 35 | 0.115 | 0.216 | 0.275 | 0.325 | 0.381 | 0.418 | 0.452 | 0.492 | 0.519 |
| 36 | 0.113 | 0.213 | 0.271 | 0.320 | 0.376 | 0.413 | 0.446 | 0.486 | 0.513 |
| 37 | 0.111 | 0.210 | 0.267 | 0.316 | 0.371 | 0.408 | 0.441 | 0.480 | 0.507 |
| 38 | 0.110 | 0.207 | 0.264 | 0.312 | 0.367 | 0.403 | 0.435 | 0.474 | 0.501 |
| 39 | 0.108 | 0.204 | 0.261 | 0.308 | 0.362 | 0.398 | 0.430 | 0.469 | 0.495 |
| 40 | 0.107 | 0.202 | 0.257 | 0.304 | 0.358 | 0.393 | 0.425 | 0.463 | 0.490 |

续表

| 自由度 $v$ | 概率 $P$ | | | | | | | | |
|---|---|---|---|---|---|---|---|---|---|
| | 单侧：0.25 | 0.10 | 0.05 | 0.025 | 0.01 | 0.005 | 0.0025 | 0.001 | 0.0005 |
| | 双侧：0.50 | 0.20 | 0.10 | 0.05 | 0.02 | 0.01 | 0.005 | 0.002 | 0.001 |
| 41 | 0.106 | 0.199 | 0.254 | 0.301 | 0.354 | 0.389 | 0.420 | 0.458 | 0.484 |
| 42 | 0.104 | 0.197 | 0.251 | 0.297 | 0.350 | 0.384 | 0.416 | 0.453 | 0.479 |
| 43 | 0.103 | 0.195 | 0.248 | 0.294 | 0.346 | 0.380 | 0.411 | 0.449 | 0.474 |
| 44 | 0.102 | 0.192 | 0.246 | 0.291 | 0.342 | 0.376 | 0.407 | 0.444 | 0.469 |
| 45 | 0.101 | 0.190 | 0.243 | 0.288 | 0.338 | 0.372 | 0.403 | 0.439 | 0.465 |
| 46 | 0.100 | 0.188 | 0.240 | 0.285 | 0.335 | 0.368 | 0.399 | 0.435 | 0.460 |
| 47 | 0.099 | 0.186 | 0.238 | 0.282 | 0.331 | 0.365 | 0.395 | 0.431 | 0.456 |
| 48 | 0.098 | 0.184 | 0.235 | 0.279 | 0.328 | 0.361 | 0.391 | 0.427 | 0.451 |
| 49 | 0.097 | 0.182 | 0.233 | 0.276 | 0.325 | 0.358 | 0.387 | 0.423 | 0.447 |
| 50 | 0.096 | 0.181 | 0.231 | 0.273 | 0.322 | 0.354 | 0.384 | 0.419 | 0.443 |

## 附表 12　$r_s$界值表

| $n$ | 概率 $P$ | | | | | | | | | |
|---|---|---|---|---|---|---|---|---|---|---|
| | 单侧 | 0.25 | 0.10 | 0.05 | 0.025 | 0.01 | 0.005 | 0.0025 | 0.001 | 0.0005 |
| | 双侧 | 0.50 | 0.20 | 0.10 | 0.05 | 0.02 | 0.01 | 0.005 | 0.002 | 0.001 |
| 4 | | 0.600 | 1.000 | 1.000 | | | | | | |
| 5 | | 0.500 | 0.800 | 0.900 | 1.000 | 1.000 | | | | |
| 6 | | 0.371 | 0.657 | 0.829 | 0.886 | 0.943 | 1.000 | 1.000 | | |
| 7 | | 0.321 | 0.571 | 0.714 | 0.786 | 0.893 | 0.929 | 0.964 | 1.000 | 1.000 |
| 8 | | 0.310 | 0.524 | 0.643 | 0.738 | 0.833 | 0.881 | 0.905 | 0.952 | 0.976 |
| 9 | | 0.267 | 0.483 | 0.600 | 0.700 | 0.783 | 0.833 | 0.867 | 0.917 | 0.933 |
| 10 | | 0.248 | 0.455 | 0.564 | 0.648 | 0.745 | 0.794 | 0.830 | 0.879 | 0.903 |
| 11 | | 0.236 | 0.427 | 0.536 | 0.618 | 0.709 | 0.755 | 0.800 | 0.845 | 0.873 |
| 12 | | 0.217 | 0.406 | 0.503 | 0.587 | 0.678 | 0.727 | 0.769 | 0.818 | 0.846 |
| 13 | | 0.209 | 0.385 | 0.484 | 0.560 | 0.648 | 0.703 | 0.747 | 0.791 | 0.824 |
| 14 | | 0.200 | 0.367 | 0.464 | 0.538 | 0.626 | 0.679 | 0.723 | 0.771 | 0.802 |
| 15 | | 0.189 | 0.354 | 0.446 | 0.521 | 0.604 | 0.654 | 0.700 | 0.750 | 0.779 |
| 16 | | 0.182 | 0.341 | 0.429 | 0.503 | 0.582 | 0.635 | 0.679 | 0.729 | 0.762 |
| 17 | | 0.176 | 0.328 | 0.414 | 0.485 | 0.566 | 0.615 | 0.662 | 0.713 | 0.748 |
| 18 | | 0.170 | 0.317 | 0.401 | 0.472 | 0.550 | 0.600 | 0.643 | 0.695 | 0.728 |
| 19 | | 0.165 | 0.309 | 0.391 | 0.460 | 0.535 | 0.584 | 0.628 | 0.677 | 0.712 |
| 20 | | 0.161 | 0.299 | 0.380 | 0.447 | 0.520 | 0.570 | 0.612 | 0.662 | 0.696 |
| 21 | | 0.156 | 0.292 | 0.370 | 0.435 | 0.508 | 0.556 | 0.599 | 0.648 | 0.681 |

续表

| n | | 概率 P | | | | | | | | |
|---|---|---|---|---|---|---|---|---|---|---|
| | 单侧 | 0.25 | 0.10 | 0.05 | 0.025 | 0.01 | 0.005 | 0.0025 | 0.001 | 0.0005 |
| | 双侧 | 0.50 | 0.20 | 0.10 | 0.05 | 0.02 | 0.01 | 0.005 | 0.002 | 0.001 |
| 22 | | 0.152 | 0.284 | 0.361 | 0.425 | 0.496 | 0.544 | 0.586 | 0.634 | 0.667 |
| 23 | | 0.148 | 0.278 | 0.353 | 0.415 | 0.486 | 0.532 | 0.573 | 0.622 | 0.654 |
| 24 | | 0.144 | 0.271 | 0.344 | 0.406 | 0.476 | 0.521 | 0.562 | 0.610 | 0.642 |
| 25 | | 0.142 | 0.265 | 0.337 | 0.398 | 0.466 | 0.511 | 0.551 | 0.598 | 0.630 |
| 26 | | 0.138 | 0.259 | 0.331 | 0.390 | 0.457 | 0.501 | 0.541 | 0.587 | 0.619 |
| 27 | | 0.136 | 0.255 | 0.324 | 0.382 | 0.448 | 0.491 | 0.531 | 0.577 | 0.608 |
| 28 | | 0.133 | 0.250 | 0.317 | 0.375 | 0.440 | 0.483 | 0.522 | 0.567 | 0.598 |
| 29 | | 0.130 | 0.245 | 0.312 | 0.368 | 0.433 | 0.475 | 0.513 | 0.558 | 0.589 |
| 30 | | 0.128 | 0.240 | 0.306 | 0.362 | 0.425 | 0.467 | 0.504 | 0.549 | 0.580 |
| 31 | | 0.126 | 0.236 | 0.301 | 0.356 | 0.418 | 0.459 | 0.496 | 0.541 | 0.571 |
| 32 | | 0.124 | 0.232 | 0.296 | 0.350 | 0.412 | 0.452 | 0.489 | 0.533 | 0.563 |
| 33 | | 0.121 | 0.229 | 0.291 | 0.345 | 0.405 | 0.446 | 0.482 | 0.525 | 0.554 |
| 34 | | 0.120 | 0.225 | 0.287 | 0.340 | 0.399 | 0.439 | 0.475 | 0.517 | 0.547 |
| 35 | | 0.118 | 0.222 | 0.283 | 0.335 | 0.394 | 0.433 | 0.468 | 0.510 | 0.539 |
| 36 | | 0.116 | 0.219 | 0.279 | 0.330 | 0.388 | 0.427 | 0.462 | 0.504 | 0.533 |
| 37 | | 0.114 | 0.216 | 0.275 | 0.325 | 0.382 | 0.421 | 0.456 | 0.497 | 0.526 |
| 38 | | 0.113 | 0.212 | 0.271 | 0.321 | 0.378 | 0.415 | 0.450 | 0.491 | 0.519 |
| 39 | | 0.111 | 0.210 | 0.267 | 0.317 | 0.373 | 0.410 | 0.444 | 0.485 | 0.513 |
| 40 | | 0.110 | 0.207 | 0.264 | 0.313 | 0.368 | 0.405 | 0.439 | 0.479 | 0.507 |
| 41 | | 0.108 | 0.204 | 0.261 | 0.309 | 0.364 | 0.400 | 0.433 | 0.473 | 0.501 |
| 42 | | 0.107 | 0.202 | 0.257 | 0.305 | 0.359 | 0.395 | 0.428 | 0.468 | 0.495 |
| 43 | | 0.105 | 0.199 | 0.254 | 0.301 | 0.355 | 0.391 | 0.423 | 0.463 | 0.490 |
| 44 | | 0.104 | 0.197 | 0.251 | 0.298 | 0.351 | 0.386 | 0.419 | 0.458 | 0.484 |
| 45 | | 0.103 | 0.194 | 0.248 | 0.294 | 0.347 | 0.382 | 0.414 | 0.453 | 0.479 |
| 46 | | 0.102 | 0.192 | 0.246 | 0.291 | 0.343 | 0.378 | 0.410 | 0.448 | 0.474 |
| 47 | | 0.101 | 0.190 | 0.243 | 0.288 | 0.340 | 0.374 | 0.405 | 0.443 | 0.469 |
| 48 | | 0.100 | 0.188 | 0.240 | 0.285 | 0.336 | 0.370 | 0.401 | 0.439 | 0.465 |
| 49 | | 0.098 | 0.186 | 0.238 | 0.282 | 0.333 | 0.366 | 0.397 | 0.434 | 0.460 |
| 50 | | 0.097 | 0.184 | 0.235 | 0.279 | 0.329 | 0.363 | 0.393 | 0.430 | 0.456 |

# 自测题单项选择题参考答案

**第 1 章**

1. C　2. C　3. D　4. D　5. E　6. B　7. B　8. C
9. A

**第 2 章**

1. B　2. C　3. D　4. A

**第 3 章**

1. A　2. E　3. B　4. B　5. E　6. A　7. A　8. C
9. D　10. E

**第 4 章**

1. B　2. E　3. E　4. E　5. D　6. C　7. A　8. E
9. B　10. D

**第 5 章**

1. E　2. B　3. E　4. E　5. B　6. D　7. C　8. C
9. C　10. E　11. B

**第 6 章**

1. B　2. D　3. E　4. D　5. D　6. C　7. B　8. E
9. B　10. C

**第 7 章**

1. C　2. D　3. B　4. C　5. A　6. C　7. E　8. D
9. A　10. A

**第 8 章**

1. D　2. C　3. D　4. D　5. D　6. D　7. A　8. D
9. B　10. B

**第 9 章**

1. D　2. D　3. B　4. D　5. D　6. C　7. C　8. E

**第 10 章**

1. A　2. C　3. D　4. C　5. B　6. A　7. C　8. C
9. C　10. B

**第 11 章**

1. C　2. A　3. B　4. C　5. B　6. C　7. A　8. C
9. A　10. C

**第 12 章**

1. E　2. E　3. E　4. B　5. E　6. E　7. B　8. E
9. C　10. D